Angela Nicotra

Im Kontakt mit der Realität

Tango und Tanztherapie DMT
Gespräche mit Rodolfo Dinzel

Bibliografische Information der Deutschen Nationalbibliothek

Die Deutsche Nationalbibliothek verzeichnet diese Publikation in der Deutschen Nationalbibliografie; detaillierte bibliografische Daten sind im Internet über http://dnb.d-nb.de abrufbar.

ISBN 978-3-8325-3843-9

Logos Verlag Berlin GmbH
Comeniushof, Gubener Str. 47,
10243 Berlin
Tel.: +49 (0)30 42 85 10 90
Fax: +49 (0)30 42 85 10 92
INTERNET: http://www.logos-verlag.de

Inhalt

Im Kontakt mit der Realität

Tango und Tanztherapie DMT
Gespräche mit Rodolfo Dinzel

Studie über die therapeutischen Aspekte des Tangos auf der theoretischen Basis der Tanz- und Bewegungstherapie, unter besonderer Berücksichtigung der Bewegungsanalysen nach Rudolf von Laban sowie der Arbeit von Irmgard Bartenieff und Judith Kestenberg.
Mit praktischen Beispielen und klinischen Fallstudien.

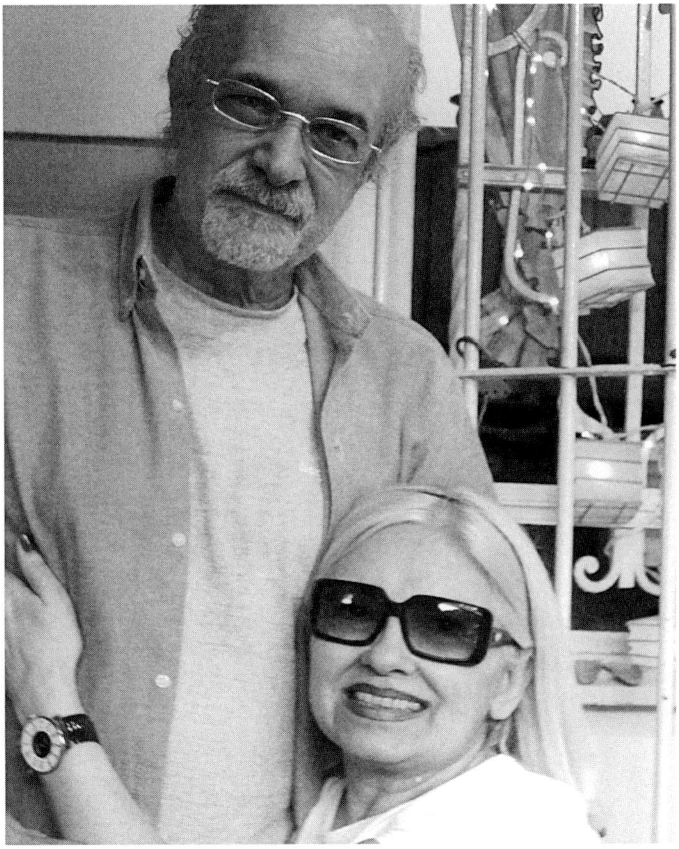

Los Dinzel, Buenos Aires 2011

Einführung

↦

Ich habe begonnen, dieses Buch zu schreiben, um besser zu verstehen, was ich fühle, was mich bewegt und was ich bewege, wenn ich Tango tanze. Persönlich hat der Tango-Tanz in mir nicht immer in Worten zu beschreibende, starke Emotionen ausgelöst - und tut es fortlaufend. Ich habe mich gefragt, warum das so ist. Als Tanztherapeutin wollte ich meine Arbeit durch neue Werkzeuge bereichern und wollte andere zu deren Gebrauch motivieren. Dazu benötigte ich ein Fundament der Tango-Techniken, um meine Arbeit mit einem reicheren Repertoire für die Verbindung mit der Tanz- und Bewegungstherapie auszustatten. Das Zusammentreffen mit Rodolfo Dinzel im *Estudio* in meinem ersten Improvisations-Seminar im Jahr 2009 war entscheidend. Los Dinzel , Rodolfo und Gloria, Tänzer, Pädagogen und Theoretiker des Tangos, haben das *Sistema Dinzel©* zusammen entwickelt und das Bildungszentrum des Tangos, CETBA (*Centro Educativo del Tango de Buenos Aires*), gegründet. Dieses Buch ist das Ergebnis eines über vier Monate langen Gesprächs und Austauschs von Erfahrungen, Visionen und Methoden mit Rodolfo Dinzel.

Die Tanz- und Bewegungstherapie, „DMT“ (*Dance Movement Therapy*), ist eine Methode der Psychotherapie auf psychodynamischer Basis, ausgehend von der Annahme, dass die Erfahrungen der frühesten Kindheit unsere psychophysische Entwicklung beeinflussen. Unsere Fähigkeiten im Umgang mit Beziehungen, mit Konflikten, mit vielfältigsten Ereignissen unseres Lebens gründen in diesen Erfahrungen der frühesten Kindheit. Die DMT setzt in ihrer Arbeit an die Stelle der verbalen Kommunikation die Bewegung, um den Menschen im Prozess der emotionalen, mentalen und physischen Integration zu begleiten. Hauptziele der Methode sind die verbesserte Selbstwahrnehmung, die psychophysische Aktivierung, die Entwicklung sozialer und kommunikativer Kompetenzen, das Beobachten und bewusste Öffnen des eigenen emotionalen Spielraumes. Bewegung bietet mittels strukturierter Muster oder mit den Mitteln der Improvisation die Möglichkeit, Verhaltensmodelle zu beobachten und sie zu reflektieren, indem sie in einem geschützten Umfeld als expressive Form ausgearbeitet oder in diese integriert werden.

Die kulturellen Wurzeln des Tangos und seine formale Struktur lassen diesen Tanz zu einer komplexen Erfahrung nicht nur auf physischer, sondern auch auf psychischer und emotionaler Ebene werden. Diese formale Struktur basiert auf der Verbindung. Genau diese Suche nach Verbindung zu den eigenen Emotionen, mit dem eigenen Körper und mit der Physis des Anderen wird zum wertvollen Instrument für alle, die sich mit Aktivitäten aus dem Bereich der kreativen Bewegung befassen. Tango wird auf formaler Ebene durch seine Technik, wie auf emotionaler Ebene wegen seines Gehalts, zum Instrument eines tieferen Bewusstwerdens der eigenen Bewegungsabläufe, des Prozesses also, den wir „Kinästhesie" nennen.
Die Suche nach Verbindungen zu den am tiefsten liegenden Emotionen in der formalen Struktur einer Ausdrucksform wie der des Tangos kann damit allen helfen, die sich mit kreativer Bewegung befassen. Ob auf künstlerischem Gebiet oder in der therapeutischen, sozialen oder pädagogischen Arbeit: Im Tango erkennen wir uns selbst.
Die Untersuchungen dieses Buches, das theoretische Erörterungen mit praktischen Beispielen verbindet, sollen ein wertvolles Werkzeug sein für Tanztherapeuten, die den Tango in die Arbeit mit ihren Klienten einfließen lassen wollen, aber auch für professionelle Tänzer, die mit einem anderen Blick das Potential ihrer künstlerischen Arbeit entdecken und verstehen wollen.
Die theoretische Basis der DMT bilden Studien, die die kommunikativen Prozesse zwischen Mutter und Kind (die Primärbeziehungen), die für die Entwicklung empathischer Fähigkeiten verantwortlichen Faktoren und die unterschiedlichen Ausformungen der Beziehungen des Individuums zu seiner Umgebung untersuchen.
Der Tango erlaubt da, wo er bewusst als therapeutisches Instrument eingesetzt wird, die verschiedenen Arten von Kommunikation im Innern einer Beziehung bewusst auszuüben und zu ändern. Es ist ein Tanz in Umarmung, in dem das Halten der Verbindung, *el vínculo*, gleichzeitig spielerisches Element und seine wichtigste Voraussetzung ist. Ohne die Verbindung durch die Umarmung kein Tango, und das Halten dieser Umarmung ist darüber hinaus eine klare und kreative Aktivität.
Aufgrund dieser besonderen Bedeutung der Verbindung kann das Tango-Tanzen auch solchen Menschen in ihrer persönlichen Entwicklung helfen, die in den frühkindlichen Beziehungen Defizite erlebt haben: Er kann als Reflektionsfläche dienen und er öffnet einen Erkenntnis-Raum, in dem neue und befriedigendere Beziehungen entstehen können. Tango bietet die

Chance, eine stabile Beziehung mittels einer klaren und erfüllenden Tätigkeit zu erleben, was im therapeutischen Kontext zum bewussten Prozess wird.

Für die auf den Tango bezogene Bewegungsanalyse werden einige Kategorien aus der DMT genutzt werden. Die Kategorien der Analyse des Choreografen und Tanztheoretikers Rudolf von Laban, seiner Schülerin Irmgard Bartenieff und der Psychoanalytikerin und Therapeutin Judith Kestenberg sind beschrieben und mit Beispielen versehen in Susanne Benders „Die psychophysische Bedeutung der Bewegung", einer Publikation aus dem Jahre 2007, die eine wichtige theoretische Grundlage für das vorliegende Buch ist. Die Anwendung der Bewegungsanalyse auf den Tango macht es möglich, ihn in seinen Auswirkungen auf die Person zu erklären, und bildet einen theoretischen Kontext für das Verständnis emotionaler Phänomene. Durch die Analyse seiner praktischen Ausübung werden so die Potentiale des Tangos nachvollziehbar: Die Entwicklung eines Bewusstseins und einer erhöhten Aufmerksamkeit für sich selbst, den Partner und die gegenwärtige Umgebung, also den Raum, die Musik und die Gemeinschaft.

Schwierig ist dieser Austausch zweier Disziplinen, Tango und DMT, im Hinblick auf ihr jeweiliges Untersuchungsobjekt: Während es in der Bewegungsanalyse aus Sicht der DMT das Individuum ist, das im Fokus der Untersuchung steht, ist es im Tango nach Dinzel das Paar. Rodolfo und Gloria Dinzel sehen drei Objekte, die beim Tango eine Rolle spielen: der Mann, die Frau und das Paar - *„hombre, mujer y pareja"*, (vgl. Rodolfo und Gloria Dinzel, *„Tango, una danza: esa ansiosa búsqueda de la libertad"*).
Die Bedeutung der Einheit „Paar" basiert auf der Bedeutung, die der psychophysischen Bewusstheit des „Zu-zweit-Seins" (*„siendo de a dos"*) beigemessen wird.
Rodolfo und Gloria Dinzel messen dem Verb „sein" eine besondere Bedeutung zu und benutzen, wo im Spanischen eigentlich *estar* („sein" im Sinne einer Zustandsbeschreibung) korrekt wäre, das Verb *ser* („sein" als Vorgang): Ein Ausdruck für die Idee vom Paar als einer Einheit, einem „für sich Sein", das nicht einfach statischer Zustand ist, sondern etwas, das „sich abspielt". Zweck dieser Art der Verbindung ist es, mit dem anderen frei zu sein (*ser libre con el otro*), zusammen mehr zu sein als die Summe zweier Individuen.
Auch die vorliegende Untersuchung legt großen Wert auf diese Unterscheidung zwischen Paar und Individuum.
Einige der Elemente, die den Tango ausmachen, lassen Vergleiche mit Modellen der psychophysischen Entwicklung des Menschen vom ersten einfachen Stadium hin zur Entwicklung expressiver und kommunikativer Kompetenzen zu.

Zur Analyse dieser Prozesse nutzen wir die Kategorien der psychophysischen Entwicklung des Kindes von Bartenieff (vgl. hierzu die Ausführungen von Peggy Hackney, London 1998) sowie die Spannungsfluss-Rhythmen, die nach Judith Kestenberg mit den Entwicklungsphasen der Psychoanalyse (oraler, analer, phallisch-ödipaler Phase) verbunden sind.
Studiert man die Bewegungen des Tangos aus Sicht der Theorie Labans, begegnet man der Kategorie Raum, also den Elementen Kinesphäre, Dimensionen und Flächen. In einem anderen Teil seiner Analyse nutzt Laban die vier Antriebsfaktoren (englisch: *efforts*): Raum, Zeit, Kraft / Gewicht und Fluss.
Die Unterscheidung von bipolarem und unipolarem Formfluss geht originär aus der Theorie von Judith Kestenberg als Prinzip hervor und bezieht sich auf die jeweilige individuelle Modalität zu sein, Beziehungen zur Außenwelt zu unterhalten und zu kommunizieren.
Bezüglich der Kategorie Form, wie sie sowohl bei Laban als auch bei Kestenberg vorkommt, werden wir vor allem auf die stillen Formen und auf die Formen in Flächen Bezug nehmen. Judith Kestenberg analysiert die Antriebe auch in Situationen des Lernens oder des emotionalen Unbehagens und nennt sie in diesen Fällen Vorantriebe, sieht darin also Vorläufer der eigentlichen Antriebe (*efforts*).

Im vorliegenden Buch wird sich auch eine Beschreibung der verschiedenen Körperteile bezüglich ihrer Funktion im Tango finden.
Abschließend werden einzelne klinische Fälle von Personen mit physischen und psychischen Störungen vorgestellt. Personen, die im Laufe ihrer Erfahrung mit Tango Instrumente erlernt haben, ihre persönliche Situation mit anderen Augen zu sehen und in diesem Tanz ein Mittel gefunden haben, Beziehungs- und Handlungsmuster positiv zu verändern.

❖ ❖ ❖

Kapitel I

Die Verbindung

↦

Das Halten der Verbindung spielt im Tango eine ähnlich wichtige Rolle wie in der Beziehung zwischen Mutter und Kind: Die Paarverbindung macht Entwicklung möglich und verleiht der Bewegung Bedeutung.
Die körperliche Beziehung von Mutter und Kind kann man als einen Tanz von Spannung und Beruhigung betrachten. Es wechselt die Erfahrung der Begrenzung mit der Erfahrung der Bewegungsfreiheit. Auf vergleichbare Weise ist der Tango eine Beziehung zweier Individuen, eine Tätigkeit zu zweit, ohne dass einer dominant ist, und es ist ein Spiel innerhalb von Grenzen. Dinzel vergleicht den Tango oft mit einer Initiation, weil man ihn nicht ohne vorherige Anleitung tanzen kann. Der Tango hat das Potential, eine höhere Bewusstseinsebene zu erreichen, die es dem Individuum möglich macht, die Freude zu erleben, den Kontakt mit dem Anderen herzustellen und zu halten. Dinzel nennt es „mit dem Anderen sein", das „zu zweit Sein" ist für ihn offensichtlich.

„Es ist eine Möglichkeit, zu lernen und sich zu entwickeln im kreativen Magnetfeld, etwas Bleibendes. Auch in Situationen der Unzufriedenheit gibt es die Möglichkeit zu wachsen, es gibt keine Verluste".

"Es una oportunidad de aprendizaje y de desarrollo en el campo magnético creativo que apunta a la permanencia. Es por eso que también en circunstancias de insatisfacción hay posibilidad de crecer, no hay pérdida".

Andere Tänze mit Körperkontakt wie die "Contact Improvisation" oder auch Paartänze wie die Salsa und andere traditionelle Tänze (der italienische liscio, die deutschen Standardtänze) verfügen nicht über die gleiche Intensität wie der Tango. Das beruht darauf, dass es im Tango anders als bei anderen Tänzen notwendig ist, die Verbindung zu halten und zu schützen. Der Tango existiert nicht ohne die Umarmung, sie in der Bewegung fortlaufend zu halten, ist die Quelle der maximalen Freude.

Dinzel sieht das Paar als „elektromagnetisches Feld" mit charakteristischen Eigenschaften. Im gesunden Zustand können Veränderungen eine Fortentwicklung bewirken, in einer pathologischen Situation können sie zu Unbehagen und Trennung führen. Im Tango gilt das Prinzip der systemischen Psychologie, das besagt, dass die Veränderung eines der Elemente eines Systems alle Beziehungen in diesem System verändert. Das Akzeptieren von Veränderungen, Abwandlungen der Bewegung, des Gleichgewichts oder der Richtung im System Paar erlaubt es uns, gleichzeitig zu tanzen und kreativ zu sein, obwohl wir uns in einer Verbindung befinden. So können wir innerhalb einer Beziehung Gestalter sein. So kann der Tango helfen, Toleranz zu üben und in einem konstruktiven Verhältnis zur Realität zu stehen. Tango tanzen lernen heißt, Anpassungs- und Bindungsfähigkeiten trainieren.

Tango tanzen lernen heißt auch, lernen, die eigene Freiheit und die des anderen zu respektieren, ohne dabei den Kommunikationsfluss zu stören. Der Tango ist eine Übung in Verantwortung im Sinne der Fähigkeit, auf Veränderungen zu antworten. Das individuelle Gleichgewicht des Menschen geht auch mit sozialer Verantwortung einher. Ohne Kommunikation innerhalb eines sozialen Systems ist ein Individuum isoliert und verloren. Unter gesunden Bedingungen, im psychophysischen Gleichgewicht, findet jeder Mensch seinen Rhythmus. Der Rhythmus ist Teil des menschlichen Gleichgewichts. Ist er nicht wirklich verinnerlicht oder wird gestört, entwickelt sich ein Ungleichgewicht. Ist der innere Rhythmus nicht mehr in Verbindung mit der äußeren Welt, entwickelt sich ein Leiden. Eine der ersten Maßnahmen in DMT-Stunden ist genau wie beim Tango das Erforschen eines gemeinsamen Rhythmus. Das Erfahren von Synchronität innerhalb einer Gruppe ist die Basis aller auf Empathie beruhenden Beziehungen, die Voraussetzung für einen Prozess der Integration und der

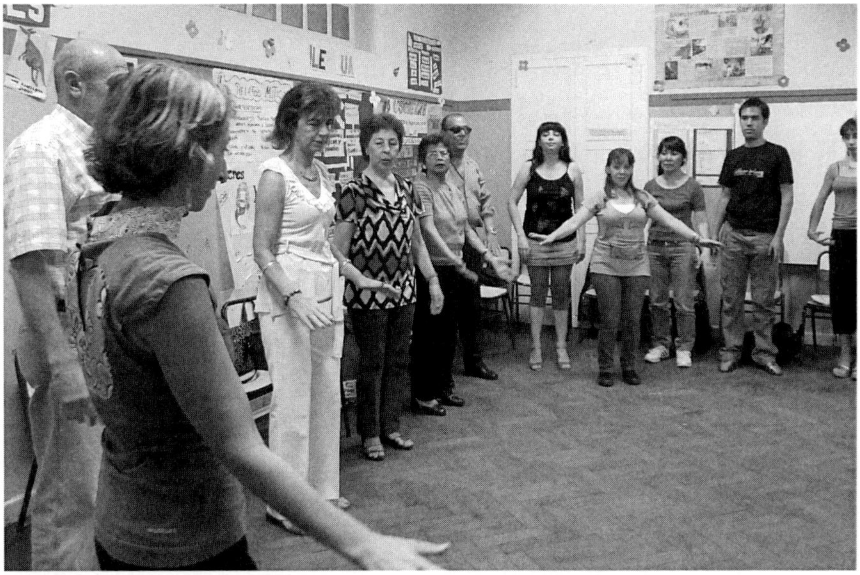

Synchronität und Reflexion in einer Gruppe, CETBA, Buenos Aires 2011

erste Behandlungsschritt.

In einem Umfeld synchroner Bewegungen spürt das Individuum, dass es existiert: indem es von den anderen gesehen wird, die seine Bewegungen wahrnehmen und in deren Blicken es sich wie in einem Spiegel selbst betrachten kann.

Es ist bereits ein Akt der Reflexion und Heilung, in einer Gruppe oder im Paar die Funktion des Spiegels zu begreifen. Wir reflektieren uns im Anderen und reproduzieren so die erste Beziehung unseres Lebens, die mit der Mutter, wie sie war zu einer Zeit, als wir noch keine verbalen Fähigkeiten hatten, nur unseren Blick und unseren Körper.

Wie in der Beziehung zur Mutter entwickelt sich auch in einer Gruppe das Vertrauen zum Anderen in einem solchen Prozess der Reflektion: die Anwesenheit des Anderen, sein Blick, erlaubt es uns, uns selbst zu reflektieren, und in der Resonanz, die wir auf unsere Anwesenheit, auf das Bild unserer selbst erfahren, bestätigt sich unsere Existenz.

Erst nach einer solchen Erfahrung von Vertrauen und Sicherheit in der Synchronität der Bewegungen, wenn wir uns also gesehen, akzeptiert und in unseren Aktionen und Bewegungen bestätigt fühlen, können wir lernen, mit wechselseitigen Bewegungen miteinander in den Dialog zu treten.

Mit einer gemeinsamen rhythmischen Bewegung kann die Gruppe dann einer individuellen Improvisation folgen und ihr Halt geben. Wir gelangen so ausgehend von der Synchronität zur individuellen Schöpfung. Auf die gleiche Weise kann man in einem Paar die Erfahrung eines Dialogs durch Bewegung machen: Nach einer ersten Phase der Synchronität improvisiert jeder in seinem Rhythmus, im vollem Vertrauen in die Kapazität des Anderen, dem eigenen individuellen Ausdruck Halt zu geben.

Im Tango finden wir ein „zu Hause", einen Rhythmus vergleichbar mit dem des Herzschlags, in dem alle anderen Rhythmen enthalten sind, mit denen wir spielen und aus denen wir schöpfen können. In diesem zu Hause ist rhythmisch betrachtet alles möglich, so, wie innerhalb einer Umarmung jede Bewegung möglich ist. Während ein eintöniger Rhythmus eine beruhigende Wirkung haben und bis hin zu einer Art Trance führen kann, kann die ständige bewusste Wahrnehmung des Rhythmus im Tango gleichzeitig Freiheit und Halt geben – ein sicheres zu Hause sein. Im *Estudio Dinzel* erteilt Juan Guerri Unterricht in Musikalität (2010), und ich konnte verfolgen, wie er spielerisch mit dem Rhythmus umgeht: Mann und Frau, *hombre* und *mujer*, haben ein zu Hause. Entweder der weibliche oder der männliche Part hat die Aufgabe, den durchgängigen Rhythmus, das zu Hause, zu bewahren. Der jeweils andere Part hat die Aufgabe zu spielen, indem er andere Sachen macht, neue Akzente setzt, sich zu unterschiedlichen Rhythmen fortbewegt.

Obwohl äußerlich keine Synchronität herrscht, gibt es bei dieser Übung einen gemeinsamen Rhythmus. Obwohl es so scheinen mag, dass hier beide völlig verschiedene Bewegungen zu unterschiedlichen Rhythmen machen, gibt es den inneren Rhythmus, der sie hält. Ein solcher gemeinsamer innerer Rhythmus ist eine der Voraussetzungen für Beziehung.

Das Gefühl von Halt, das er vermittelt, kann uns an das Aufgehobensein als Ungeborenes im Bauch der Mutter erinnern und uns zu Ruhe und innerer Sicherheit verhelfen. Eine Ruhe, wie man sie im Tango finden kann. Die Fähigkeit, zur inneren Ruhe zu finden, ist eine der Voraussetzungen für kreative Freiheit. Diese wiederum lässt Widersprüche aufbrechen und birgt einen gewissen Konfliktstoff.

Fighting d'Arienzo ist eine Übung in Musikalität, die Juan Guerri hierzu vorschlägt: Man tanzt im Widerstreit zur Musik von Juan d'Arienzo, einem 1900 in Buenos Aires geborenen Musiker, den man den „König des Rhythmus“ nannte, *„el rey del compàs“*. Die von seinem Orchester gespielten Stücke haben die charakteristische Tango-Rhythmik, was dazu führt, dass sie perfekt tanzbar sind.

Fighting d'Arienzo heißt nun, zum Beispiel zu versuchen, sich in einem langsameren Tempo und mit überraschenden Pausen zu dieser Musik zu bewegen, entgegen dem vorgegebenen, vom Orchester gesetzten typischen klaren und eindeutigen Tempo. Ü

Vergleichbar mit ähnlichen Übungen aus der DMT kann der Einzelne hier seine Durchsetzungskraft erfahren. Wichtig ist, dass jeder Teilnehmer die Möglichkeit hat, seinen eigenen Rhythmus unabhängig von der Dominanz der Musik einzubringen. Das Entwickeln der Entscheidungsfähigkeit und das Aufbringen von Toleranz in Situationen rhythmischen Ungleichgewichts ist bereits eine Übung in Freiheit.

In der Praxis des Tangos gewinnt diese Übung an Komplexität durch die Tatsache, dass wir uns zu zweit bewegen, in einer Einheit, die aus zwei Personen besteht. Das Paar ist das Subjekt. Der Tango bietet die Möglichkeit, Bestätigung als Individuum zu finden in der Beständigkeit und Präsenz einer Verbindung, die Sicherheit gibt, sowie einer rhythmischen Struktur, die innere Harmonie beinhaltet.

Diese „Freiheit zu zweit“ ist im alltäglichen Leben nicht allzu häufig zu finden. Noch seltener findet sie sich aber im Leben von Menschen mit psychischen Störungen. Einige Beeinträchtigungen können eine veränderte Wahrnehmung des eigenen Körpers und der Umgebung mit sich bringen. Das führt zu Defiziten in den sozialen Beziehungen, zu diffusen Ängsten, zu einer mangelhaften Flexibilität und Anpassungsfähigkeit und insgesamt zu einer verzerrten Sicht auf die äußere Welt. Im schlimmsten Fall führt die psychische Störung zu einem Realitätsverlust.

Vor dem Hintergrund dieser Beobachtungen eröffnet das Erlernen und Ausüben des Tangos diverse Möglichkeiten:

- Das Erkennen und die Veränderung eingefahrener Verhaltensmuster;
- Das Üben des Realitätsbezuges (Raum, Rhythmus, Partner);
- Die konstruktive Erfahrung einer Halt gebenden Verbindung, sowohl im Paar als auch im sozialen System;
- Mit der Unterstützung anderer Personen, Lehrer wie anderer Schüler, lernen, die eigenen Grenzen und Ängste zu konfrontieren;
- Das Üben von einerseits Flexibilität und andererseits der Fähigkeit zu fokussieren, sich auf ein Ziel zu konzentrieren;
- Verantwortung üben, im Sinne der Fähigkeit, auf Veränderungen und Anregungen zu reagieren;
- Das Entwickeln der Fähigkeiten des Zuhörens und Verstehens;
- Aus Fehlern lernen oder, besser noch, verstehen, dass Fehler ein konstruktiver Ursprung des Lernens sein können;
- Das Überwinden von Momenten der Entkoppelung und das Fortführen der begonnenen Bewegung;

Auch in Anbetracht aller genannten Vorteile wäre es jedoch illusorisch, zu behaupten, der Tango sei der Schlüssel zur Heilung sämtlicher psychischer Störungen.
Doch kann das Ausüben des Tangos die Entwicklung neurodegenerativer Krankheiten wie Parkinson und Alzheimer verlangsamen. Ebenso kann der Tango den Rehabilitationsprozess vieler physischer Krankheiten unterstützend begleiten. Bei mentalen Beschwerden und emotionalen Störungen oder Instabilität hebt der Tango die dysfunktionalen Muster zunächst erst hervor, vermittelt aber dann, im Laufe der Praxis, verschiedene Möglichkeiten des Reagierens auf Impulse und Situationen, die den Ursprung der Probleme bilden.
Der Tango kann nicht immer die Realität verändern, aber er kann Wege eröffnen, sie in einer vertieften Weise zu betrachten und zu leben, sie bewusst zu bewohnen. Indem er es ermöglicht, uns Konflikten anzunähern und mit Widersprüchen zu spielen, eröffnet er uns den Kontakt zur Realität.
Wer keine Erfahrung mit dem Tanzen des Tangos hat, sondern ihn ledig-

lich als Zuschauer kennt, kann kaum seinen therapeutischen Wert sehen. Man muss auch einräumen, dass der Tango nicht für jeden einen therapeutischen Sinn erfüllt. Im Gegenteil leben ihn viele geradezu obsessiv, während andere ihn als etwas Gefährliches betrachten. Die Sinnlichkeit, die mit diesem Tanz verbunden ist, führt dazu, dass er auf einige eine eher beunruhigende als eine therapeutische Wirkung hat.
Eine der größten Ängste des Menschen (und zugleich eines seiner tiefsten Bedürfnisse) ist die, sich im Kontakt mit anderen zu verlieren. Sicher kann man beim Tango die Erfahrung machen, die eigenen Grenzen zu verlieren, wenn man den symbiotischen Aspekt der Beziehung betont. Der Tango kann zu einer Form völliger Abhängigkeit führen, kann das Individuum auf der Suche nach einem Zustand ständigen Wohlgefühls desorientieren, es vom eigenen Rhythmus und der eigenen Alltagsrealität entfernen.
Viele lehnen die Intimität des Tangos ab und fürchten die Vortäuschung irgendwelcher Verliebtheiten. Andere betrachten den Tango als einen „Macho-Tanz" und gehen von der falschen Idee aus, der Mann beherrsche die Frau. In Wirklichkeit bestätigen die beiden Tänzer einander, die permanente gegenseitige Rückversicherung der Präsenz beider Tänzer ist ausschlaggebend. Diese Präsenz sehen wir in der Stellung der Oberkörper zueinander und in der Betonung der Umarmung.
Insofern die Bereitschaft und sogar Notwendigkeit, sich selbst zu behaupten als typisches Moment des Tangos gelten kann, lassen sich durchaus ein übertriebener Ausdruck von „Ego" und mögliche manipulatorische Tendenzen feststellen: Manch einer nutzt die Möglichkeit, einen anderen zu manipulieren aus narzisstischen Motiven aus, ohne eigentlich an der Beziehung interessiert zu sein. Doch leider wird bei vielerlei menschlichen Aktivitäten „Manipulation" mit „Beziehung" verwechselt.
Alle diese Zweifel bezüglich der Eigenarten des Tangos sind begründet.

Viele der charakteristischen rituellen Elemente, die ihn ursprünglich vor den oben genannten Nebenwirkungen schützen, verliert der Tango mit seiner zunehmenden Verbreitung über Argentinien hinaus in die ganze Welt. Das Rituelle beim Tango ist aber weder zufällig noch einfach blindes Befolgen irgendwelcher Traditionen, sondern es hat funktionale Bedeutung. Die *Milonga* ist als Ort, an dem man den Tango tanzt, ein geschützter Raum:

MILONGA
ein Wort mit zwei Bedeutungen: einerseits bezeichnet es den Ort, an dem man Tango tanzt; außerdem meint es die *Milonga* als musikalische Unterform des Tangos mit schnellerem Rhythmus, vergleichbar mit dem *Tango Vals*.

geschützt durch Regeln und Codes, die Struktur geben und die Menschen in dieser besonderen Erfahrung von Nähe behüten. Betritt man in Buenos Aires einen Tanzsaal, wird man empfangen und zu seinem Tisch geführt. Die Einladung zum Tanz erfolgt durch den Blick, die *mirada*.
Mit diesem Blickkontakt beginnt bereits der Tanz. Ein Blick in die Augen erlaubt es, ein Tanzpaar zu bilden. Vermeidet man den Blickkontakt mit jemandem, bedeutet dies, dass man ihn als Tanzpartner ablehnt. Die *cortina*, ein kurzes Intermezzo einer Musik anderen Typs nach drei oder vier Tangos, dient dem Zusammenfinden zweier Tänzer. Den Wunsch, mit dem Tanzen aufzuhören, muss man nicht ausdrücken, der Rhythmus der Begegnungen ist durch die *cortina* vorgegeben. Auf diese Weise setzt die musikalische Abfolge in der *Milonga* Grenzen. Grenzen sind notwendige Elemente des menschlichen Miteinanders.
Ohne dieses Einordnen in die rituelle Form können sich im Tango Probleme manifestieren und Störungen evident werden.
Wie viele Körperdisziplinen offenbart der Tango, wie Personen wirklich sind. Wie alle Initiationsrituale, wenn wir ihn als solches betrachten wollen, birgt der Tango ohne den passenden, Halt gebenden Rahmen und abgelöst von der Kultur, die ihn hervorgebracht hat, beunruhigende Aspekte und kann Angst einflößen. Und wie bei diesen Ritualen setzt auch der Tango, um ihn als Übergang in eine neue Lebensphase sehen zu können, einen Lernprozess voraus. Viele missbrauchen ihn als Ersatz für ihr reales Leben – nicht so sehr, weil dieses vielleicht unbefriedigend wäre, sondern weil sie nicht in der Lage sind, die räumlichen und zeitlichen Grenzen im Blick zu haben, die diesem Spiel inne liegen.
Tatsächlich kann man den Tango als ein ritualisiertes Spiel betrachten, das die Kreativität trainiert. In der Fähigkeit, aus reiner Freude kreativ zu sein, unterscheiden wir uns von den anderen Lebewesen. Ebenso ist die Fähigkeit, für das eigene Leben Verantwortung zu übernehmen, charakteristisch für den Menschen. So betrachtet, kann der Tango zum Übungsfeld eines erwachsenen Lebens werden. Jeder Schritt ist ein Akt der Verantwortung beider Tänzer. Wer also im Tango einen Raum zum Träumen sieht, irrt. Im Gegenteil steht der Tango für die Möglichkeit, ganz in der Realität, also da zu sein: in einer Realität des Raumes, der Zeit, der Form und der Spannungsflüsse innerhalb eines Kontaktes miteinander. Der Tango ist eine von

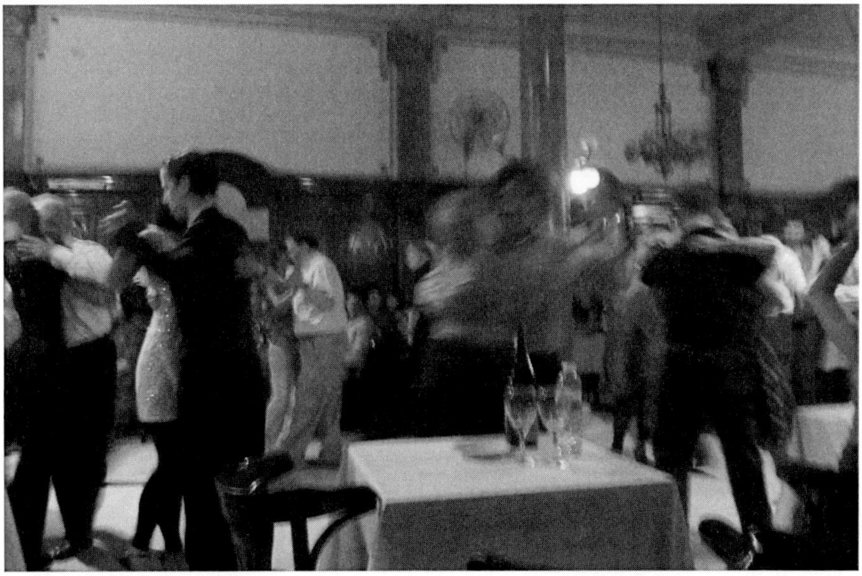

La Confiteria Ideal

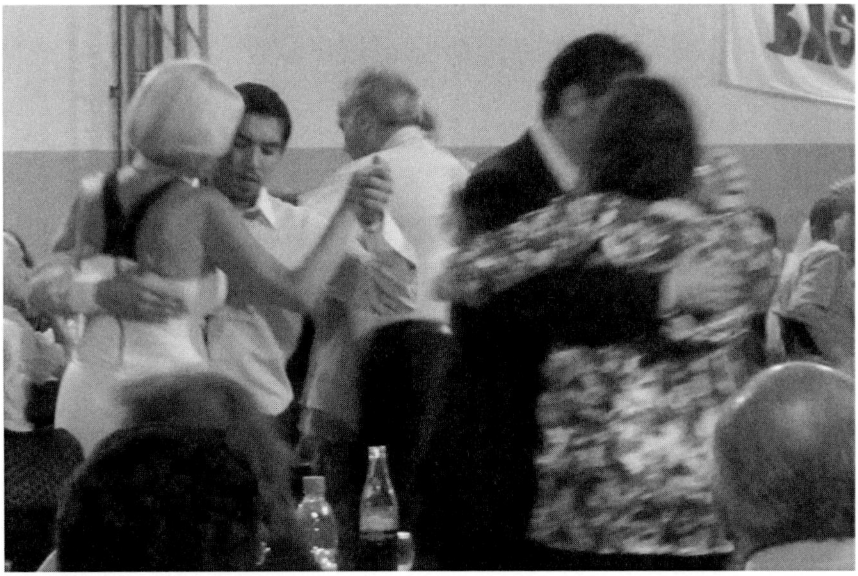

Milonga Malena, Sunderland Club

beiden Tänzern gemeinsam geschaffene und von beiden geteilte Realität. Die Form des Rituals ist mit seiner geographischen Herkunft verbunden, dem *Río de la Plata*. Der Tango ist argentinisch, und seine argentinische Herkunft erklärt seine Besonderheiten.

RÍO DE LA PLATA
Mündungstrichter der Flüsse Paraná und Uruguay, der zwischen Argentinien und Uruguay verläuft.

Wer aber sind die Argentinier? Italiener, Spanier, Juden, Polen, Deutsche, Armenier, Japaner, Russen, Schweizer, Indigene.

Eine Kultur, die auf der Mischung und der Verschmelzung miteinander beruht. Der Tango ist die Behauptung eines gemeinsamen Bandes in einer komplexen Gesellschaft, die sich unter schwierigen Bedingungen gebildet hat. Eine Gesellschaft mit wenigen materiellen Möglichkeiten und einem großen gemeinsamen Bedürfnis, sich jeweils als Individuum zu behaupten, sich unter sehr vielen, sehr unterschiedlichen Menschen hervorzuheben.

In diesem Sinne lässt sich der aktuelle Erfolg des Tangos auf der ganzen Welt erklären, insofern er ein Tanz ist, der bereits aus einer „globalisierten" Situation heraus entstanden ist, einer wirklichen „Globalisierung", die nicht von außen oder durch eine Inflation der Kommunikationsmittel, wie wir sie heute erleben, installiert wurde. Jede Kultur kann im Tango vertraute Elemente finden, jede Kultur kann sich mit ihm identifizieren. Als das Produkt einer Kultur, die aus vielen verschiedenen Kulturen gebildet wurde, und in der ihre Mitglieder einst Bindungen, Identität und Freiheit suchten, passt der Tango auch heute sehr gut in eine globalisierte Welt, in der Bindungen ebenso notwendig und gesucht wie flüchtig und zerbrechlich sind.

Die globalisierte Welt, in der wir heute leben, vereint uns, während sie uns gleichzeitig physisch auf Abstand hält. Wir können mit der ganzen Welt im Kontakt sein – oder uns das zumindest einbilden –, ohne das Zimmer zu verlassen und ohne irgendeine Art der physischen Begegnung zu haben. Unter diesen aktuellen Umständen unseres Daseins ist der Tango eine der kreativen Möglichkeiten des authentischen einander Begegnens.

Um das, was man die „obskuren Aspekte" des Tangos nennen könnte, in ein klares Licht zu rücken, muss man den individuellen Charaktereigenschaften der Tänzer sowie den Lehrmethoden Beachtung schenken. Die Betonung des Egos, das Missverständnis bezüglich der Rollen und das Missbrauchen der Grenzen, also die verschiedensten manipulativen Ten-

denzen finden sich im Tango genauso wie in allen anderen kreativen oder künstlerischen Aktivitäten. Der Tango macht keine Störungen, sondern zeigt sie, da, wo sie bereits existent sind - und er tut dies in einer evidenteren Weise, als andere Aktivitäten dies tun. Umso wichtiger ist es, seine Aufmerksamkeit darauf zu richten, wie er getanzt wird – und vor allem darauf, wie er gelehrt wird.
Rodolfo Dinzel hebt diesen Aspekt hervor. In seinem System ist der Tango nicht nur ein Tanz, sondern wird eben als ein Initiationsritual im Erwachsenenalter betrachtet.
Für die Dinzels ist die Methode der Vermittlung der Regeln, Techniken und Codes des Tangos fundamental wichtig.

SISTEMA DINZEL
beinhaltet neben einem System der choreographischen Notation, das mehr als 3600 Tangofiguren schematisch erfasst, Studien zur Improvisation, zu pädagogischen Methoden und ist ein Netzwerk der Techniken und Theorien zum Erlernen und zur Verbreitung des *Tango Argentino*.

Wer im Tango immer noch den Geschlechterkampf sieht, irrt ebenso wie derjenige, der glaubt, eines seiner prägenden Merkmale sei die Rollenteilung. Die Festlegung sexueller Identität ist nicht ein charakteristisches Merkmal des Tangos, sondern viel mehr ein bis heute als gegeben betrachteter Aspekt des Menschseins.
Aktuell befinden wir uns aber im Prozess einer Neudefinition von dem, was sexuelle Identität sein kann, die nicht mehr nur biologischen Kriterien unterliegt, sondern zunehmend reichere Schattierungen erhält. Auch im Tango hat man sich der Genderthematik geöffnet und sieht es nicht mehr als gegeben an, dass die Zuschreibung des biologischen Geschlechts bei der Geburt genau und ausschließlich unsere Identität wiedergibt. Der Tango ist ein Spiel, ein Raum, innerhalb dessen männliche und weibliche Elemente zum Vorschein kommen, so wie es allen menschlichen Aktivitäten inne liegt. Wir sagen „männliche" und „weibliche" „Elemente" und nicht „Mann" und „Frau".
Im vorliegenden Buch benutzen wir als Konsequenz daraus die spanischen Wörter *hombre* und *mujer,* um die Rolle im Tanz, nicht aber die sexuelle Identität zu bezeichnen. Wir verzichten bewusst darauf, die als politisch korrekt geltenden Bezeichnungen *follower* und *leader* zu verwenden, um so hervorzuheben, dass die Differenzierung der Rollen auch nicht nur mit der Frage des „Folgens" oder „Führens" zu tun hat, sondern mit den unterschiedlichen Eigenschaften der jeweiligen Präsenz in der Verbindung. Die kulturell als „männlich" bezeichneten Kompetenzen (Aktion, Führung,

Stabilität, Dynamik) manifestieren sich im Tanz und wechseln sich ab bzw. mischen sich mit den „weiblichen" Eigenschaften (Halt geben, Zuhören, Empfangen, Anpassungsfähigkeit). Die Mann-Frau-Polarität mag beim Exportartikel „Argentinischer Tango" eine wichtige Rolle spielen, ist aber eine Vereinfachung, die bei der Ausübung des Tanzes nicht hilfreich ist. Viel interessanter ist es dagegen, sich anzusehen, wie das männliche Element zusammen mit dem weiblichen in einem Raum agiert, der offen ist für Austausch und Kommunikation, einem Raum der Freiheit, der Toleranz und vor allem der Kreativität. Dieses Konzept des gemeinsamen Raumes geht über die bekannte Polarität hinaus, an die wir uns schon so gewöhnt haben. Laut dem *Sistema Dinzel* bildet sich im geöffneten Teil der Umarmung ein „drittes Volumen", das Raum lässt für die weibliche Darstellung des Mannes und die männliche Darstellung der Frau. Die Präsenz einer dritten Größe als Behältnis für eher komplementäre als gegensätzliche Elemente ist wichtiger, als die Behauptung der beiden festgelegten Rollen.

In den Unterrichtseinheiten des *Estudio Dinzel* lassen sich die beiden Rollen des *hombre* und der *mujer* erlernen. Aber eben nicht, weil sie unbedingt entsprechend von einem Mann oder eben einer Frau getanzt werden müssen, sondern weil sie symbolhaft für männliche oder weibliche Elemente und ihnen zugeordnete Aktionsmodelle stehen. Es sind einander ergänzende, niemals entgegengesetzte Rollen.

Rodolfo Dinzel wiederholt immer wieder, dass es keine Polarität gebe, sondern dass der Tango uns im Gegenteil die Möglichkeit biete, zu lernen, etwas gemeinsam zu entwerfen und zu erschaffen, das auf der Basis verschiedener Orte und Fähigkeiten in ständiger Bewegung ist. Der männliche Part hat die Aufgabe, so zu agieren, dass der weibliche Part sich wohl fühlt, geschützt und gehalten, um so ein gemeinsames Bewegen möglich zu machen. Der weibliche Part lässt dies zu. „Männlich" und „weiblich" sind miteinander verknüpft und bilden eine Einheit. Das Weibliche hat nichts mit Schwachheit, mangelnder Ausdruckskraft oder träumerischem Wesen zu tun, sondern mit Präsenz.

Im Tango begegnen wir einer Auffassung von Weiblichkeit, die eine Präsenz markiert, ohne die keine Aktion des Mannes möglich wäre. Jede der beiden Eigenschaften trägt die jeweils andere in sich. Die Weiblichkeit ist keinesfalls das Aufgeben oder Anpassen des eigenen Willens, sondern sie

ist ein Mit-dem-Anderen-Sein und bedeutet, Vertrauen zu haben, ohne dabei auch nur einen Moment lang die eigene Präsenz aufzugeben. Jede einzelne Eigenschaft der beiden Elemente lässt die jeweils gegenteilige Eigenschaft zu. Indem also die Frau ihre eigene Präsenz behauptet, kann der Mann in seinem Part Weichheit und Halt zulassen und die Fähigkeit entwickeln, mit sanfter aber deutlicher Muskelspannung zu kommunizieren und zu führen. Die Frau agieren und gestalten zu lassen, bedeutet nicht, Männlichkeit zu verlieren. Ein Mann kann die Fähigkeit des Zuhörens und Abwartens erlangen, ohne dabei sein Ego zu verlieren.
Ein solcher Dialog in Form von Bewegungen birgt auf jeden Fall Konfliktstoff. Und auch dieser ist Teil der Entwicklung einer jeden menschlichen Beziehung. So zeigt sich ein weiteres Mal, wie der Tango typische menschliche Verhaltensweisen zum Vorschein bringt. Die Probleme eines Paares scheinen sich zu vergrößern.

Wiederholen, betonen und verstärken von Bewegungs- und Spannungsmodellen in einer gespiegelten Übungssituation schafft in der Gruppe wie auch in individuellen Therapiestunden Integration. Die therapeutischen Anwendungen der DMT beinhalten diese Techniken. Wiederholung, Betonung und Verstärkung sind strukturelle Elemente des Tangos und ihm zutiefst zueigen: Im Tango spiegeln wir uns grundsätzlich im Anderen wider und bewegen uns komplementär zueinander. Der Tango ist schon in seiner Grundstruktur integrativ.
Die Erfahrung, sich im Anderen zu reflektieren, ist grundlegend für die Entwicklung empathischer Fähigkeiten und wird in den ersten Lebensjahren erlernt. Die Primärbeziehung zwischen Mutter und Kind ist ein Tanz des Aufeinander-Reagierens, der Spannungen, die mal synchron, mal konträr verlaufen (vgl. Romer 1993). Sich im Anderen zu reflektieren ist ein Spiel alternierender Aktionen und das erste Übungsfeld für das Verständnis für den Anderen. In den ersten Beziehungen übt man das Regulieren der Kräfte, das Verstehen, Annehmen und Aufzeigen von Grenzen. Dieser „erste Tanz“, der bei der emotionalen wie physischen Entwicklung hilft, ist in keinem anderen Paartanz so enthalten wie im Tango.
Die Analyse der psychophysischen Entwicklung des Kindes nach den Bewegungsmodellen von Bartenieff und die von Judith Kestenberg definierten

Rhythmen werden im weiteren Verlauf dieses Buches noch erläutert.

Nach Ansicht von Rodolfo Dinzel enthält der Tango Handlungsmomente des „supplementären" Typs. Als „supplementär" betrachtet er das Unterlassen einer Bewegung, um das kreative Agieren des Partners hervorzuheben. Es bedeutet die Fähigkeit, es zuzulassen, des Anderen Ergänzung zu sein, und ihn mit einer aushelfenden, untergeordneten Aktion zu unterstützen. Für Dinzel, in dessen Augen das Paar eine Einheit ist, gibt es keine Art von Minderwertigkeitsgefühl. Ein praktisches Beispiel für eine solche unterstützende Aktion kann ein Grundschritt mit sechs statt, wie vorgesehen, mit acht Schritten sein: Der männliche Part lässt einen Schritt aus, führt ihn aber währenddessen dennoch mit dem Oberkörper, bis die Frau den kompletten Schritt ausgeführt hat.

PASO BÁSICO
Aus acht Schritten bestehende Grundstruktur, die als Ausgangspunkt bei den Übungen zum Erlernen des Tangos dient. Die Aktionen des *hombre* sind dabei: 0 - Füße zusammen, 1 - Rechtsschritt rückwärts, 2 - Seitwärtsschritt, *apertura*, 3 + 4 - vor, 5 - an Ort und Stelle, während die *mujer* mit dem linken Fuß vorne kreuzt, 6 - Linksschritt vorwärts zwischen die Füße der Partnerin, 7 - Seitwärtsschritt, 8 - zurück auf die 0, schließen; Der *paso básico* bleibt oft rein pädagogische Struktur im Sinne einer Übung, der in der *Milonga* nicht umzusetzen ist. Dennoch ist er für den Tanz unverzichtbar: aus seinen verschiedenen Segmenten entwickeln sich schließlich sämtliche möglichen Figuren.

Im *Estudio* wird ein System gelehrt, das wie eines der puren Schrittfolgen aussehen mag, in Wirklichkeit aber entpuppt es sich als eine Methode des Vermittelns eines Repertoires, im Sinne eines Horizontes von Möglichkeiten und möglicher Bewegungen, ohne dass man dazu stumpf Schritte oder Abfolgen auswendig lernen müsste. Eine kurze Schrittkombination wird mit diversen Variationen wiederholt. Die Wiederholungen richten sich nach dem Raum und dem Partner, und sie helfen uns dabei, uns frei und mit mehr Flexibilität zu bewegen. Im *Estudio* wird gelehrt, wie man unterschiedliche Elemente kombiniert und sich dabei am Vorhandenen (*lo que hay*) orientiert. Auf diese Weise fördert man die kreative Freiheit. Das Üben in Freiheit und Kreativität und das Halten der Verbindung des Paares bilden die Lehre des Tangos und machen ihn zu einem Initiationsritual.
Wie bei jedem Ritual sollten Zeit und Ort konstant sein. Wer Tango tanzen lernt, kann sich eine andere Form des Denkens und Fühlens aneignen, ist niemals allein und gleichzeitig für jeden seiner Schritte selbst verantwortlich. Ein Tangotänzer hat keine Angst, Fehler zu begehen - denn Fehler gibt es nicht.

❖ ❖ ❖

Kapitel II

Entwicklungsmodelle: Die sechs Bewegungsmuster der frühkindlichen Entwicklung nach Irmgard Bartenieff in ihrer Verbindung zum Tango

↦

Irmgard Bartenieff hat als Schülerin von Rudolf von Laban in den USA dessen Modell der Bewegungsanalyse überarbeitet, weiter entwickelt und dabei den Fokus auf den therapeutischen Gehalt sowie das Potential für die Unterstützung professioneller Tänzer gelegt.

Auf Basis ihrer Untersuchung der psychophysischen Entwicklung des Neugeborenen beschreibt Bartenieff sechs Organisationsformen der Bewegung, bekannt als *Bartenieff Fundamentals.*

Peggy Hackney wiederum hat in ihrer Dokumentation der Arbeit von Bartenieff jedem dieser sechs Modelle ein Tier zugeordnet. Die so erkennbaren Strukturen, die zugleich die Entwicklungsphasen abbilden, äußern sich in allen menschlichen Bewegungen, nicht nur in den kindlichen, und indem sie kombiniert oder in Abfolgen angeordnet werden, bilden sie letztlich das, was als das gesamte Erscheinungsbild eines Körpers wahrgenommen wird. Dabei ist es kein Zufall, dass die mit dem jeweiligen Modell verbundenen Tierbilder das Darwinsche Evolutionsmuster zitieren, beginnend beim im Wasser geborenen Einzeller bis hin zum Säugetier. Jedes dieser Stadien mit seinen jeweiligen Strukturen bedingt Bewegungsmodelle und –fähigkeiten. Ohne den Erwerb der frühesten Fähigkeiten ist es schwieriger, die folgenden Stadien zu erreichen. Das Auslassen oder Betonen einer Bewegungsstruktur beeinflusst die körperliche Entwicklung und hat Auswirkungen auf Muskeln und Muskelketten, die sich in jeder Phase stabilisieren und mobilisieren, und das psychische Wachstum und die Fähigkeiten des Fühlens und Steuerns von Emotionen beeinflussen.

Fähigkeiten wie das Aufnehmen von Kontakt mit der Umwelt und mit anderen Lebewesen, das

Erreichen von Objekten und die Bewegung im dreidimensionalen Raum sind genau wie das differenzierte Einsetzen der Muskelkraft und der Erwerb von Flexibilität wichtig für die Integration eines Menschen, auch im Bezug auf seine Emotionen, seine sozialen Fähigkeiten und seine mentale Verfasstheit.
Auf den folgenden Seiten werden wir die sechs Bewegungsmuster beschreiben und untersuchen, wo deren Schnittstellen mit dem Tango liegen.
Wir beginnen mit einem Informationsaustausch zwischen den von Bartenieff beschriebenen Entwicklungsphasen und den von Dinzel beschriebenen strukturellen Prinzipien des Tangos. Dann werden wir Übungen und Tanzfiguren vorschlagen zur praktischen Anwendung der verschiedenen Modelle, die mit den jeweiligen Entwicklungsphasen verbunden sind.
Stößt ein Therapeut bei einem Patienten auf die Notwendigkeit, belastende Muster zu kompensieren oder zu integrieren, so kann er im Tango ein geeignetes Instrument finden, um Störungen mit Ursprung in einer der kindlichen Entwicklungsphasen zu behandeln.
Tänzern, denen eine Sequenz Probleme bereitet, können die hier erarbeiteten Bewegungsmodelle als elementare Struktur dienen, mit der sich Hindernisse überwinden und eventuelle Fehler verstehen lassen.

Die Amöbe

Die Situation des Fötus im Bauch der Mutter und die des Neugeborenen in den ersten Tagen nach der Geburt gleicht in unserer Vorstellung der eines Einzellers im Wasser. Es ist ein Schwebezustand, noch ohne Wahrnehmung von Kategorien wie Zentrum, Umgebung oder Körperschema. Es ist gleichzeitig ein vollkommener Seins-Zustand, der in seiner Elementarität inneren Frieden impliziert.
Über die reine Körpermechanik wird ein solcher Zustand nicht empfunden. Im Tango gibt es ihn auf emotionaler Ebene, und das Neugeborene hat diese Wahrnehmungskompetenz noch nicht ausgebildet. Eine Phase also, in der das menschliche Wesen hilfsbedürftig ist. Die Erfahrung von Sorge und Unterstützung in den ersten Lebenstagen beeinflusst unser Grund- und Selbstvertrauen im weiteren Leben.
Als psychophysische Phase ist dieses Stadium vergleichbar mit dem, das

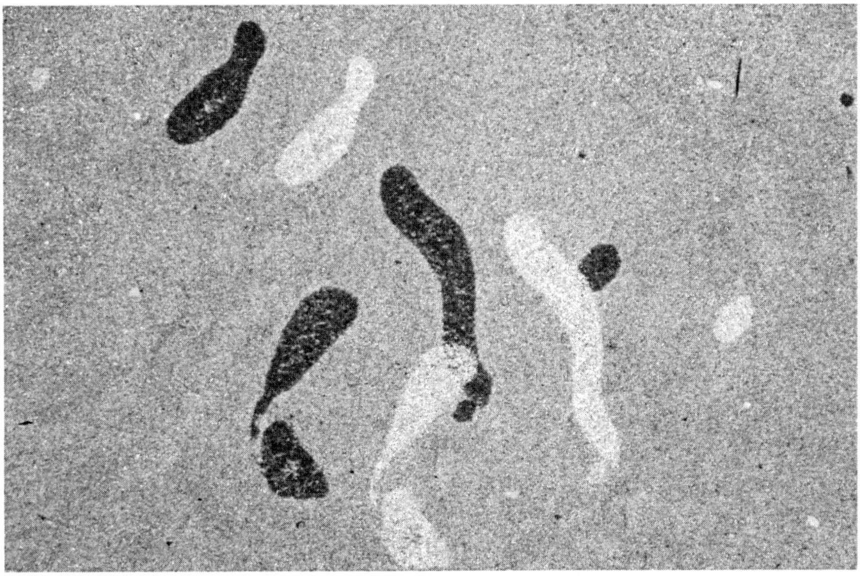

Sand auf Wasser

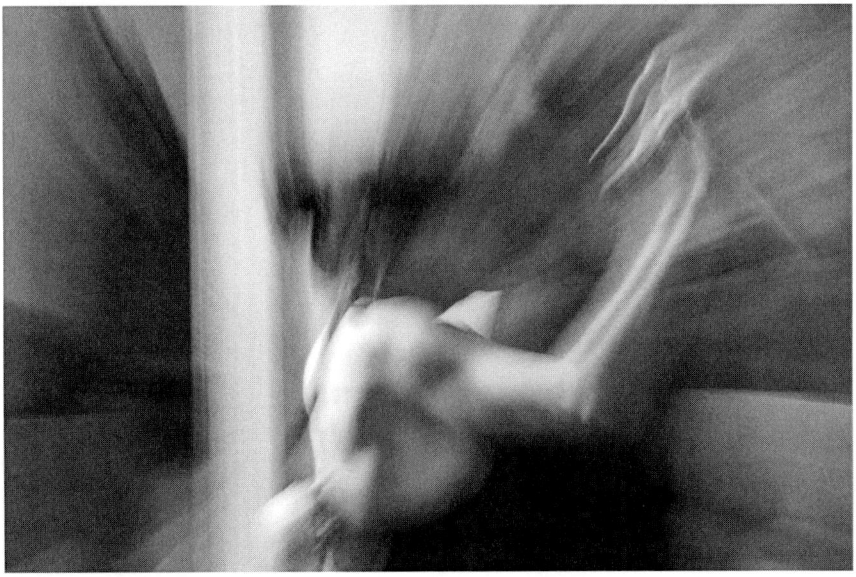

Karina und Miguel im Estudio Dinzel

die frühkindliche Psychologie als „Symbiose“ bezeichnet: Das Einssein mit der Mutter ohne das Bewusstsein äußerer Grenzen und vor allem der Austausch mit der mütterlichen Gestalt. Es ist einerseits ein Zustand totaler Bedürftigkeit und Abhängigkeit vom Anderen und gleichzeitig ein totales Offensein für alles aus allen Richtungen. Noch ohne Struktur finden wir im Bild der Amöbe den archaischen Zustand des Seins, der mit dem ersten Atemzug beginnt. Als Erwachsene können wir diesen Zustand nur schwer wieder herstellen, da es sich nicht um eine konkrete Struktur handelt, sondern um einen emotionalen Zustand. Indem wir über das bewusste Wahrnehmen der Atmung unsere Aufmerksamkeit gleichzeitig nach innen und nach außen lenken, können wir es schaffen, uns diesem Zustand wieder zu nähern.
In der Paar-Einheit des Tangos findet sich dieser Aspekt in der von beiden Teilen übernommenen weiblichen Fähigkeit, sämtliche Haltungen und Bewegungen des Partners aufzunehmen. Dies setzt die Fähigkeiten voraus, sowohl zu akzeptieren, gehalten und unterstützt zu werden, als auch, sich in der männlichen Rolle zu verlieren.

> „Indem er fühlt, wie die Partnerin sich seinen Armen überlässt, in einer tiefen Fähigkeit des Zuhörens und Aufnehmens seiner Impulse mit dem ganzen Körper, erlangt der Mann mehr Selbstvertrauen und Sicherheit. Er fühlt sich verstanden, ohne dass dafür Worte oder Fragen nötig wären“, so Dinzel.

Zwei Individuen an einem Ort, an dem sie keine klare Struktur finden, aber Gehör. Der Tango als Ort, an dem beide hören und gehört werden. So wird es möglich, sich in der Fülle und Ganzheit der Kommunikation zu verlieren. Im Tango lässt sich die Erfahrung des Verschmelzens mit dem Partner, wie sie einige Anfänger machen, mit dem Stadium der Amöbe vergleichen. Wer beginnt, Tango zu tanzen, ist bereit, alle Wahrnehmungskanäle zu öffnen, noch ohne ein Bewusstsein für körperliche Grenzen oder technische Kompetenzen zu haben. Dieses Stadium großer Empfangsbereitschaft, der Flexibilität und Wahrnehmungsfähigkeit - typisch für die Amöbe - kann ansonsten nur erreichen, wer eine lange Praxis und große Erfahrung im Tanz hat. Wir sprechen hier von einem komplexen Bewusstseinszustand und einer tiefen Wahrnehmungsfähigkeit von Bewegungen, wie sie von beiden Tänzern geleistet wird. Es geht um ein Entscheiden, nicht darum, einer Notwendigkeit nachzugeben.

> Laut Dinzel erreicht man im Tango niemals den Zustand der Symbiose: „selbst in diesen Momenten, in denen ein höherer Bewusstseinszustand erreicht ist, bin ich ich, wenn auch gemeinsam mit dem Anderen."

Sich fühlen wie im Mutterleib, eins sein mit dem Anderen, symbiotisch, gehalten, ist der Zustand, den viele mit „Glück" gleichsetzen: Harmonie und ein tiefempfundenes Einssein nicht nur mit dem Anderen, sondern auch mit sich selbst. Es ist das Symbol der idealen Mutter, wie wir sie in uns tragen müssten, das Symbol der elementarsten Bindung eines jeden Lebewesens.
In der Praxis des Tangos kann dies dem kurzfristigen Verlust von Struktur entsprechen, der allerdings niemals ins Chaos führt. Die Amöbe bleibt bei aller Offenheit und Flexibilität eine stabile Struktur, was in ihrem Fall bedeutet, eben ohne Struktur zu existieren. Sie wird vom Atem, konkret von der Zellatmung gehalten. Es ist kein Zufall, dass das wichtigste Instrument des Tangos das Bandoneon ist, das den Tanz rhythmisch begleitet und sprichwörtlich „wie eine Lunge" atmet. Peggy Hackney erklärt in ihren Schilderungen des Modells der Amöbe die Zellatmung:

> „Unsere Zellen atmen bereits im Mutterbauch, noch bevor unsere Lungen sich entwickeln und Luft brauchen. Als Fötus und Embryo sind wir in aktiver Verbindung zu unserer Mutter, die uns Leben und Ernährung garantiert, indem sie uns erlaubt, toxische Stoffe unschädlich zu machen. Dies alles durch ein einfaches Prinzip: Die Zellatmung. (...) Wir atmen automatisch, aber die Prozesse unseres

Bewusstseins, unsere Gefühle und unsere Gedanken beeinflussen unsere Atmung." (Übersetzt aus: Hackney 1998, S. 51).

Der erwachsene Mensch hat die Fähigkeit der Zellatmung verloren, ebenso wie die, den eigenen Atem so wie das Kind im gesamten Körper zu spüren. Um mittels Tanztherapie diese verlorene Fähigkeit wieder zu erlangen, ist es hilfreich, mit der Handfläche verschiedene Bereiche des Körpers zu berühren und "in die Hand" zu atmen. So erreicht man eine Veränderung im Muskeltonus, ein Öffnen, so dass der berührte Bereich weicher wird und selbst zu atmen scheint.
Was wir als Erwachsene nicht verlieren, ist die Fähigkeit, auf äußere Impulse mit einer veränderten Atmung zu reagieren. Wir können beobachten, wie sich unsere Atmung verändert, wenn wir vom offenen in den geschlossenen Raum kommen, oder wenn wir einen Raum voller bekannter oder unbekannter Menschen betreten. Auch in Druck- oder Angstsituationen beobachten wir, wie sich die Frequenz und die Tiefe unseres Atems verändern.
Das gleiche passiert, wenn wir aus dem Arm eines vertrauten Tänzers in den eines Unbekannten wechseln. In diesem Falle können wir nach einigen ersten gemeinsamen Schritten unsere Einstellung verändern – dank des Kontaktes mit dem Anderen haben wir die Chance, gemeinsam Vertrauen zu erwerben und unsere Gefühlslage zu verändern.

Ü Um diese Erfahrung der Verbundenheit mit sich selbst und mit der Umgebung mit Hilfe der Atmung wieder zu erlangen, können verschiedene Techniken der Atmung geübt werden. Besonders wirkungsvoll ist es, individuell in sechs verschiedene Körperbereiche zu atmen: nach oben / unten, vorne / hinten und in beide Seiten.
In Paarübungen kann man sich synchron abwechseln, beide atmen jeweils im gleichen Moment ein und wieder aus, beziehungsweise im Gegenteil: wenn der Eine einatmet, atmet der Andere aus.
Während des Tango-Tanzens hat man häufig das Gefühl, die gleiche Luft zu atmen, was weniger eine konkrete als mehr eine gefühlte Wahrnehmung ist – andernfalls gäbe es einen Sauerstoffmangel. Was wir im Tanz erreichen, ist

die gleiche Frequenz der Atmung, unabhängig davon, ob diese symbiotisch synchron oder aber alternierend ist. Das bedeutet nicht nur, dass wir im gleichen Rhythmus atmen, sondern es beinhaltet auch, dass wir uns im Kontakt mit dem Anderen an die Zellatmung zurückerinnern. Manchmal bewirkt ein schnelleres Atmen oder aber ein Anhalten der Luft eine Unmittelbarkeit in der Kommunikation, so dass Informationen schneller aufgenommen werden.

Eine Übung ist es, bewusst einzuatmen und dabei Energie zu sammeln, um so die Achse zu verlängern, und dann auszuatmen während man einen Schritt ausführt, und bewusst über die Atmung zu führen. Diese Übung stabilisiert und koordiniert den Gang.

In seinen Seminaren für Fortgeschrittene praktiziert Dinzel einen spielerischen Umgang mit dem Atem. Er schafft Sequenzen, in denen er den Atem von den Rippen, dem Rücken oder aus dem Bauch heraus spüren lässt. Die Sequenzen und die jeweilige Intensität sind je nach Gruppe oder Situation variierbar. Die Variationen sind funktional und verändern sich synchron oder alternierend. Pausen und Verzögerungen werden Teil einer aktiven und wirkungsvollen Kommunikation: Eine symbiotische Atmung ist das Ergebnis einer Suche, das durch das Üben verschiedener Variationen in einem Prozess des Lernens und Praktizierens erreicht wird.

Und doch ist sie nicht die einzig möglich Art der Atmung, und auch nicht immer die wirkungsvollste. Unter Umständen hilft auch ein Bruch in der Kommunikation, ebenfalls über die Atmung erwirkt, einen direkteren Austausch oder andere Ausdrucksziele zu erreichen.

In jedem Fall unterstützen alle Übungen, die uns für den Atemrhythmus sensibilisieren, den Tanz, genau wie diejenigen, die die Kommunikation im symbiotischen Kontakt fördern.

Dieser „symbiotische Kontakt“ meint diejenigen Aktionen, in denen die Rollenverteilung bezüglich des Führens und Folgens nicht offensichtlich definiert ist, zum Beispiel, indem die gemeinsame Bewegung über den Kontakt der Handflächen läuft. Hierzu finden sich in der DMT Übungen, die aufeinander aufbauend strukturiert sind: Man beginnt in klarer Verteilung der Rollen, der eine führt aktiv, ohne, dass der Folgende Widerstand leistet. Dann ändert sich schrittweise und vor allem bewusst der Grad des Widerstandes desjenigen, der folgt. Auf diese Weise wird eine Veränderung der Aufmerksamkeit und damit der Präsenz beider Rollen erreicht. In einem Spiel der Abwechslung, in dem man auch eine Phase des Wettstreites durchläuft, erreicht man von dem Moment an, in dem der zunächst Folgende seinen Widerstand erhöht, schrittweise einen harmonischeren Bewegungsverlauf: Beide Rollen sind in gleichem Maße aktiv und passiv, und beide sind gleichermaßen bereit, Impulse zu geben und zu empfangen. Es gibt faktisch keine Unterscheidung zwischen einem führenden und einem folgenden Part.

Für viele Personen mit emotionalen Problemen, die ihren Ursprung in der Kindheit haben, kann das Konzept der Amöbe unangenehm sein. Wer die eigenen Grenzen nicht im richtigen Moment erkennt und klar umreißt, neigt dazu, sich im Kontakt mit anderen selbst aufzugeben und die Verbindung zu sich selbst zu verlieren. Wie bereits erläutert, bewegt sich die Amöbe ohne Zentrum und ohne Struktur.
Die entsprechende Tango–Übung verlangt von uns, im gleichen Moment die Verbindung zu dem Anderen und zu uns selbst zu spüren. Der Tango lehrt uns, dass wir Vertrauen haben können in die Existenz des eigenen „Ich", das in Verbindung zur umgebenden Realität steht, auch ohne, dass es eine definitive Struktur um ein einziges Zentrum gibt.

Der Seestern
Der Seestern schließt alle dreidimensionalen Bewegungen ein, die von der Körpermitte nach außen und wieder zurück verlaufen.
Wie die Amöbe ist der Seestern eine primäre, wenig komplexe Struktur mit einer zentralen Ausrichtung der Wahrnehmung zum Körperzentrum hin. In diesem Stadium bewegt sich das Kind von der Körpermitte ausgehend nach außen, Strecken und Anwinkeln von Armen und Beinen sind ein ständiges sich Wegbewegen und Zurückkehren weg von der Körpermitte und wieder zu ihr hin. In diesem Stadium beginnen wir, uns selbst wahrzunehmen, als ein Zentrum mit einer Umgebung, zu der wir in Kontakt treten.
Im Tango lassen sich natürlich wenige Bewegungen dieses Typs ausmachen. Das Bild des sich auf dem Boden Ausstreckens ist von dem eines tanzenden Paares weit entfernt. Doch hat Dinzel die Beobachtung gemacht, dass Bewegungen, wie sie die Tiere parallel zum Untergrund ausführen denen des Tango tanzenden Paares ähneln, wenn man sie in die Vertikale überträgt.

Das Bewegungsmodell des Seesterns lässt sich im Tango allerdings nicht von außen erkennen, sondern ist nur vom Inneren der Paar-Einheit (und damit auch vom Körper des einzelnen Tänzers her) wahrnehmbar.
Es gibt den Kontakt und Spannungsaustausch zwischen dem Untergrund und dem Oberkörper in der Vertikalen, wenngleich die Art der Verbindung ihren Ursprung in der Horizontalen hat und immer durch die Verbindung des Zentrums der beiden Körper geschieht. Die bewusste Wahrnehmung der Körpermitte, die so typisch für dieses Modell ist, ist im Tango verantwortlich für den kontinuierlichen Bewegungsfluss, auch in Momenten der betonten Pausen, der schnellen Richtungswechsel und rhythmischen Spielereien. Die Kontrolle - oder besser das bewusste Ausführen von Aktivitäten - über die Körpermitte, die nicht zufällig der Platz für unsere lebenswichtigen Organe ist, verschafft den Tanzenden die Präsenz und Geschmeidigkeit organischer Bewegungen.
Im Tango erlaubt dieses Muster den aktiven Kontakt mit dem Boden, dem Raum und dem Partner, und repräsentiert so auf symbolische Weise einerseits das Bedürfnis, Wurzeln zu schlagen und andererseits, archaischer, die Suche nach Nahrung. Schließlich ist das Zentrum des Seesterns auch gleichzeitig sein Mund. Wenn wir dieses Bild in die Vertikale übertragen, so Dinzel, ist es wichtig, dass die Projektion des Zentrums in den Raum fällt, der sich am Boden zwischen den Füßen bildet. Die Projektion der Körpermitte, des Schwerpunktes also, auf die Erde muss in das Zentrum eines dynamischen, von den Füßen gebildeten Rechtecks fallen. Überschreitet der Schwerpunkt die Grenzen dieses Rechtecks, ist es schwieriger, das Gleichgewicht zu halten (Bild auf Seite 44).
Das Zentrieren des Schwerpunktes ist der praktikabelste Weg, unsere Kräfte zu optimieren und unsere Körperachse zu erhalten. Diese Beziehung zwischen Körperzentrum und Boden stellt das her, was Dinzel den „Kodex der Beinbewegung“ nennt: Drückt man die Füße innerhalb dieses dynamischen Rechtecks gegen den Boden, wird das Körperzentrum aktiviert. Anders ausgedrückt: Jegliche Kommunikation eines Tangopaares geschieht über das Aktivieren des Körperzentrums. Der Mund des horizontal ausgerichteten Seesterns wird in der Vertikalen, beim Menschen, zum Zentrum des Gleichgewichts.
Um es noch einmal zu betonen: Dieser zentrale Bereich bleibt stets aktiv

als Ort, an dem wir uns mit dem Anderen verständigen. Unsere Beziehung zum Tanzpartner ist die des Seesterns zum Grund des Meeres. Wir finden in ihr Austausch, Kommunikation und Nahrung. Der Kontakt mit dem Anderen gibt uns Energie.

Alle Übungen, die das Bewusstsein für die Mitte schärfen, sind geeignet, diesem Modell der psychischen Entwicklung zu einem klareren Verständnis zu verhelfen. Um seine Funktion deutlich zu machen, schlägt Dinzel vor, die Oberkörper direkt frontal miteinander in Kontakt zu bringen, ohne Einsatz der Arme zu tanzen, indem Bauch und Brust sich berühren.

Von der einfachsten bis zur komplexesten impliziert jede einzelne Tango-Figur die Aktivierung der Mitte und die Kommunikation aus der Mitte des Körpers heraus. Die *Proyección*, also das Ausstrecken eines Beines ohne Gewichtsverlagerung, wird direkt aus der Körpermitte gesteuert. Offensichtlich wird dies, wenn der Mann bewusst entscheidet, diese Projektion des Beines der Frau zu führen, aber nicht selbst auszuführen. In diesem Fall projiziert und erweitert sich sein Zentrum entlang dem der Frau bis hin zu ihrem Fuß.

Der Mund des Seesterns ist der wichtigste Part in der Kommunikation. Als Modell bildet er für Dinzel die Essenz der Kommunikation im Tango, eine der intimsten, von außen nicht sichtbaren Formen der Verbindung mit dem Anderen.

Der Delfin

Das Bild des Delfins steht für die dreidimensionale Wahrnehmung des Rückgrats. In dieser Wachstumsphase entwickelt das Neugeborene die Wirbelsäule mit ihren dynamischen Wirbelgliedern, die zwischen zwei Punkten verlaufen: Steißbein und Kopf.

Dank dieser Anlage können wir uns in spiralförmiger Drehung aus dem mütterlichen Bauch schieben. Psychologisch geht dies einher mit der Entwicklung von Willens- und Meinungsbildungskraft und innerer Stabilität. In diesem Entwicklungsschritt beginnt das Kind, den Kopf zu halten, ihn zu drehen, einzuziehen und nach vorne zu schieben. Mund, Nase und Augen vermitteln Bewegungsrichtung und Raumgefühl. Geschmacks-, Geruchs- und Sehsinn regen diese Bewegungen des Kopfes an. Diese Impulse zur Kopfbewegung

wechseln sich ab mit denen, die Steißbein und Becken aktivieren.
In der Phase des Delfins entwickeln sich Wahrnehmung und Kraft der Wirbelsäule, ohne Beteiligung der Gliedmaßen, dreidimensional.
Es ist die Phase, die den Menschen auf die Zweifüßigkeit vorbereitet, die aufrechte Haltung ist möglich dank einer Entwicklung von Muskeln und Skelett, die unsere Struktur in der vertikalen Dimension hält. Dieses Muster legt besonderen Wert auf die Dynamik zwischen unten und oben und erlaubt es uns, im Gleichgewicht zu bleiben, wenn wir stehen.
Tango sei „der vertikale Ausdruck einer horizontalen Sehnsucht" ist ein geflügeltes Wort.
Im Tango entsteht das Gleichgewicht immer in Komposition beider Körper, es ist die gemeinsame und kontinuierliche Arbeit der Paar-Einheit. Das Gleichgewicht ist die Bewegung, um die Beziehung zwischen Mann und Frau und zwischen Raum und Boden zu erspüren.
Von außen betrachtet scheint es, als ob die Spannung der Wirbelsäule den Tango charakterisiere, eine Spannung, die sich offensichtlich nicht wie beim Neugeborenen parallel zum Untergrund, sondern entlang der Vertikalen aufbaut. Die aufrechte Haltung ist ein typisches Merkmal des Menschen, die sich natürlich auch im Tango als einer der menschlichen Aktivitäten wiederfindet. Für das Gleichgewicht beim aufrechten Gang sind die Anlage der Wirbelsäule und die dynamische Beziehung zwischen Steißbein und Schädelbasis, dem Atlas, zuständig.
Auch das individuelle Gleichgewicht ist also das Produkt von Gewichtsverlagerungen und das eines dynamischen Austauschs einander entgegengesezter Kräfte.
Die Wirbelsäule kann man nach Dinzel als zwei an ihren Spitzen aufeinander vereinte Pyramiden betrachten. Die Spitzen dieser beiden Pyramiden, von denen eine als Zentrum ihrer gedachten Grundfläche den Atlas, die andere das Steißbein hat, treffen sich im Gleichgewichtszentrum des Körpers.

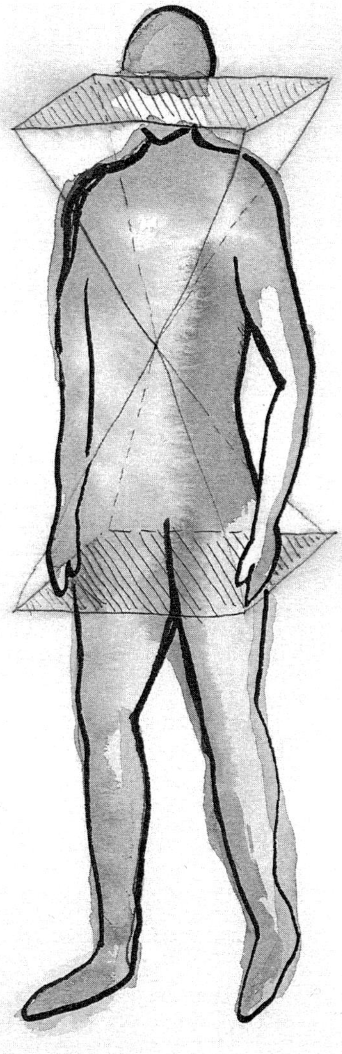

Die beiden anfangs einander gegenüberstehenden Wirbelsäulen eines Tangopaares lassen sich mit zwei Säulen eines Gebäudes vergleichen. Doch sobald beide Körper in Bewegung sind, entsteht die Tendenz, die beiden Köpfe zu vereinen, um Kräfte zu entladen. Indem man beide Systeme zueinander in Kontakt bringt, werden sie leichter und es entsteht ein neues System. Der Kopf ist, neben dem Boden, einer der beiden möglichen Kontaktpunkte, über den sich viele Spannungen abbauen lassen. Doch auch dann, wenn die Köpfe keinen direkten Kontakt haben, entladen sich die beiden Spannungslinien, die entlang der Wirbelsäule nach oben verlaufen, an einem Schnittpunkt oberhalb des Kopfes.

Das Lenken der Wahrnehmung auf Steißbein und Kopf kann in der DMT auf verschiedene Weisen individuell geübt werden: Sei es in Übungen zur Selbstwahrnehmung, in Visualisierungen oder in freier Improvisation. Das Berühren des anderen und der sanfte Widerstand gegen die individuelle Bewegung lässt uns zum einen die eigenen körperlichen Grenzen spüren, zum anderen unsere dynamischen Möglichkeiten. Vielen fällt es durchaus schwer, die eigene Körpermitte - sowohl die Wirbelsäule als auch die inneren Organe - wahrzunehmen. Diese Schwierigkeit der Wahrnehmung führt zu Problemen bei Bewegungen, die an der eigenen Achse ansetzen. Viele psychosomatische Störungen haben ihren Ursprung in dieser Unfähigkeit zur Wahrnehmung der Wirbelsäule oder der inneren Organe. Die Gefühle beeinflussen unsere lebenswichtigen Organe, verursachen Verkrampfungen, Blockaden und Schwächungen. Wenn also eine Person es vermeiden will, sich mit den eigenen negativen Gefühlen wie Ekel, Wut oder Trauer auseinanderzusetzen, kappt sie unbewusst die Verbindung zu ihrer zentralen Körperregion. So betrachtet kann Tango ein Mittel sein, mit dessen Hilfe sich vergessene oder entfremdete Körperregionen aktivieren und verstehen lassen.

Ü Im Tango gibt es verschiedene Übungen, die dabei helfen, das „Oben" und das „Unten" zu isolieren, und so eine klarere Vorstellung von der Beziehung und der Trennung von Kopf und Steißbein zu bekommen.

- In einer dieser Partnerübungen bewegen wir uns Schulter an Schulter entlang eines fixierten Objekts.

Übung zur Vorbereitung der *ocho*:

- Man fixiert den Oberkörper, indem man sich an einem festen Gegenstand, zum Beispiel an der Stange oder an der Wand, festhält. Währenddessen dreht man das Becken hin und her.
- Dem entgegen fixiert man dann das Becken mit Hilfe eines Partners und vor allem mittels eigener Muskelkraft und Stabilität, und bewegt den Oberkörper frei.

Auf diese Weise entstehen Drehungen, die neue Räume im Körper entstehen lassen – und diese neuen freien Räume bedeuten mehr Flexibilität.
Im Tango muss man niemals die Drehung forcieren, sondern vielmehr den Körper dazu anregen, nach organischen und funktionalen Bewegungen zu suchen. Auf diese Weise sensibilisiert, entstehen natürlich fließende Bewegungen.

OCHO
wörtlich: acht; bei der *ocho* lädt der *hombre* die *mujer* mit einer Drehung seines Oberkörpers ein, mit zwei Schritten eine Acht auf den Boden zu malen. Mit einem Richtungswechsel des Körpers erfolgt der *pivot*, eine Bewegung, bei der der Fuß sich wie ein Zapfen auf dem Boden bewegt. Eine *ocho* kann vorwärts (*ocho adelante*) oder rückwärts (*ocho atrás*) sein.

Diese erste Drehung im Inneren des Delfins, die sich in der Wirbelsäule abspielt und uns Raum zwischen den Wirbeln gewinnen lässt, dient als Vorbereitung auf ein komplexeres Spiralen-Muster, das Kontralateralmuster einer Katze.
Wir erinnern uns, dass die hier vorgestellten Bewegungsmodelle lediglich eine Möglichkeit der Orientierung in der Lesart und Erklärung von Bewegung darstellen. Sie sind ein Instrument, um die dynamische Struktur von Bewegung zu begreifen und anderen mitzuteilen.
In der Natur vermischen und wiederholen sich die Modelle und kombinieren sich miteinander. Während seines Heranwachsen kann das Kind von einem zum anderen Modell übergehen, vom einfachen zum komplexen, aber wann immer es nötig ist, kann es ebenso zum einfacheren Stadium zurückkehren.

Wie auch andere Volkstänze geht der Tango auf frühere Techniken der ländlichen Kultur zurück. Die *campesinos* haben die Bewegungen und Rhythmen ihrer Arbeit in ihren Tanz übertragen. Wenn im Tanz der Eine die Achse bildet und der Andere um ihn herum geht, so ist dies immer mit einer Drehung in der Wirbelsäule verbunden, die in den Schultern oder im Becken sichtbar wird, die aber eigentlich in der Tiefe der Achse ihren Ursprung hat.
Im Tango sprechen wir niemals von einer Dissoziation im Sinne einer ge-

DISOCIACIÓN
typische Verwendung der Drehung im Tango, indem man dabei den oberen Teil des Torsos vom Becken „trennt"; während dabei einer still steht, dreht sich der andere, oder umgekehrt.

störten Verbindung im Körper. Die Abkopplung des vom Becken abwärts bis zur Fußsohle gehenden Bereiches vom oberen Bereich unseres Körpers ist im Gegenteil eine Quelle für mehr Integration und Kontakte im Innern der Paar-Einheit, denn es führt zu einer höheren individuellen Flexibilität und verstärktem Zusammenspiel beider Tanzpartner.
Dissoziation bedeutet also im Tango nicht Trennung im negativen Sinne, sondern bewusstes Integrieren, den bewussten Willen zum Isolieren von Oberkörper und Becken im Dienste der Kommunikation.

Die Eidechse

Das homolog-laterale Muster, das die rechte und die linke Körperhälfte verbindet, lässt sich beobachten, wenn der Körper die beiden entlang der Achse der Wirbelsäule getrennten Seiten in unterschiedlicher Funktion bewegt: Rechter Arm und rechtes Bein sind aktiv, während die linke Körperseite stabil bleibt, oder umgekehrt bewegen sich linker Arm und linkes Bein, während die rechte Seite innehält. Das Kind erreicht mit diesem Schema Stabilität.
Wenn es laufen lernt, sucht es zunächst eine Möglichkeit, sich seitlich anzulehnen, beispielsweise an die Wand, und hat so eine frei bewegliche und eine stabile Seite. Für einige Zeit spielt sich dieser Prozess in der Horizontalen ab. Auf dem Boden oder dem Bettchen übt das Kind die Bewegungsfreiheit einer Körperhälfte, während die andere stabil aufliegt. Die Lateralität ist somit die erste Form, die gleichzeitig Freiheit und Stabilität beinhaltet. Es ist noch nicht die völlige Freiheit, aber ein Abschnitt auf dem Weg zur Bewegungsautonomie, in dem man noch Halt und Sicherheit braucht, aber in dem man auch lernt, zu differenzieren und zu entscheiden. Das Kind lernt in dieser Phase, dass es unterschiedliche Perspektiven und Herangehenweisen gibt, die es zu abzuwägen gilt.
Während dieser ersten Erfahrung von Freiheit zwischen partieller Bewegung einerseits und Stabilität vom Boden oder der Wand andererseits bewegt sich der Körper, indem er abwechselnd das stabile und das bewegliche Bein wahrnimmt.
Es mag besonders den erfahrenen Tänzern banal erscheinen, aber im Tango ist die schlichte Präsenz des stabilen Beines eine Konstante nicht nur für

die richtige Gewichtsverlagerung. Wir müssen das eigene stabile Bein auch wahrnehmen, um die Lateralität des Partners, seine stabile Seite, zu spüren. Das Gefühl für die Stabilität der Seiten, die eigene und die unseres Tanzpartners, stellt sich schon beim ersten Aufstellen zum Tanz ein: Bevor wir beginnen, uns in irgendeine Richtung zu bewegen, müssen wir immer mittels einer Gewichtsverlagerung die Verbindung prüfen. Wenn wir uns für eine Seite entschieden haben, machen wir den Schritt.

Im Oberkörper begegnen wir dem Muster des Reptils, der Eidechse, im Anbieten des Arms: Zunächst bietet man dem Partner einen Arm an. Einmal in der klaren und festen Umarmung, müssen wir bereits das Kontralateralmuster anwenden.

Um bei der Umarmung für beide Seiten sensibel zu sein, stehen uns verschiedene Übungen zur Verfügung: Den bewussten Kontakt der linken Seite der *mujer* mit der rechten Seite des *hombre* zu pflegen und gleichzeitig eine aktive Verbindung über die Arme an der offenen Seite zu halten hilft uns, im Gleichgewicht zu bleiben und für die Funktion der beiden Seiten empfindsam zu sein.

Im *Sistema Dinzel* orientieren wir uns bezüglich der Armhaltung am sogenannten *Tango de Salón*: Auf der einen Seite besteht der direkte Kontakt der beiden miteinander verbundenen Oberkörper, die andere Seite ist eher offen. Dinzel empfiehlt in seinem Unterricht eine Übung, bei der man zunächst nur mit Kontakt über die offenere (beim *hombre* die linke, bei der *mujer* die rechte) Seite tanzt, um dann, indem man diese Seite öffnet, die Verbindung über die andere Seite herzustellen (Oberkörper an Oberkörper), wobei der *hombre* die *mujer* mit der rechten Hand am Rücken hält. Diese Übung ist nicht nur für Anfänger sinnvoll, sondern hilft auch den fortgeschrittenen Tänzern dabei, die Sinne wieder zu schärfen und eingefahrene Routinen zu beleben, indem man eine größere Stabilität in der Verbindung und mehr Differenziertheit in der Umarmung entdeckt. (vgl. hierzu die entsprechende Übung im Kapitel IV S. 92).

Die Wahrnehmung und Differenzierung der Lateralität ist also im Tango genau wie für das heranwachsende Kind eine Quelle der Sicherheit und Stabilität. Offensichtlich ist der abwechselnde Gebrauch der beiden Körperseiten im Tanz eine Übung, die die Kontralateralität fördert (wir werden hierauf noch im Weiteren eingehen) und deren Steigerung ein bewusstes

TANGO DE SALÓN
aktuell definiert man als solchen in Abgrenzung zum Show-Tango einen eher klassischen Tango-Stil; In der Umarmung ist der Kontakt der beiden Oberkörper weniger frontal und zu einer Seite hin leicht geöffnet.

Wahrnehmen der diagonalen Verbindungen sein sollte. Die kontralaterale Spirale als die komplexeste aller Strukturen funktioniert durch Spannungen, welche das Gleichgewicht auf optimale Weise kontrollieren. Wir finden sie neben dem Tango auch in vielen anderen körperlichen Disziplinen.
Mit dem Erreichen des Homolateralmusters erlangt das Kind ein besseres Bewusstsein für das eigene Körperschema. Es lernt, die linke von der rechten Seite zu trennen und entwickelt damit auch die verschiedenen Gehirnhälften weiter. Aktuelle neurowissenschaftliche Untersuchungen legen nahe, dass körperliche Aktivitäten den hormonellen Kreislauf der Botenstoffe in Gang setzen, der die Synapsen bedient. Besonders der Tanz ist geeignet, Aufmerksamkeit und Reaktionsfähigkeit auch bei älteren Menschen positiv zu beeinflussen, wie die Neurowissenschaftler PD Dr. Hubert Dinse (Neural Plasticy Lab, Institut für Neuroinformatik Ruhr-Universität Bochum) und Prof. Dr. Martin Tegenthoff (Neurologische Universitätsklinik, BG-Kliniken Bergmannsheil) gezeigt haben.
Im Tango ist die Differenzierung der Körperseiten komplexer, da man zu zweit ist und nicht nur die eigene Lateralität, sondern auch die des Anderen begreifen muss.
Ein derart komplexes Bewusstsein von Lateralität ist laut Dinzel eines der Geheimnisse der Kreativität, und sein System beinhaltet viele spielerische Übungen zu diesem Thema.

Ü Individuelle Übung:
Übung zur Verlagerung des Gleichgewichts vom rechten auf das linke Bein; dabei genauestens das Gewicht auf dem stabilen Bein wahrnehmen, und sich mit dem „freien" Bein im Raum bewegen, dabei aber immer wieder an den Ausgangspunkt (also Füße zusammen) in der Körperachse zurückkehren.
In dieser Übung aktivieren wir besonders die inneren Oberschenkelmuskeln, die Adduktoren.

Partnerübungen:
- Zusammen gehen und sich dabei seitlich an den anderen anlehnen, um die Gewichtsverlagerung spürbar zu machen;
- In der Position der Umarmung den Grundschritt wiederholen, von der Position null bis zur Position acht, dabei bei jedem Schritt ein wenig mehr nach

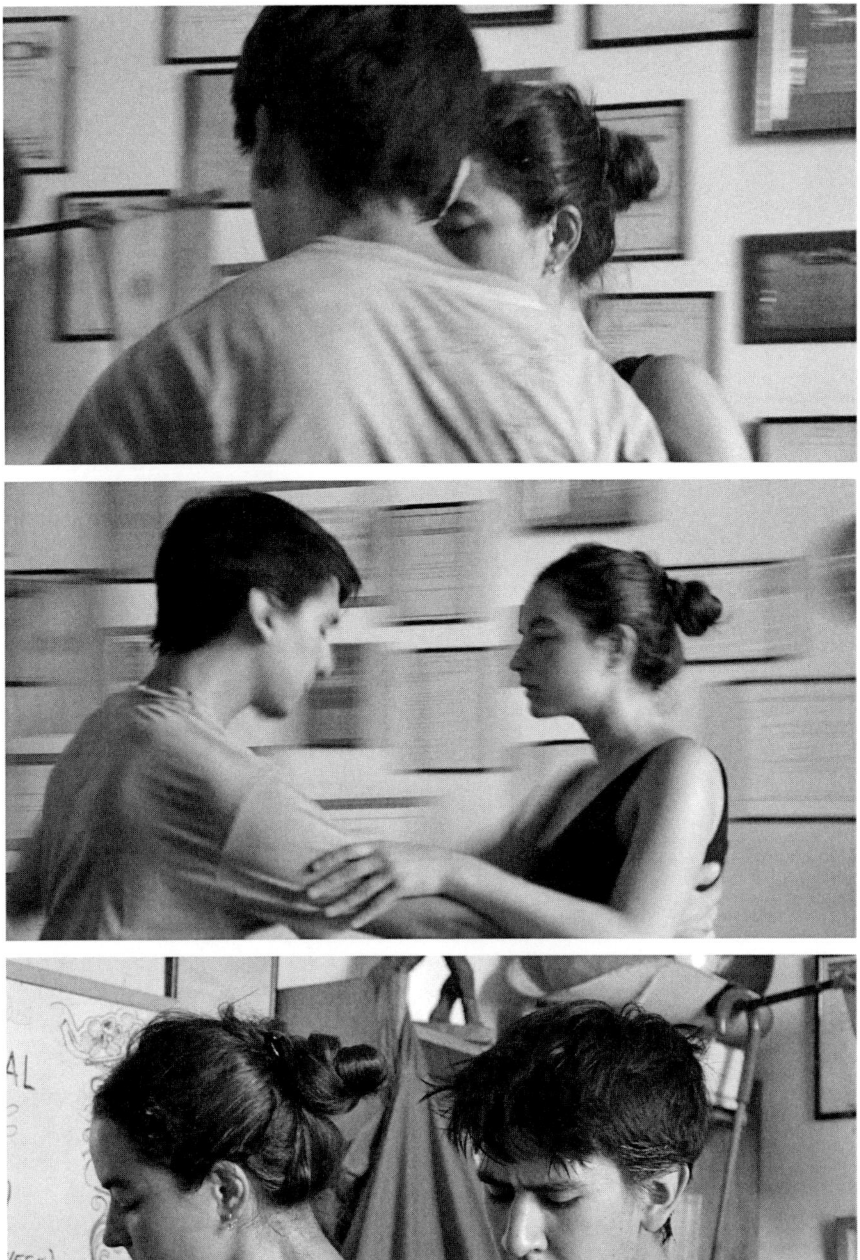

Celeste und Alan im Estudio Dinzel

unten sinken und so gezwungen sein, das Gewicht auf dem stabilem Bein wahrzunehmen;

- Den Grundschritt zerlegen, um ihn umgekehrt auszuführen, von der Position acht zur Position null;
- Die Gewichtsverlagerung wiederholen und dabei immer sanfter ausführen (oder auch die Geschwindigkeit verändern), ohne dabei in der Präzision der Bewegung nachzulassen, ist eine Sensibilisierungsübung, die dabei hilft, den passendsten Moment zu finden, sich in einem gemeinsamen Schritt zu bewegen;

Besonders diese letzte Übung hilft, ein Gefühl für den Start und die Beendigung einer Bewegung zu entwickeln und macht so einen Einsatz des *over* möglich. Das *over* – also das Beginnen einer Bewegung, noch bevor der Partner die eigene Bewegung zu Ende ausgeführt hat – ist eine Technik, die das *Sistema Dinzel* eigens für die abwechselnde Improvisation entwickelt hat (mehr dazu im Kapitel über den Faktor Zeit).

Tangounterricht darf nach Dinzel nicht nur Schritte beinhalten, sondern braucht immer auch Übungen, die ausschließlich der Sensibilisierung dienen.
Ein Beispiel hierfür ist diese Übung:

- Zwei Personen stehen einander gegenüber und berühren sich an einem Körperteil, indem sie sich zum Beispiel an den Händen halten (dies dient als Orientierungshilfe für die Position des Anderen). Einer der beiden hat die Augen geschlossen, der Andere benennt verschiedene Körperteile, die dann von Ersterem „blind“ berührt werden müssen. Diese Übung kann wiederholt werden mit veränderter Position, der „Blinde“ steht neben oder hinter dem Anderen. Es geht darum, den Körper des Partners in jeglicher Position innerlich zu visualisieren.
- Das Erlernen des Spiels mit der Lateralität, indem man zum Beispiel mit unterschiedlicher Intensität und Geschwindigkeit die seitliche Öffnung (*apertura*) ausführt, hilft unter anderem dabei, den Gleichgewichtssinn zu schärfen. Eine sehr einfache Übung hierzu ist zum Beispiel, einander umarmend die Grenzen der Gewichtsverlagerung zwischen dem tragenden und dem anderen Bein zu erforschen.

Der Frosch

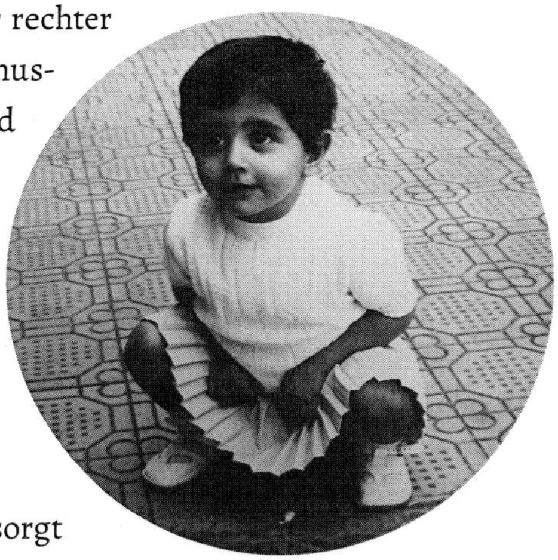

Während die Eidechse also für Homolateralität mit paralleler rechter und linker Seite steht, repräsentiert der Frosch das Homologmuster bezüglich der vertikalen Dimension, also zwischen oben und unten: Der obere Körperbereich mit den Armen bewegt sich parallel und in Relation zum unteren Bereich, den Beinen. In seiner Entwicklung beginnt das Kind, indem es von der Mitte in die Höhe oder nach unten schiebt und von unten bzw. von oben zum Zentrum hin zieht. Diese Bewegungsart des Drückens und Ziehens, die die Kraft der Muskelkontraktion voraussetzt, ist in Beziehung zur analen Phase zu betrachten.
Die Entwicklung der Kraft aus der Muskelkontraktion heraus sorgt dafür, dass das Kind die aufrechte Position erreicht und wird später zum Springen gebraucht. Das Kind lernt in dieser Phase, Bestimmtheit zu zeigen. Es ist eine Zeit der Eroberungen, für die Willenskraft, Begeisterung und Hartnäckigkeit geübt werden müssen.
Im Tango finden sich kaum Sprünge oder Schiebebewegungen, nur selten ist das Gewicht auf beiden Beinen gleichermaßen verteilt. Der obere Körperbereich ist meist asymmetrisch, ohne dass die Energie gleichmäßig auf den rechten und den linken Arm verteilt wäre, denn die Funktion der beiden Arme ist üblicherweise unterschiedlich. Rechter und linker Arm bewegen sich weder in der Vertikalen noch parallel zueinander in die gleiche Richtung. Beide Arme sind mehr in einer diagonalen Ausrichtung für die Verbindung zuständig, nicht parallel.
Es gibt jedoch den Fall, dass der *hombre* das Bedürfnis hat, eine feste Basis und Verbindung zum Boden zu betonen, und dann beide Knie leicht beugt, um auf sichere Weise den Mittelpunkt nach unten zu verlagern, sich so besser mit dem Untergrund zu verbinden und Stabilität zu erreichen. Dies geschieht zum Beispiel zur Vorbereitung einer *ocho* oder wenn man in einer *parada* innehält, wo man für einen Moment die Kraft in Richtung Erde sendet, ohne dabei Kraft in die Umarmung zu verlegen. Das gleiche passiert, wenn man das Signal zu einer klaren Gewichtsverlagerung oder einem Richtungswechsel geben will.
Wir nutzen dieses Bewegungsmodell also, wann immer wir Bestimmtheit ausdrücken wollen bzw., wenn eine besondere Spannung notwendig ist

PARADA
vom spanischen *parar*: anhalten; Eine Unterbrechung des Bewegungsflusses des *hombre* in stabiler Position, breitbeinig, mit dem Gewicht auf beiden Beinen und dem Becken rechtwinklig zu dem der *mujer*.

- auch wenn man im Tango niemals Muskelkraft ausübt. Wie eine Katze in Hab-Acht-Stellung, unmittelbar vor der Flucht oder einem Angriff, bedeutet das Beugen der Knie unter Spannung einen Moment höchster Aufmerksamkeit und ein klares Signal für den Partner.

Auch in der Umarmung kann sich das Bedürfnis nach Stabilität ergeben, dann muss man einen leichten Widerstand ausüben oder einen leichten Zug in die Haltung geben. Dies sind Momente höherer Aufmerksamkeit, Momente der Veränderung, aber gleichzeitig finden wir hier auch eine temporäre Abhängigkeitssituation: Ich muss Zug ausüben, um das Gleichgewicht und die Verbindung zu behalten. Diese Abhängigkeit vom anderen bedeutet aber nicht den Verlust von Autonomie, sondern ist vielmehr ein Zeichen von Aufmerksamkeit, sie vermittelt ein besseres Gespür für Unterstützung und Schutz in der Beziehung der beiden Tänzer. So entsteht ein tieferes Bewusstsein dafür, dass die auf Vertrauen aufgebaute Beziehung auch Momente der Unsicherheit überwindet.

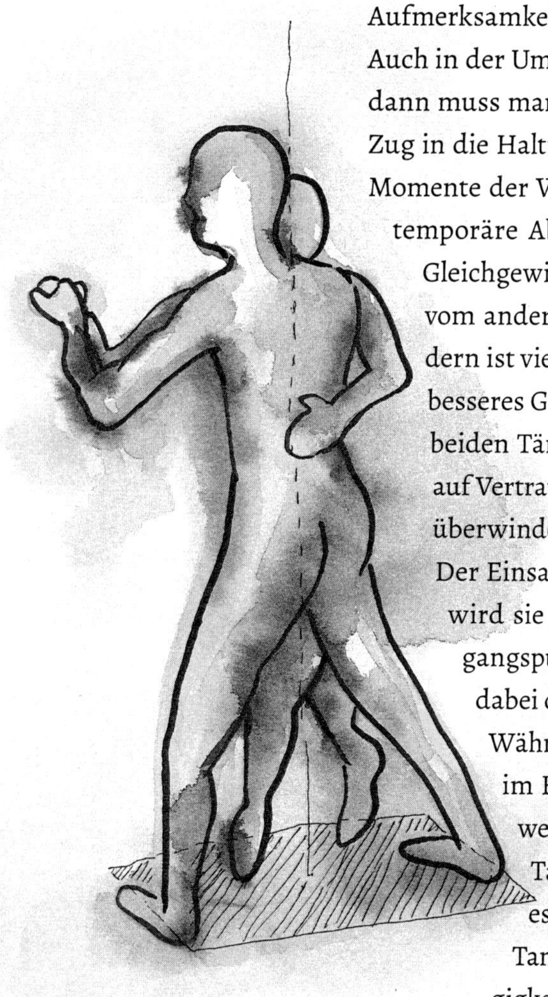

PARADA

Der Einsatz physischer Kraft ist dem Tango fremd, nur sehr selten wird sie gebraucht. Für das Kind dagegen bedeutet es den Ausgangspunkt seiner Entwicklung zur Autonomie hin, zu üben und dabei die eigenen muskulären und psychischen Kräfte zu testen. Während es dies tut, vergrößert es seinen Unabhängigkeitssinn im Bezug auf die Mutter und andere Bezugspersonen. Auch wenn sich das homolog-vertikale Modell des Froschs beim Tango nicht auf der physischen Ebene findet, ist es interessanterweise auf der psychischen Ebene umso präsenter.

Tango ist wesentlich die Suche nach Ausdruck, nach Unabhängigkeit und das Bedürfnis, die eigene Präsenz zu zeigen und zu behaupten. Tango ist die Behauptung der Kreativität in der Vertikalen. All das wird aber mit Strategien erreicht, die ohne physische Kraftausübung auskommen. Im Tango gibt es diese besondere Art der Intention, die nicht zwingend in eine bestimmte Sequenz führt. Der Abwesenheit von Kraft geht das bewusste Vermeiden von Kraft voraus - guter Tango bedeutet das Negieren von Kraft. Es gibt keinen Druck, sondern Fluss, fließende Bewegungen und pulsierende Wellen.

Die typischen Kontraktionen der analen Phase finden wir im Tango nicht.

Vielmehr beobachten wir Einladung, Verführung, spielerischen Umgang mit Kräften und Druck.
Vom psychologischen Standpunkt aus findet sich im Tango also durchaus ein obsessives Element, das aber viel mehr Verhaltensweise als physisches Moment ist. Es manifestiert sich in der Suche nach dem besonderen, außergewöhnlichen Moment. Es ist die Suche nach der Harmonie in der Autonomie, und diese Suche erfordert Anstrengungen.
Dinzel sagt, Tango sei „Wille in spielerischer Form", der sich manchmal im konzentrierten Blick und der Ernsthaftigkeit beider Tänzer ausdrückt. Es ist ein ernstes Spiel.
In seinen Anfängen war der Tango ein eher sinnlicher Tanz, der mit der Zeit zunehmend elaboriert wurde – auch, weil man aus Raummangel einige Figuren aussparen musste.
Eine dieser Figuren, die man im aktuellen Tango nicht mehr oft findet, ist die *sentada*. In der *sentada* lässt der *hombre* die *mujer* auf seinen Beinen sitzen. Um sie wieder aufstehen zu lassen, muss er mit beiden Beinen gleichzeitig gegen den Boden drücken. Das Gleiche kann man in den *quebradas* beobachten: hier kippt der *hombre* die Achse der Partnerin, und um das Gewicht zu halten, muss er gleichzeitig mit Kraft die Füße in die Erde drücken.

> „Diese beiden Figuren hat man aufgegeben, als die Tanzflächen sich zu füllen begannen."

Dinzel bezieht sich hier auf das Aufkommen des sogenannten *Tango de Salón*. Es ist schwierig, heute die verschiedenen Stile und die entsprechenden Figuren zu unterscheiden. Mit der weltweiten Verbreitung des Tangos tauchen auch Figuren wieder auf, die vorher verschollen waren oder mehr Teil des Show-Tangos als der populären Variante waren.

Die Katze

Mit dem Modell, das die koordinierten und wendigen Bewegungen der Katze abbildet, übt das Kind die Kontralateralität. Es beginnt also bewusst, die diagonalen Muskelketten einzusetzen, womit Drehungen der Wirbelsäule und das bewusste Wahrnehmen von Über-Kreuz-Verbindungen zwischen dem oberen und unteren Körperbereich möglich werden. Das Trainieren dieser Muskelketten beginnt bereits auf dem Rücken liegend und erfolgt dann auf allen Vieren – einer eben sehr katzenartigen Position. Sobald es sich auf Armen und Beinen sicherer fühlt, kann sich das Kind im Raum bewegen, dabei Kraft und Flexibilität üben und so an motorischen Kompetenzen, Koordination und Orientierungssinn gewinnen.

Dieses Modell kann man mit der phallisch-ödipalen Phase verbinden, weshalb es jedoch nicht vom Ablauf der anderen Modelle zu trennen ist, es passiert gleichzeitig. Ohne diese Phase wäre die aufrechte Haltung nicht möglich, laufen und tanzen wären nicht sicher.

Die Spiralbewegung der Wirbelsäule entwickelt sich mit diesem Modell weiter in Richtung der peripheren Körperzonen, wie wir es schon beim Spinalmuster des Delfins gesehen haben. Diese komplette Koordinationsfähigkeit von Wirbelsäule und Gliedmaßen erlaubt ein vollständiges Integriertsein unseres Handelns im Raum und ermöglicht ein kreatives Umgehen mit allen Variationen von Bewegung. Vor allem die diagonalen Muskelketten sind aktiv, erleichtern die Drehung und damit die Kommunikation und sorgen für ein dynamisches Gleichgewicht.

Auch wenn dies alles schon beim Neugeborenen angelegt ist, kann man hier von der höchsten Stufe in der Entwicklung von Bewegung und Koordination sprechen. Doch hier angekommen zu sein, hindert uns nicht daran, zum Stadium der Amöbe zurückzukehren: Momente befriedigender Berührung, das Öffnen einer Verbindung, Vertrauen und Verlassen können sich im Laufe eines Lebens immer wiederholen. Dabei werden diese Fähigkeiten jedoch immer bewusster und kompetenter, der Ablauf gewinnt stetig an Komplexität, und so haben Achtsamkeit und Koordination einen immer höheren Stellenwert.

Auf eine hoch entwickelte Weise zeigt sich dieses Modell beim Tango. Es ist die Spirale, die Bewegung erzeugt und das Paar sich im Raum und im Spiel des Tanzes bewegen lässt.

Im Tango gibt es viele Beispiele für kontralaterale Bewegungen: die *ocho* (vorwärts und rückwärts, *ochos adelante y atrás*) und sämtliche Figuren, in denen man sich um den Partner dreht.

Die Spiralbewegung namens *enrosque*, wie auch alle anderen Übungen, die von einer Drehbewegung ausgehen und manchmal extrem verlaufen, wie die *caida*, basieren auf der Dissoziation.

CAÍDA
wörtlich „Sturz“; In dieser Figur führt der *hombre* einen Schritt rückwärts aus, senkt sich dabei durch ein Beugen des Knies im Standbein ab und kreuzt vorne mit dem freien Bein, um so die *mujer* zu einem Schritt nach vorne und außen einzuladen.

Wie Remi Hess in „*Le Tango*“ (Paris 1996) ausführt, kann man den Tango als die komplexeste und am weitesten entwickelte Disziplin der Tanzgeschichte betrachten. Im Tango findet man in der konkreten Bewegung den Ausdruck des evolutionären Fortschritts und der Komplexität menschlicher Bewegung, gepaart mit einem hohen Grad an Bewusstsein und Achtsamkeit.
Von seiner Entstehung her ein Volkstanz, sucht der Tango nicht Vergnügen oder Unterhaltung des Publikums, sondern vielmehr die Befriedigung der Tänzer. Dies heißt nicht, dass zum Erlernen und Ausüben des Tangos keine Disziplin nötig wäre, doch es handelt sich um die Art Disziplin, die ein Spiel erfordert, und wie dieses ruft der Tango eine endogene, eben nicht exogene Freude hervor.
Dinzel sagt dazu, im Tango fänden sich das von Friedrich Nietzsche unterschiedene „Apollinische“ und das „Dionysische“ zur gleichen Zeit. Dem Apollinischen sind Eigenschaften wie Denken, Disziplin, Vernunft, Logik und Ordnung zuzuordnen. Dagegen verbinden wir das Dionysische mit Fühlen, Chaos, Leidenschaft, Instinkt und Irrationalität. Im Dionysischen fühlt sich der Mensch eins mit der Natur und dem Universum. Während die visuellen Künste dem Apollinischen zugeordnet werden, gilt die Musik als dionysische Kunst.
Dinzel sagt, im Tango

> „manifestiert sich das Dionysische in apollinischer Form.“

Den Tango mit Hilfe der eben beschriebenen Evolutionsmodelle von Bewegung zu betrachten hilft uns nicht nur, die Komplexität dieses Tanzes zu erläutern, sondern erklärt auch die extrem große Befriedigung, die sein Ausüben hervorruft. Der Tango lässt uns innerhalb von drei Minuten den Bogen schlagen zwischen dem Spiel des Kindes und dem Erwachsenwerden.
Für Dinzel ist der Tanz nicht einfach körperliche Bewegung. Die Inhalte des Tangos sind komplex. Dinzel differenziert sie in drei Typen der In-

formation: mechanisch, *„ecoevolutiva"* und kreativ. Der mechanische Typ vermittelt die unterschiedlichen Richtungen, Kräfte und koordinativen Fähigkeiten, an denen verschiedenste Bereiche des Körpers beteiligt sind. Dieser Aktionsbereich setzt Koordinationsfähigkeit und physische Entwicklung voraus. Diese Entwicklung beinhaltet auch das Erlernen von Techniken, das Wiederholen von Sequenzen, Schritten und Übungen zur Koordination und zum Gleichgewicht, die zu fließenden Bewegungen führen, kurz gesagt: hierzu gehört Disziplin.

Wenn Dinzel von *„ecoevolutiva"* spricht, bezieht er sich auf die Art der Berührung, auf die emotionale Ebene. Dieser Typ Information steht für den Raum der Sensibilität: es geht hier nicht darum, Formen zu wiederholen, sondern durch die Bewegung emotionale und natürliche Phänomene zu betrachten. Es ist ein Perspektivwechsel weg von der reinen Mechanik der Bewegung hin zu ihrem Verhältnis zu den Emotionen.

Um diese Art des Austauschs mit den Mitteln der DMT zu erklären, werden wir später die verschiedenen Typen der Bewegungsimpulse (Antriebe) sowie die unterschiedlichen Spannungsflussrhythmen nach Judith Kestenberg behandeln.

Für die kreativen Informationen braucht es Grenzen - und es ist durchaus kein Widerspruch, zu glauben, dass Kreativität Grenzen braucht. Man könnte zum Beispiel annehmen, im Tango unendlich Raum zu haben, weil er unendliche Ausdrucks- und Gefühlsebenen bietet. Doch genau diese beiden Aspekte gewinnen an Tiefe, wenn sie innerhalb räumlicher und formaler Grenzen stattfinden, was heißt: in der Realität.

„Kreieren" bedeutet auch: „realisieren", etwas reell werden lassen, das es vorher nicht gegeben hat. Realität werden lassen, was vorher nicht existierte, ist eine der therapeutischen Funktionen des Tangos, denn Tango tanzen heißt nicht nur, sich gemeinsam mit disziplinierten und korrekt ausgeführten Schritten zu bewegen. Genauso wenig ist es nur ein tiefes Gefühl der Aufmerksamkeit und Sorge in der Umarmung. Training und Empathie gehen vielmehr beide einher mit einer dialektischen und kreativen Form - und dies spielt sich mit und in einer konkreten Realität ab. Dinzel beschreibt dies als eine sinfonische Übung: Harmonieren mit dem, was uns umgibt, im Einverständnis mit dem Anderen in einer gegebenen Realität.

Kapitel III

Entwicklungsmodelle: Die zehn Spannungsflussrhythmen der Kestenberg Movement Profiles

↦

Anders als Irmgard Bartenieff beschreibt Judith Kestenberg die psychophysische Entwicklung des Kindes nicht allein mittels der Beobachtung der strukturellen physischen Aspekte von Bewegung, sondern sie schenkt besonders den Rhythmen Beachtung, die sich im Spannungsfluss ausmachen lassen (nach Bender S.91 ff). Sie schlägt hier eine Differenzierung in zehn verschiedene Rhythmen vor. Der Mensch kann seinen Spannungsfluss sowohl in kontrollierten als auch in freien Bewegungen variieren. Diese Variationen können von hoher oder niedriger Intensität sein, gleichmäßig verlaufen oder plötzlich geschehen. Die Spannung kann konstant verlaufen, oder es kann sprunghafte Veränderungen geben. Wie schon Bartenieff in den Bewegungsmodellen sieht auch Kestenberg für ihre Rhythmen eine Entwicklung vom Neugeborenen bis zum Erwachsenenalter, die parallel und in Verbindung zu den motorischen und psychischen Kapazitäten verläuft.

Im Erwachsenenalter kann das Hervorgehobensein eines oder mehrerer dieser Rhythmen ein Ungleichgewicht bedeuten. Übungen, in deren Fokus die Rhythmen und ihre klare und kreative Wiederholung stehen, können ein solches Ungleichgewicht hervorheben, aber auch kompensieren, lindern und umwandeln.

Als amerikanische Kinderpsychologin und Bewegungstherapeutin hat Judith Kestenberg die verschiedenen Spannungsflussrhythmen entdeckt, während sie Hunderte von Kindern in diversen Kliniken in England und später in israelischen Kindergärten beobachtet hat. In ihrem System der Bewegungsanalyse KMP (*Kestenberg Movement Profile*) unterscheidet sie zunächst zwischen zwei Typen des Flusses: gebunden oder frei. Die gleiche Unterscheidung finden wir bei Laban, und wir werden sie später (S. 129) noch genauer betrachten.

Zunächst können wir den freien Fluss als mit der Körpermitte verbunden betrachten, mit geringer Polarität agonistischer und antagonistischer Muskeln, während der gebundene Fluss eine muskuläre Spannung benötigt, die kontrollierte Bewegungen ermöglicht und agonistische und antagonistische Muskeln gleichzeitig beansprucht.

Während sie die Kinder bei ihrem normalen Spiel, beim Lernen oder Ausruhen beobachtete, zeichnete Judith Kestenberg deren Bewegungen in Form von Linien mit, die die kinetische Körperspannung zwischen freiem und gebundenem Fluss wiedergaben. So wurde deutlich, dass einige dieser Linienverläufe sich wiederholten und Variationen aufwiesen, die Kestenberg als aggressiv oder libidinös definierte. Die konstante Wiederholung der Linien ergab ein System von zehn Rhythmen, die sie isolieren konnte und als typische Sequenzen kindlicher Entwicklung ausmachte (vgl. Bender 2007, S. 91 ff).

Basierend auf ihrer psychoanalytischen Ausbildung (bei Anna Freud und Margaret Mahler) unternahm Kestenberg die Aufteilung der zehn Rhythmen nach spezifizierten Körperbereichen und mit diesen verbundenen psychischen Phasen: der oralen, analen, urethralen, inner-genitalen und außer-genitalen Phase.

Im Sinne der Psychoanalyse haben Erfahrungen und Störungen in diesen verschiedenen Entwicklungsphasen Auswirkungen auf die Art und Weise unser aller Beziehungen.

PHASE	SPANNUNGSFLUSSRHYTHMEN	
	LIBIDINÖS	AGGRESSIV
ORAL	1. SAUGEN / BEDÜRFTIGKEIT 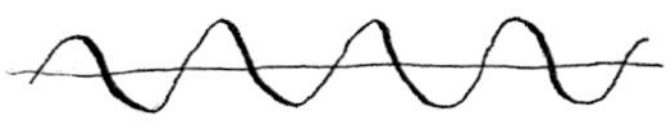	2. BEISSEN / TRENNUNG 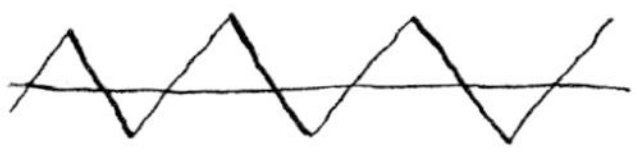
ANAL	3. VERDREHEN / AMBIVALENZ 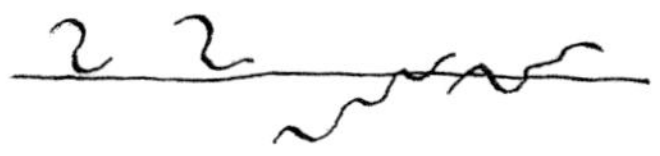	4. PRESSEN / AUTONOMIE 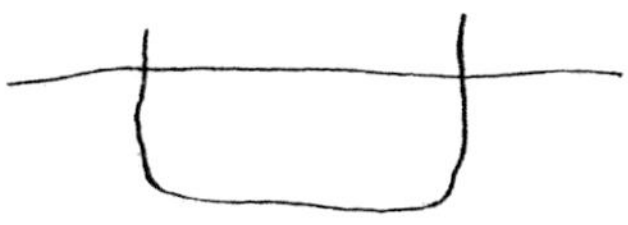
URETHRAL	5. FLIESSEN / LOSLASSEN 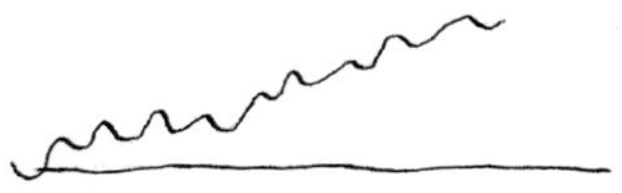	6. STOPPEN / UNTERBRECHUNG 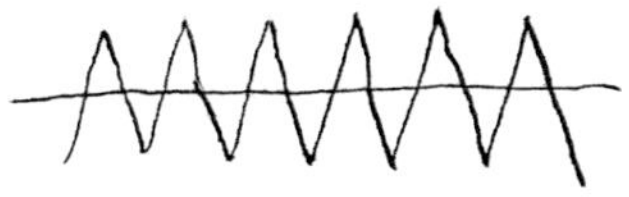
INNERGENITAL	7. WIEGEN / SCHUTZ 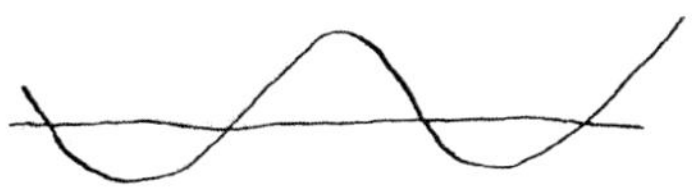	8. WOGEN / ENTWICKLUNG 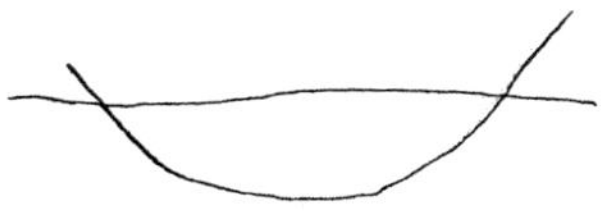
AUSSERGENITAL	9. HÜPFEN / BEGEISTERUNG 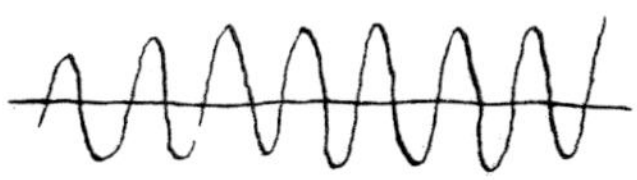	10. SPRINGEN / STOLZ 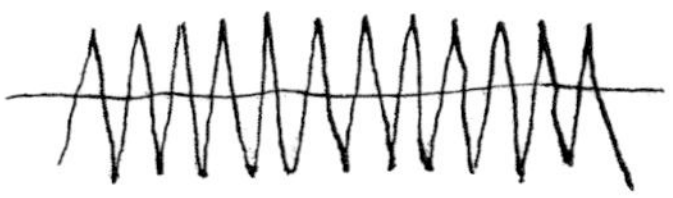

Diese Rhythmen finden sich nicht nur in der Entwicklungsphase, sondern sie wiederholen sich fortlaufend im Leben und sind mit bestimmten psychologischen Phasen und emotionalen Zuständen verbunden.
Saugen und beißen (1 + 2) entsprechen dabei Phasen und Situationen der Bedürftigkeit und Trennung. Sie sind also den Phasen zuzuordnen, in denen wir Versorgung und Pflege zum Überleben brauchen, bzw. in denen wir jede Art der Trennung als schmerzhaft empfinden.
Verdrehen und pressen (3 + 4) beobachten wir in ambivalenten Situationen und Autonomie–Konflikten. Es sind Momente, in denen unsere Sehnsüchte und Bedürfnisse der Klärung und Überarbeitung bedürfen, damit wir unabhängiger werden können.
Beim Fließen und Stoppen (5 + 6) geht es darum, wie sehr wir unsere Bedürfnisse in ihrem Fluss zulassen bzw. sie abblocken. „Etwas fließen lassen" bedeutet in diesem Sinne auch, eine Situation zunächst zuzulassen, um dann mit der Zeit die Fähigkeit zu erlangen, sie zu unterbinden.
Wiegen und wogen (7 + 8) werden sichtbar in Phasen des Entwickelns und Entwerfens, wie wir sie zum Beispiel aus kreativen Prozessen kennen.
Hüpfen und springen schließlich (9 + 10) sind sichtbarer Ausdruck von Begeisterung und Stolz, Leichtigkeit und Schaffenskraft.

Rhythmisierung und die Art des Spannungsflusses spielen eine wichtige Rolle in der Kommunikation zwischen Mutter und Kind in den ersten Lebensmonaten – und genauso wichtig sind sie für die Kommunikation des Kindes mit der Außenwelt. Sie zu beachten bedeutet, die Bedeutung des *attunement* anzuerkennen, der gegenseitigen Abstimmung des Muskeltonus, die zusammen mit dem *adjustment*, der Anpassung der Körperform (*shape*), eines der zentralen Konzepte der DMT ist.
In der Kommunikation zwischen Mutter und Kind im Halt gebenden Raum der ersten Lebensjahre kommt nicht dem Wort die größte Bedeutung zu. Es sind die nonverbale Kommunikation und das Zusammenspiel der Rhythmen, die das Fundament einer harmonischen kommunikativen Beziehung sind und die dafür sorgen, dass sich diese Fähigkeit zu gefühlsmäßiger Zuwendung bildet, die wir mit Empathie bezeichnen.
Bewegung und das Betrachten von Bewegung aktivieren die gleiche Art von Neuronen. Bei dem, der sich bewegt und bei dem, der beobachtet sind

die gleichen Gehirnpartien zur gleichen Zeit aktiv. Anders ausgedrückt: Diese Art der Gehirntätigkeit befähigt uns dazu, in der Interaktion die Emotionen und Intentionen unseres Gegenübers zu erkennen und zu fühlen. Diese Fähigkeit des Erfassens der Gefühle des anderen ist die Basis jeder menschlichen Beziehung. Diesen Aspekt werden wir weiter vertiefen.

Orale Rhythmen

Der Saug–Rhythmus gehört zur oralen Phase und entwickelt sich in den ersten sechs Lebensmonaten. Er besteht aus einem sanften Wechsel zwischen einem gebundenen, also kontrollierten, und einem freien, also entspannten und fließenden muskulären Spannungsfluss und ist mit dem Rhythmus des Herzschlags verbunden (eine vertiefende Erklärung des Spannungsflusses findet sich im Kapitel IV). Der Rhythmus ist regelmäßig, verändert sich niemals plötzlich oder steigt stufenweise an. Ihn charakterisiert eine schwache Muskelspannung. Es ist der Begleit-Rhythmus der Ernährung des Neugeborenen, der Ruhe bringt. Es ist ein symbiotischer Rhythmus, der es uns erlaubt, uns mit den Gefühlen anderer zu verbinden, die uns nahe stehen.

Beobachtet man Rhythmen dieses Typs bei Erwachsenen, kann dies der Ausdruck von Bedürftigkeit, besonders eines Bedürfnisses nach Harmonie sein. Menschen, die diesen Rhythmus gebrauchen, sind neugierig, aber wenig kritisch, haben keine klaren körperlichen Grenzen und fühlen sich gut dabei, sich anderen anzupassen.

Er kann auch ein Bedürfnis nach Regression damit verbunden sein. Wir finden ihn in allen Ausdrucksweisen, die mit Oralität einhergehen, so zum Beispiel beim Singen.

Wird in der Kindheit eine nicht ausreichend lange Zeit diesem Rhythmus gewidmet, kann dies einen Mangel an innerer Sicherheit im Erwachsenenalter bedeuten. Auch eine gestörte Beziehung zur mütterlichen Nahrungsquelle, geprägt von Unregelmäßigkeit oder Abwesenheit oder aber zu langer Dauer oder Dominanz kann das Verhalten des Erwachsenen beeinflussen, indem sie ein kompensatorisches Muster bezüglich der eigenen Bedürfnisse nach Autonomie und Anpassung provoziert.

Im Tango finden wir den Saug-Rhythmus am Beginn der *tanda* oder im

TANDA
eine Strecke von drei oder vier Musikstücken vergleichbaren Stils, Tango, *Vals* oder *Milonga*.

Verhalten von Anfängern, wenn sie um jeden Preis Verbundenheit suchen. *Hombre* und *mujer* müssen vor allem zuhören, beide Rollen müssen offen sein für Informationen, um die Fähigkeit zur Verbindung und Kommunikation zu erlangen. Der Wille, mit dem Anderen in Kontakt, mit ihm verbunden zu sein ist sehr wichtig – doch sowohl in der psychophysischen Entwicklung wie auch beim Tanzen ist es notwendig, diese Phase zu Ende zu bringen und den Schritt Richtung Autonomie und Unabhängigkeit zu machen.
Für Dinzel ist der Tanz eine „Suche nach Unsicherheit". Tief empfundenes Glück beinhaltet auch die Fähigkeit, Unsicherheit zu akzeptieren, sie gewissermaßen zu „umarmen", wie es Anaïs Nin ausdrückt. Die Erfüllung der persönlichen Reife bedeutet, nicht um jeden Preis Hindernisse und Misserfolge zu umgehen. Im Hinblick auf den Tanz sieht Rodolfo Dinzel in einem dauerhaften Vorkommen des Saugrhythmus ein Zeichen dafür, dass der Betreffende die orale Phase nicht verlassen will, also nicht den Mut aufbringt, den regressiven Prozess hinter sich zu lassen. Dieser Rhythmus bietet uns eine Sicherheit, die einhergeht mit dem Vermeiden jeder Anstrengung, Neues zu entdecken. In der ersten Form der Verbindung im Tanz, der Umarmung, findet sich natürlich die Idee des Saugens, was uns an den entsprechenden Rhythmus erinnert. Oft wird dieser natürliche Zustand des angenehmen und sicheren Gefühls mit dem Besitzen des Anderen gleichgesetzt. In Wirklichkeit geben wir uns dem jeweils Anderen hin: beide Rollen nehmen und geben gleichsam Nahrung.
Menschen, die in der oralen Phase und mit der Entwicklung dieses primären Rhythmus Probleme hatten, können diese Art des Austauschs allerdings als ein sich Aneignen des anderen verstehen:

> „Es gibt Menschen, die Dich wählen, um Dich zu besitzen, und nicht, um sich mit Dir zu verbinden. Die Dich aufsaugen, anstatt mit Dir kommunizieren zu wollen", sagt Rodolfo Dinzel.

Für den Tango ist es typisch, dass wir in allen Bewegungen, die mit Abwesenheit oder Unterlassung zu tun haben, eine Form des Saugens finden - die dann eine Art ist, dem anderen Raum zu lassen. Auch die *ocho* lässt sich

auf diese Weise verstehen als ein Ansaugen des Anderen in den eigenen Raum. In Dinzels Beobachtung produziert jeder freie Raum einen Saugeffekt. Der Tango ist geeignet, allen Menschen, die aus verschiedensten Gründen tiefe emotionale Leere empfinden, diese Lücke sowohl wieder ins Bewusstsein zu führen als auch, sie zu füllen. Der Tango kann uns eine ungewöhnliche Eigenschaft von Nähe entdecken lassen: das Wohlgefühl, vom anderen ausgefüllt zu werden, so wie es das Kind empfindet, während es die Muttermilch einsaugt. Es ist kein Zufall, dass schon zu Beginn des Grundschritts, in der *salida atrás*, dem Rückwärtsschritt, eine Art des Saugens zum Ausdruck kommt. Während der *hombre* den Schritt rückwärts macht, zieht er die *mujer* nicht an sich heran, sondern nimmt sie mit, wie mit einem Saugeffekt. Sie folgt ihm, weil sie bei ihm sein will, gemeinsam tanzen ist eine willentliche Entscheidung. Sie folgt der Einladung zum Schritt, weil sie sich sicher fühlt, und um den Raum, den der Mann lässt, auszufüllen. Doch anders als das Kind, das in den Armen der Mutter sicher ist, weil es andernfalls ungeschützt wäre, hat im Tango derjenige, der folgt, die Möglichkeit der Wahl.
Auch die Tangomusik hat einen pulsierenden Rhythmus. Es stehen viele rhythmische Übungen zur Verfügung, um die Art des Tanzes zu variieren. Orchester wie das von Osvaldo Fresedo können in ihren Interpretationen viele dieser pulsierenden Wellen abbilden.

SALIDA
spanisch für: Ausgang; einige verstehen unter *salida básica* die acht Schritte des *paso básico*; im Sistema ist es der erste Schritt am Beginn eines Tangos oder, nach dem Abschluss einer Sequenz das „Weggehen", um eine neue Bewegung zu kreieren; es kann rückwärts, seitwärts oder *americana* (beide gehen in die gleiche Richtung) sein.

Mit dem Zahnwachstum bildet sich der **Beißrhythmus** aus. Indem es auf ein Objekt oder auch in die mütterliche Brust beißt, findet das Kind den Widerstand, der den Schmerz des Zahnens erleichtert. Der Beißrhythmus ist dem des Saugens ähnlich, doch ist der Übergang vom freien zum gebundenen Fluss klar. Wie der Saugrhythmus weist auch das Beißen eine geringe Intensität auf. Man findet es bei Erwachsenen in Situationen, in denen man sich Informationen aneignen möchte. Diese werden zunächst eingeordnet und unterteilt, in gut verdaulichen Segmenten verständlich gemacht. Dabei macht es das Kauen möglich, zu differenzieren und ist damit Teil eines mit der Kritikfähigkeit verbundenen Prozesses. Es ist der Rhythmus, der es uns erlaubt, uns von einem Gedankenmodell abzugrenzen und der immer Teil eines Prozesses ist, der von einer kritischen

Position ausgeht. Personen, die diesen Rhythmus häufig nutzen, suchen eher Trennung als Symbiose.
Man könnte annehmen, dies sei das Gegenteil von dem, was der Tango will, in dessen Geist das Halten der Verbindung das Wichtigste ist – doch ohne die Fähigkeit, sich zu trennen und wieder neu zusammen zu kommen, wäre es nicht möglich, Neues zu entdecken. Andere Standpunkte und damit auch neue kreative Möglichkeiten wären versperrt. Uneinigkeit macht Einigung und Entgegenkommen erst möglich.
Das Beißen gehört zu den sogenannten oralen Rhythmen, aggressiv und an die Ernährung gebunden. Es drückt zwar Bedürftigkeit aus, jedoch handelt es sich um das Bedürfnis nach Widerstand. Auch in der Zeit des Lernens finden wir diese Art Rhythmus, der uns zum Beispiel eine Sequenz in kleinere, leichter zu verarbeitende Abschnitte unterteilen lässt, bevor man sie schließlich in einem Ablauf übt. Es ist die Phase der Vorbereitung und Organisation der Bewegung. Genau wie im Fall der libidinös-oralen Phase des Saugens muss man auch die Phase des Beißens letztlich abschließen. Dinzel sieht in der Symbiose, die typisch ist für die Saug-Phase, einen Fehler. Auch in einem synchronen, parallelen Ablauf ist es notwendig, sich von ihr zu lösen, beziehungsweise sie als gefühlsmäßigen Idealzustand zu betrachten.

> „Die Symbiose", so Dinzel, „ist deshalb negativ, weil sie bedeutet, dass einer der Parts aus keinem anderen Grund mitmacht als dem, zu begleiten."

Ein Part wäre also nur unterstützend tätig, was eine nicht intakte Kommunikation zur Folge hätte, die unvollständig im Ausdruck und ein Hindernis für Kreativität sein würde. Dagegen ist es besonders wichtig, dass jeder seine Position einnimmt und seine eigenen Grenzen aufzeigen kann.

> „Die *mujer*, die im Tango immer zur Symbiose steuert, wird am Ende immer nur das tun, was vom *hombre* vorgeschlagen wird."

Was von außen betrachtet bei einem Paar als symbiotisch erscheinen mag, ist es häufig nicht: Es gibt getrennte Sequenzen, die synchronisiert erscheinen. Sie sind abwechselnd von den beiden Tänzern aufgebaut. Ein Beobachter kann nicht ersehen, was in Wirklichkeit abläuft. Diese Art des Zusammen-Seins, beide haben Präsenz in einem abwechselndem Dialog, ist kein Defizit, sondern eine Bereicherung in der Kommunikation mit dem Anderen.

Die zuvor beschriebene Art des Kommunizierens lässt sich in vielen Übungen vermitteln, die uns die Wichtigkeit der Individualität lehren.
Als Beispiel möchte ich eine der Improvisationsübungen aus dem Programm des *Estudio* beschreiben:
Jeder tanzt wie er möchte, zunächst mit einem virtuellen, imaginären Partner, um sich dann einen realen Tanzpartner zu suchen. In dieser neuen Situation tanzt man zunächst weiterhin, wie man möchte, allerdings, ohne dabei die Umarmung zu lösen. Dies geschieht synchron.
Die Mechanismen der abwechselnden Improvisation stimulieren die individuellen Aktivitäten: Der Einzelne antwortet, und setzt das, was er will, in einem gemeinsamen Dialog-Projekt mit dem Tanzpartner um.

Anale Rhythmen

Der **anal–libidinöse Rhythmus des Verdrehens** beginnt zwischen dem neunten und zehnten Lebensmonat. Die Wirbelsäule gewinnt an Flexibilität, und das Neugeborene nutzt alle Bewegungen, die auf der Suche nach Kontakt mit der Mutter hilfreich sind. Es beginnt, den Körper sowohl im Ganzen als auch partiell zu drehen und zu wenden und dabei schnell zwischen gebundenem und freiem Fluss zu wechseln.
In dieser Phase treffen wir nicht nur auf das *shaping*, also die Fähigkeit des Körpers, die Gestalt äußerer Objekte anzunehmen, sondern auch auf eine Art des Fließens mit der Eigenschaft, uns der Umgebung anpassen zu können. Diese Kompetenzen aus der Kategorie der Form, das heißt des Formenflusses, der gerichteten Formen und des *shaping* beeinflussen den Austausch zwischen Mutter und Kind von den ersten Momenten des Lebens an. In der KMP spricht man von *adjustment*.

Die Drehung, die das Kind vollzieht, um aus der Position des Sitzens zum Krabbeln zu kommen ist eine Begleiterscheinung des Rhythmus des Verdrehens.
Es ist der für diese Phase typische Rhythmus, der beim Spiel zum Tragen kommt und dann, wenn das Objekt der Aufmerksamkeit wechselt, während die beiden früheren Rhythmen, saugen und beißen, dabei helfen, sich auf ein Objekt zu konzentrieren und eine bestehende Verbindung aufrecht zu erhalten.
Es ist die Zeit, in der das Kind sich damit amüsiert, die Erwachsenen zu stören und es lernt, Späße zu treiben. Susanne Bender betrachtet diesen Rhythmus als den der Verlockung, insofern er evasiv ist: Das Kind löst sich aus dem Kontakt und wendet sich dann mit einer Körperdrehung erneut der Mutter zu - es bietet sich an und verweigert sich. Es ist auch der Rhythmus der Recherche, man möchte wissen, wie alles gemacht ist, weshalb man beginnt, Dinge zu drehen und zu wenden, Schachteln und Gefäße zu öffnen und zu schließen, die geheimen Mechanismen der Spielsachen zu untersuchen, diese damit nicht selten kaputt zu machen.
Beim Erwachsenen beobachten wir diesen Rhythmus des sich Verdrehens bei Menschen, die Konflikte vermeiden wollen und dann beginnen, in den Händen einen Stift, eine Haarsträhne, den Saum des T-shirts hin und her zu drehen.
Die für diesen Rhythmus typische Drehung sehen wir aber auch dann, wenn andere dazu bewegt werden sollen, ihre Position zu verändern.
Im verbalen Ausdruck ist er der typische Rhythmus für das Flirten oder der von jemandem mit Humor. Er steht also für die Fähigkeit, flexibel und sympathisch zu sein, aber nicht für die, eine Position behaupten.
Die Drehung ist ein Rhythmus körperlicher Spannung, der im Tango eine extreme Ausprägung findet. Er dient als eine der Strategien für die Wirksamkeit einer Bewegung, denn er ermöglicht es uns, die Position konstant, aber nicht abrupt zu verändern und signalisiert dem anderen einen Positionswechsel, ohne dass Auseinandersetzung nötig wäre. Hinsichtlich dieser Eigenschaft ergänzt Dinzel, dass der direkte Konflikt nicht immer positiv ist. Strategie ist wichtiger als Kraft. Wer die direkte Konfrontation mittels Kraft sucht, tut dies meist aus Unsicherheit. Im Tango dagegen nutzt man die Drehung, begleitet von einem Rhythmus, der freien und gebundenen Fluss kalibriert, um die Kraft zu optimieren. Indem man mit

der Position den Standpunkt wechselt, bietet sich außerdem die Chance, mögliche andere Räume und Wege zu entdecken. Im Tango kommt es andauernd zu dieser Drehung beider Körper um eine gemeinsame Achse, und dies abwechselnd. Wenn man für die Drehung den richtigen Spannungsflussrhythmus nutzt, ist es möglich, in der Achse zu bleiben, dabei gleichzeitig dem Partner Raum zu geben und verbunden zu bleiben. Dieses Charakteristikum des Tanzes ist ein Ausdruck von Komplementarität, die Bestandteil der Theorie ist, die die Dinzels in ihrem *Sistema* ausarbeiten. Der Impuls kommt eben nicht nur vom *hombre*, der sich bewegen kann und so Raum schafft, sondern genauso entscheidend ist die *mujer*, die seine Einladung annimmt. Die Drehung führt also zu einer Art der Kommunikation, die mit Flexibilität einhergeht, offene Räume zwischen den beiden Tanzenden schafft, ein Abwechseln ermöglicht. Gleichzeitig ist sie eine Strategie für eine harmonische gemeinsame Bewegung.

Der **anale Rhythmus des Pressens** ist aggressiv, während der anale Rhythmus des Verdrehens auf Grund seiner geringeren Intensität als libidinös eingeschätzt wird. Beide sind gekoppelt an die Darmfunktionen und an Vorgänge der Ausscheidung. Wir beobachten ihn beim Kind, das bereits läuft.

Der gebundene Fluss ist typisch dafür und drückt sich in einer Spannung von großer Intensität aus, auf die eine plötzliche Entspannung folgt: „halten" und „loslassen". Es ist ein intakter Rhythmus, denn er beinhaltet beide Typen von Spannungsfluss, frei und gebunden, in ausgeglichenem Verhältnis: Die Muskelspannung baut sich schnell auf, wird über einen längeren Zeitraum gehalten, um sich am Ende zu entspannen. Man nutzt ihn bei Aktionen des Drückens, Laufens oder Kletterns. In der kindlichen Entwicklung wird er sichtbar beim Heben schwerer Objekte, um sie dann fallen zu lassen, so dass das Kind seine eigene Kraft fühlen und ausprobieren kann, wodurch es Stabilität und Autonomie übt. Mit deren Hilfe festigt das Kind seine Fähigkeiten, komplexere Aktionen zu bewältigen, sich mit anderen auseinanderzusetzen, die eigene aufrechte Position zu behaupten. Es kann seine eigenen Intentionen deutlich machen und ist in der Lage, sich zu positionieren und anderen gegenüber zu treten.

Auch im Tango manifestieren sich diese Fähigkeiten, allerdings ohne die aggressive Komponente und ohne direkte Konfrontation. Zwar findet sich in der Urform des Tangos auch ein aggressives Element, laut Dinzel ist der Messerkampf eine der Wurzeln des Tangos, jedoch hat sich mit der Entwicklung des Tanzes die aggressive Komponente verflüchtigt - ein weiteres Beispiel dafür, wie der Tanz negative Impulse umformt und sublimiert und so eine wirksame Form erreicht, die immer noch bedeutsam und intensiv ist, aber eben nicht gefährlich.

Wer in den Tango ein aggressives Gefühl mitnimmt, tut dies laut Dinzel auf Grund von persönlichem Unvermögen und nicht, weil der Tanz dies fordere. Aggressivität findet man beim Tango nur in dessen sozialen Wurzeln – und eben durch den Tanz ist sie überwunden worden. Und so ist auch die für die anale Phase typische aggressive Komponente im Tango zu finden als Element der Konzentration und des Ehrgeizes in der Entwicklung neuer Fähigkeiten, als Belohnung für die erreichten Erfolge. Tango bedeutet auch: sich zur Schau zu stellen, *alarde*.

ALARDE
ostentatives zur Schau Stellen und Präsentieren des eigenen stilistischen und expressiven Könnens.

Mit Hilfe der Eigenschaften des anal-aggressiven Rhythmus können wir innere Ordnung erreichen, Stabilität, Unterstützung auf dem Weg zur Selbstständigkeit, eine klarere Aufstellung und damit Haltung. Und so betrachtet auch Dinzel den Tango als Ausdruck der analen Phase abzüglich der Aggression.

Genau diese Komponente der im Tango sublimierten Aggressivität kann in der sozialen und therapeutischen Arbeit fruchtbar gemacht werden. Der Tanz macht es möglich, auf eine kontrollierte, nicht gewaltsame Weise Regeln zu verletzen. Mit seiner spielerischen Komponente erlaubt er es uns, uns zu behaupten, Unzufriedenheiten und Frustrationen zu überwinden, ohne dabei anderen zu schaden. Noch einmal: der Tango ist entstanden als Ausdruck von Freiheit in einer Situation der Unzufriedenheit und sozialen Probleme. Manchen Beobachtern mag er wie ein Rückschritt in grob archaische Muster und in ein Stammesdenken erscheinen, weil er die allgemeingültigen Regeln verändert und sich nicht immer anständig gibt. Auch genau diese Fähigkeit, Überschreitungen Raum zu geben, macht es nachvollziehbar, dass der Tango auch in der therapeutischen Arbeit mit Jugendlichen erfolgreich ist. In Argentinien wie in Europa wird das Unterrichten von Tango in der Arbeit mit Kindern mit sozialen Problemen, mit Drogenabhängigen oder im therapeutischen Kontext sowie in der forensischen Psychiatrie oder im Justizvollzug zunehmend eingeführt.

Susanne Bender findet bei der Beobachtung der Bewegungen Erwachsener den anal-aggressiven Rhythmus in aufeinander gepressten Lippen oder der geballten Faust in schwierigen Momenten. Diese Gesten können Hartnäckigkeit und Zielgerichtetheit bedeuten, einen starken Willen bis hin zur Sturheit ausdrücken, aber auch ein Bedürfnis nach Ordnung sowie die Fähigkeit, sich zu konzentrieren. Erwachsene, die häufig diesen Rhythmus anwenden, neigen dazu, andere zu kontrollieren, aber ebenso sich äußerer Kontrolle zu unterwerfen. Zeigen sich diese Eigenschaften der extremen Spannung und Kontrollsucht im Tango, ist dies niemals hilfreich für die Kommunikation. Der Tango betont diese Eigenschaften und bietet gleichzeitig die Möglichkeit, sie zu korrigieren.
Natürlich gibt es auch im Tanz eine Form der Kontrolle, die sich aber immer auf die ästhetischen Grenzen, niemals auf den Geist bezieht. Es gibt keine Verbote oder Zwänge, sondern Prinzipien und klare Vorstellungen. Die Freiheit des Fühlens und Denkens bleibt immer gewahrt.
Mit beiden analen Rhythmen, dem libidinösen Verdrehen und dem aggressiven Pressen und Wieder-Loslassen, schult das Kind seine Kräfte. Dies ist von großer Wichtigkeit für die Ausbildung des Ichs, und damit der psychischen Verfasstheit, die für den Kontakt und die Beziehung zur inneren wie äußeren Realität verantwortlich ist.
Wenn diese Phase des Ausbildens der Unabhängigkeit fehlt, oder zu kurz ist, beobachtet man einen Sprung der Verhaltensweisen in Richtung des darauf folgenden Rhythmus, des freien Flusses. Doch der freie Fluss der Bewegung wird in diesem Fall nicht integriert sein und keine Unterstützung durch die vorangehenden Modelle haben, die Ausbildung von Kraft und Kontrollfähigkeit. Daher ist es so wichtig, die Ausbildung jeder einzelnen Entwicklungsphase zuzulassen und diesem Prozess die benötigte Zeit zu geben, um die Sicherheit für die jeweils anderen Phasen zu erlangen. Auch die Phasen, die weniger angenehm erscheinen mögen und für die Eltern unbequem sind, braucht man zur Entwicklung einer integeren und integrierten Persönlichkeit. Vollzieht sich dieses Bedürfnis nach Autonomie zu früh oder wird blockiert, findet man auch im Erwachsenenalter Formen der Erstarrung im analen Rhythmus und ein völliges Fehlen der libidinösen

Komponente und derjenigen Eigenschaften von Bewegung, die mit den Drehungen einhergehen.

Eine wirkliche Autonomie ist nur in Kombination beider analer Rhythmen, des libidinösen und des aggressiven, möglich. Das Verharren in der eigenen Position, das Bedürfnis, um jede Aktion zu streiten, ohne dabei die andere Person zu sehen, ist ein Verhalten, das allen Menschen mit geringer Selbstsicherheit gemeinsam ist. Menschen dieses Typs physischer und mentaler Starrheit haben Angst, den eigenen Raum und die eigene Persönlichkeit zu verlieren, wenn sie sich den Ideen der anderen öffnen oder sich flexibel zeigen.

Im Tango gibt es Tänzer, die lieber bei den als sicher geltenden Figuren bleiben, die sie kennen und bereits gelernt haben, als sich dem Spiel hinzugeben, etwas auszuprobieren oder sich neuen Ansätzen zu öffnen. Der *hombre* lässt manchmal keinen Raum, das heißt, er führt eine Figur in eine Richtung, ohne dem Schritt den notwendigen Platz zu lassen. Dies kann unbewusst und unfreiwillig geschehen, doch es kann auf jeden Fall zum Spiel werden - in dem Moment, in dem man sich entscheidet, es zu tun und daraus eine bewusste Aktion macht. Der Tango ermöglicht es, Spannungen und Unsicherheiten zu erkennen, und er vereinfacht im Laufe der Praxis die Integration verschiedenster Möglichkeiten von Bewegung. Mit anderen Worten: Tango macht selbstsicherer.

Ist der anal-libidinöse Rhythmus physisch integriert, ist die Bewegung fließend und der Betreffende kann sich auch mental fließend bewegen. Er kann sich einer neuen Situation anpassen, ohne dabei Angst zu haben, sich im Raum oder in einer neuen Sequenz zu verlieren. Wir sehen in der Praxis häufig die Konsequenzen einer ungenügenden Integration des Verdrehrhythmus: Da sind die, die etwas wollen, aber nicht können, aber genauso die, die sich selbst beschränken, obwohl die Möglichkeiten da wären, die mehr wissen als das, was sie tatsächlich tun, die aus Angst, zu verlieren oder weh zu tun, lieber nichts ausprobieren. Unsicherheit verbietet es, Fehler zu machen.

Es ist nicht immer leicht zu verstehen, dass die Verdrehung Teil der Mechanik des Tangos ist. Wer keine anderen Strategien hat, glaubt, neue oder schwierige Situationen nur dadurch bewältigen zu können, dass man sich ihnen entgegen stellt. Dieser Mangel an anderen Lösungsansätzen ist sowohl physisch als auch psychisch begründet. Oft geht er einher mit dem Unvermögen, Drehungen auszuführen, zum Beispiel bei der *ocho*, dieser Figur, mit der man sich im Raum bewegt, indem man fließende Achten auf der Tanzfläche beschreibt.

Im *giro* umkreist die *mujer* den *hombre* dank seiner fließenden Drehung im Oberkörper. Kann der *hombre* die Drehung nicht bis zum Schluss halten, passt er seine Stellung an, indem er die Position seiner Füße korrigiert. Auf diese Weise bremst er die Dynamik ab, ohne dabei die Figur vor seiner Partnerin zu beenden. Wer die Drehung bremst, unterbricht den Fluss und verhindert damit ein mögliches Schwindelgefühl, das durch die entstehende Spirale erzeugt werden könnte. Dabei ist gerade die fließend ausgeführte Spirale geeignet, uns mehr Stabilität zu geben.

GIRO
Figur, bei der die *mujer* sich um den *hombre* dreht, wobei dieser sich um sich selbst dreht.

Es ist interessant zu sehen, wie das Problem der unterlassenen Drehung vor allem bei Paaren vorkommt. Oftmals funktioniert die Drehung in der individuellen Übung, ist aber blockiert, sobald der Kontakt mit dem Oberkörper des Partners hinzukommt. In diesem Moment wird offensichtlich, dass dies nicht ein Mangel an physischer Beweglichkeit ist, sondern Ausdruck der Haltung einer Person im Moment, in dem sie sich in einer Beziehung befindet.

Es mag sein, dass die Drehung als unangenehme Bewegung wahrgenommen wird, in Wahrheit aber ist sie einem frontalen Agieren in kinetischer und mentaler Tiefe überlegen.

Im physischen wie im mentalen Sinne ist ein Eindrehen des eigenen Körpers gleichsam ein Eindrehen der Realität: Gibt man sich selbst eine andere Form, formt man auch die Umgebung um. Damit geht ein weniger zwanghaftes Verhalten einher: Ich passe mich an, um die Realität anzupassen. Das bedeutet, Lösungen finden.

Ü

Es gibt zahlreiche Übungen in Form von Sequenzen wie auch Improvisationen, die Vor- und Nachteile dieses Rhythmus zu erarbeiten:

- Wenn wir in der Gruppe laufen, auf immer engerem Raum, ohne dabei zusammen zu stoßen, müssen wir Drehungen ausführen, um den anderen auszuweichen.

  In einer Variante dieser Übung nimmt man mit jemandem, auf den man trifft,

über die Handflächen Kontakt auf, dies zunächst kraftvoll um dann die Energie schrittweise herauszunehmen, bis ein sehr zarter Kontakt erreicht ist.
- In der Gruppe „Skulpturen" unterschiedlicher Form komponieren: In dieser Übung kann jeder seine eigene Position im Dienste der anderen anpassen. Dies ist nicht nur eine praktische Übung, mit der Realität umzugehen und sie zu gestalten, sondern es stellt auch ein Gefühl der Zugehörigkeit zu einer Gruppe her und zeigt die Freude an der gemeinsamen Aktion.
- Übungen aus dem Bereich der Kampfkunst, um Strategien zu entwickeln, die den anal-libidinösen und den aggressiven Rhythmus der Drehung integrieren: Einer versucht den anderen zu berühren, dieser weicht durch eine Drehung des Körpers aus. In einer zweiten Phase antwortet man auf den Angriffsversuch durch Verteidigung mit den Armen, was heißt, dass man auch den anal-aggressiven Rhythmus anwendet. Die Übung beginnt langsam, das Tempo wird allmählich erhöht.
- Es eignen sich auch alle Übungen aus der DMT zum Thema *shaping*, wie zum Beispiel: Den eigenen Körper dem des Partners anpassen, wenn der in seinem Tanz innehält. Dies mit oder ohne Körperkontakt.

Urethrale Rhythmen

Der **urethral-libidinöse Rhythmus des Fließens** drückt einen unkontrollierten Bewegungsfluss aus, wie beim Laufen ohne anzuhalten, sich gehen und fallen lassen ohne Grenzen zu setzen.
Man beobachtet dieses Muster vom dritten Lebensjahr an, wenn das Kind sicherer zu laufen beginnt, diese Art der Bewegung aber noch nicht in sein Selbstbild integriert hat. Wir beobachten somit, wie es fließend, aber unkontrolliert läuft. Es kann noch nicht stufenweise abbremsen oder seinen Weg und die Richtung kontrollieren. Es ist die Phase des Hinfallens, aber auch des Willens, alles zu machen und sich dem Abenteuer hinzugeben. Eine typische Aktion ist die des Sich-Fallenlassens, als ob man sich auf eine Matratze wirft. Der Spannungsfluss ist frei, so wie es beim Urinieren weder Kontrolle noch Spannung im Körper braucht. Endloses Beschleunigen und Abbremsen ist ein typisches Spiel dieser Phase. Auch am Strand, wenn die Kinder mit Sand und Wasser spielen, indem sie es von einem Gefäß ins andere fließen lassen, üben sie diesen Rhythmus aus und entwickeln

die Fähigkeit, loszulassen und sich gehen zu lassen. Gleichzeitig beobachten wir, wie sie mit der Beschleunigung der Bewegung spielen: immer schneller laufen, bis man die Kontrolle verliert. Das gleiche geschieht auf der sprachlichen Ebene. Wir hören, wie sie auf einmal schneller und ohne Pause sprechen.
Auch im Tango gibt es diesen Typ Fluss mit der Tendenz, ohne Kontrolle zu beschleunigen, der üblicherweise gebremst wird von der Angst, den Kontakt mit dem Partner zu verlieren - oder der Angst vor zu viel Kreativität und Tempo. Laut Rodolfo treffen wir im Tanz idealerweise nicht auf Kontrolle, sondern auf die innerlich bewusste Präsenz des freien Flusses. Bei Erwachsenen begegnen wir diesem Fluss häufig in Gesprächen, die ohne Punkt und Komma dahinfließen. Menschen dieses Typs brauchen in der Regel Grenzen von außen, denn sie selbst haben kein Gefühl für diese Grenzen oder können sie sich nicht setzen. Die Fähigkeit, im freien Fluss zu reden, führt dazu, dass sie sich leicht entspannen können, aber Probleme haben, Ziele zu definieren und Zeitgrenzen einzuhalten. Oft sind diese Personen wenig pünktlich, weil sie sich in ihrem eigenen Zeitgefühl und ihrer eigenen Struktur wohl fühlen. Sie haben die Fähigkeit - eben im freien Fluss - Ideen zu teilen, aber nicht, sie umzusetzen, weil sie schon mit dem nächsten begeisternden Projekt beschäftigt sind. Sie fangen vieles an und bringen nichts zu Ende.
Der Tango hat die Eigenschaft, die für diesen Rhythmus typische Euphorie zu erzeugen und somit zu Momenten des unkontrollierten Flusses zu führen.

Um den urethral-libidinösen Fluss zu regulieren, schlägt Dinzel eine Übung namens *grande y lento* vor: Ü

- In der Praxis möglichst große und langsame Bewegungen ausführen, wobei es nicht darum geht, diese zu kontrollieren, sondern, sie sich bewusst zu machen.

Bei einer so kreativen und ausdrucksstarken Tätigkeit wie dem Tango ist es wichtig, den Fluss aufzunehmen, um immer weiter neue Formen zu kreieren. Der fließende und manchmal euphorische Übergang von einer Form zur anderen schafft kreativen Raum. Gleichzeitig ist aber auch das bewusste Innehalten notwendig. Das freie Fließen und die Fähigkeit, es zu begrenzen, sind im Tango gleichermaßen wichtige Eigenschaften und eine Basis für Kreativität. Der Einfluss äußerer Faktoren wie der Musik, des Raumes und des Partners führt dazu, dass man die eigenen Ziele ändert und neue Sequenzen findet. So kann im Tango die missglückte Realisation eines Vorhabens dem Tanz und dem persönlichen Ausdruck nützen, denn daraus können sich neue Möglichkeiten ergeben.

Um es noch einmal zu sagen: Im Tango kann ein jeder sich geben, wie er ist. In der Struktur des Tanzes gibt es keine intellektuellen Prinzipien, sondern es herrscht im Gegenteil die pure Ideenflut. Zusammen tanzen heißt, den Weg genießen, es geht nicht darum, ein Ziel zu erreichen. Tango ist ein kreatives und expressives Projekt, aber nicht ein realistisches Projekt im Sinne einer Lebensplanung. Im Tango zelebriert man die Fähigkeit, immer wieder verschiedene Sequenzen und damit die eigene Anpassungsfähigkeit zu erschaffen. Der Tanz wird damit zum Reservoir für Enthusiasmus und Euphorie.

Allerdings wissen wir, dass im realen Leben ein vorherrschend urethral-libidinöser Rhythmus, also das Finden ständig neuer Aufgaben, ohne dass die vorhergehenden umgesetzt sind, auch negative Aspekte hat. Die Abwesenheit von Zielen ist nicht einfach gleich zu setzen mit Leichtigkeit. In Momenten tiefer Müdigkeit, nach einem harten Arbeitstag etwa, aber auch im Falle einer Depression, sind Bewegungen ziellos, der Fluss geht ohne Richtung aus dem Körper. Dieser Rhythmus kommt von einem Energiefluss, dem kein Ziel gesetzt ist. In diesem Fall kann die Tangopraxis helfen, denn während der Übung kann man immer wieder Grenzen und Ziele setzen, die der Kreativität sogar förderlich sind. Eine defizitäre Integration und Entwicklung des urethralen Rhythmus kann im Erwachsenenalter Probleme bereiten, sich zu entspannen oder sich Aktivitäten hinzugeben, die nicht genau strukturiert sind, also keine Zeit- oder Zielvorgaben haben. Diese Menschen limitieren sich selbst dabei, neue Erfahrungen zu machen, haben Probleme damit, sich beispielweise Massagen oder Entspannungsübungen hinzugeben und haben unter Umständen Orgasmusprobleme.

In diesen Fällen kann also eine Praxis, die den Prinzipien des *grande y lento* folgt, indiziert sein. Auch die freie Improvisation kann eine Möglichkeit sein, aber innerhalb zeitlicher und formaler Grenzen bzw. mit klarer Festlegung von Anfang und Ende. Improvisieren um so den Tanz

„einzuatmen“ hilft, dem Fluss einen klaren Rhythmus zu geben, eben den Rhythmus des Atmens. Wie im Leben ist es im Tango nötig, inne zu halten und Luft zu holen, um in Gang zu bleiben. In alle Prozesse und Sequenzen kann man Zwischenstufen einbauen, um Energie zu tanken, damit der Fluss seine Raison d'Ètre bzw. seinen Ausweg behält im Rahmen einer expressiven Lösung.
Auf diese Weise wird es möglich, sich ohne Ziel in Zeit und Raum zu bewegen und dabei dennoch die Qualität des Ausdrucks zu gestalten. Sollte dies in der Praxis eine Einschränkung der Kontrolliertheit des Kontaktes bedeuten, ist es nötig, den Vorgang zu begrenzen, ihn abzustimmen und ihm das passende Maß zu geben - wie beim Atmen.

Der **urethral-aggressive Rhythmus des Stoppens** manifestiert sich nach zweieinhalb Lebensjahren, wenn das Kind sicher laufen kann, über mehr Kontrolle verfügt und in der Lage ist, seinen Bewegungsfluss aus eigener Entscheidung zu unterbrechen. Die Pausen zwischen zwei Bewegungsabläufen sind intensiv und unmittelbar. Der Rhythmus dieses Typs ähnelt dem des Beißens, mit einem unterbrochenem Verlauf und geringer Intensität. Er steht für das, was im urethral-libidinösen Rhythmus fehlt, also die kontrollierte Begrenzung.
Aktivitäten, die mit diesem Rhythmus ablaufen, können Befriedigung mit sich bringen und die Kinder unterhalten, wie in der beliebten Übung des *stop and go* - oder eben beim Tango - besonders, wenn die Unterbrechungen in unregelmäßigen Abständen erfolgen.
Die Menschen, die diesen Rhythmus bevorzugt anwenden, erweisen sich als ungeduldig, unterbrechen andere häufig, weil ihrer Meinung nach ihre Gesprächspartner eine zu lange Reaktionszeit benötigen. Bei Erwachsenen zeigt sich dies auch in kleinen Gesten, in der Art zu sprechen oder in Form von vom Körper isolierten Körperteilen. Auch wenn jemand ruhig erscheint, kann man Anzeichen von Ungeduld, Konkurrenzverhalten oder einer Tendenz zur Irritation finden, die sich in diesem Rhythmus manifestieren. Will man ein Projekt oder eine Beziehung beenden, nutzt man den urethral-aggressiven Rhythmus, lässt laufen, wo es funktioniert, und unterbricht, indem man auf das hinweist, was zum Ziel führt. Dieser Rhythmus kann uns nützlich sein, wenn es darum geht, eine Aktion be-

wusst zu beginnen und zu beenden, was uns wiederum hilft, etwas mit anderen zu teilen, eine Entwicklung aufzuzeigen und eine grundsätzliche Idee in unserem Tun zu bewahren. Wenn wir unseren Takt ändern, zwischen langsam und schnell wechseln, üben wir diesen Rhythmus aus. Im Tango versucht man, keine Grenzen zu setzen, um die unendlichen Bewegungsmöglichkeiten nicht zu blockieren. Über Grenzen nachzudenken ist dem kreativen und expressiven Prozess nicht zuträglich.

> „Von Grenzen sprechen ist eine Strategie, um Sehnsüchte zu erzeugen. Dem Denken keine Grenzen zu setzen dagegen regt zum Weitermachen an. Auch wenn man nicht zum Ziel kommt, fährt man fort", sagt Rodolfo.
>
> *„Hablar del límite conduce a utilizar una estrategia para crear deseos. No poner límites al pensamiento, fomenta la intención de progresar. Aún si no se llega al objetivo, se va hacia adelante."*

Er unterscheidet zwischen Regeln und Grenzen: sein Projekt des Tanzes ohne Grenzen heißt nicht, dass es keine Regeln gäbe. Ohne Grenzen stellt sich Kreativität ein, während die Abwesenheit von Regeln Chaos produziert. Es gibt Menschen, die ausschließlich über diesen Rhythmus-Typ verfügen, um sich auszudrücken. Sie brauchen immer Grenzen und Unterbrechungen, es fehlt also an einem Prozess im freien Fluss. Ihnen fällt es schwer, in einen kreativen Prozess zu treten und sich darin zu entwickeln, sie blockieren sich selbst, weil sie meinen, sich fest positionieren zu müssen. Um den kreativen Prozess dieses Tanzenden zu unterstützen, muss man diese Tendenz kompensieren, indem man den Rhythmus des freien Flusses übt: Man kann dazu einladen, nicht die schnelle Lösung in einer Sequenz zu suchen, sondern sie fließen zu lassen, um neue Bewegungen möglich zu machen. Beide urethralen Rhythmen sind notwendig, um alle unsere Aktivitäten zu beginnen und enden zu lassen. Der urethral-aggressive Rhythmus reguliert den Grad unserer Zufriedenheit - und wer nicht zufrieden ist, wem dieser Rhythmus zu fehlen scheint, macht immer weiter, findet kein Ende. Mit dem urethral-libidinösen Rhythmus dagegen lernen wir überhaupt erst, uns unseren Bedürfnissen und Gefühlen hinzugeben und so den Fluss der Bewegung zu genießen. Diese Erfahrung würde ohne den aggressiven Part des urethralen Rhythmus allerdings nicht zum Ende kommen. Somit findet sich der urethral-libidinöse Rhythmus in Fällen von Abhängigkeit: Alkoholismus, Bulimie, Computersucht. Diese Menschen können ihre Tätigkeiten nicht unterbrechen und sind doch nie zufrieden. Der Rhythmus des uneingeschränkten Fließens geht auch einher mit Gewalt- oder Konfliktsituationen, wenn keine der beteiligten Seiten aufhören kann mit der gegenseitigen Verletzung. Es ist ein Rhythmus, der häufig bei Jugendlichen zu finden ist.

Auf Grund seiner Strukturiertheit ist der Tango eine ideale Übung, um diese beiden Rhythmen zu integrieren und alternierend wirken zu lassen. Es ist kein Zufall, dass viele Jugendliche den Tango für sich entdecken, ebenso wenig, dass Tango Menschen mit Abhängigkeiten oder Problemen mit der Impulskontrolle hilft. Wer Erfahrungen mit Gewaltausübung oder dem eigenen Kontrollverlust gemacht hat, kann durch den Tango Alternativen erlernen. Tatsächlich ist der Tango in der Lage, Impulse auf kreative Weise und in klarer Form fließen zu lassen. Im Tanz ist es möglich, Grenzen als Quelle der Zufriedenheit und nicht als Ausdruck von Kontrolle oder Macht über den Anderen fruchtbar zu machen.

Mit der Beschreibung meiner persönlichen Erfahrungen in der forensischen psychiatrischen Klinik im Kapitel X werde ich diese Prozesse detailliert schildern.

Die DMT kennt viele Übungen, die geeignet sind, die Integration der beiden urethralen Rhythmen zu erleichtern. Diese können auch in Tango-Stunden angewendet werden, wie auch umgekehrt viele Tango-Übungen in DMT-Einheiten einfließen können.

- Eine dieser Übungen ist das zuvor erwähnte *stop and go*:
  Die Gruppe geht durch den Raum, alle machen eigenen Impulsen folgend Richtungswechsel, bis mit lauter Stimme ein plötzliches Anhalten angeordnet wird. Dies geschieht wiederholt.
  In den folgenden Abschnitten kann man als Variante jeden der Teilnehmer

einmal das *stop* ausrufen lassen. Dann soll die ganze Gruppe das *stop* spüren, alle sollen simultan ohne Kommando von außen anhalten, und so Aufmerksamkeit und Bindung erhöhen. So, ohne verbale Aufforderungen, geht es weiter, sich als Gruppe im Raum bewegend.

In den unterschiedlichsten Situationen erweckt das *stop and go* in jedem Fall die Aufmerksamkeit, aber auch eine Befriedigung darüber, mit Grenzen zu leben und mit ihnen zu spielen.

Die möglichen Variationen unterscheiden sich in der Art des Gehens, der Wahrnehmung des Raumes, dem unterschiedlichen Umgehen mit der Anwesenheit der anderen Gruppenmitglieder.

Man kann die Richtung wechseln, sobald man auf jemand anderen trifft, oder in Kontakt bleiben. Die Variationsmöglichkeiten des Umherlaufens im Raum sind unendlich.

Auch beim Tango-Tanzpaar kann man mit dem *stop and go* und seinen unterschiedlichen Ebenen spielen. Indem man den Antriebsimpuls von beiden Rollen alternierend geben lässt, dem Signal der Musik folgt, oder aber, indem man es im Inneren des Tanzpaares erspürt.

- In seinen Improvisationsseminaren regt Rodolfo häufig dazu an, den Raum des *Estudio* zu betreten, als sei man zum Beispiel ein Kind im Alter von drei Jahren, oder sich eine andere Rolle bzw. einen anderen Raum vorzustellen (eine *Milonga*, den Dschungel, das Wartezimmer beim Arzt .... die Renaissance ... unzählige Umgebungen sind vorstellbar).
- Man kann verschiedene Möglichkeiten erkunden, den Tanz zu „eratmen“: Dem Atem mehr Aufmerksamkeit schenken, in der Ruhestellung einatmen, in der Bewegung ausatmen - oder umgekehrt.

  Die verschiedenen Arten des Atmens bezüglich Bewegung, Tiefe, Frequenz, Gewicht werden von unterschiedlichsten Ausdrucksvariationen begleitet und stimulieren so die Kreativität.
- Den Tänzern mit größerer Erfahrung kann man die Aufgabe stellen, eine Figur an festgelegten Punkten zu unterbrechen, um eine andere zu beginnen. Man kann ihnen Betonungen auferlegen oder festgelegte Figuren in den freien Tanz-Fluss implementieren.
- Anfängern wie Fortgeschrittenen helfen stets die von Dinzel aufgerufenen Bilder, die die Qualität der Improvisation bereichern. Zum Beispiel Bilder vom Wasser: Wir stellen uns vor, die Bewegung wie das Wasser in einem

Bach fließen zu lassen. Ein solches Bild kann die Intensität der Bewegung verändern.

Innergenitale Rhythmen

Der **Wiegerhythmus** ist von Kestenberg im dritten und vierten Entwicklungsjahr beobachtet worden, das heißt in der Phase, in der die Differenzierung der sexuellen Identität beginnt. Ihn scheinen vor allem Kinder anzuwenden. Der Bewegungsfluss beginnt im Becken und gleicht einem graduellen Wiegen von geringer Intensität. Er kann dem ersten Rhythmus des Saugens ähneln, nur zeigt das Wiegen einen graduellen Aufbau der Spannung, den das Saugen nicht aufweist.
Das Kind scheint sich in dieser Phase mehr sich selbst und dem eigenen Körper zuzuwenden, als der Außenwelt. Es ist die Phase, in der das Kind sich für schwangere Frauen oder für das eigene Leben als Neugeborenes interessiert. Es möchte Fotos von sich sehen und beginnt, Tiere und Puppen zu füttern und Objekte in Behältnisse zu packen. Mit der Entwicklung der sexuellen Identität und der Persönlichkeit wird die Körpermitte betont: Es ist die Zeit, in der auf Zeichnungen der Bauchnabel auftaucht. In dieser Phase brauchen es die Kinder, alleine und ungestört zu sein, es ist die Zeit der Geheimnisse, des Häuser- und Hüttenbauens um sich zu verstecken, aber auch des Singens mit Freunden auf der Schaukel. Wenn ein Kind in diesem Entwicklungsprozess gestört wird, kann die Identitäts- und Persönlichkeitsentwicklung Schaden nehmen.
Wenn also ein Therapeut in einer Sitzung mit einem Patienten in dessen Gestik und Bewegung ein Durchscheinen dieses Rhythmus-Typs beobachtet, ist es von großer Wichtigkeit, in Ruhepausen und Aktionslosigkeit inneren Prozessen Raum und Zeit zu geben, ohne dabei zu intervenieren. Das Aufkommen des Wiegerhythmus bedeutet einen Moment des *reset*, des Aufladens, der Reflexion und Neuordnung des Erfahrungshaushalts. Im Alltag äußert er sich bei Erwachsenen, wenn sie intensiv an etwas denken, oder in einen kreativen Prozess involviert sind.
Wir nehmen uns die Zeit, alles zu überdenken, bevor wir eine Antwort geben oder eine Entscheidung treffen. Auf diese Weise lassen sich unterschiedliche Ideen und Erfahrungen verarbeiten und in ihrer Differenziert-

heit erwägen. Es ist ein Moment, in dem wir Dinge und Personen verschiedenster Herkunft zueinander in Beziehung setzen und unsere Gedanken und Gefühle ordnen.

Ein zu langes Verweilen im Wiegerhythmus führt nicht zu raschen Entscheidungen, sondern zu einem dauernden Wieder- und Überdenken desselben, ohne Entkommen. Diese Eigenschaft finden wir häufig bei Frauen, deren Kreativität im Alltag keine Bestätigung findet, weil sie glauben, die Verwirklichung der eigenen Ideen nicht umsetzen zu können. Der positive Aspekt dieses Rhythmus liegt in seiner regenerierenden Funktion für Körper und Geist und in seiner beruhigenden Wirkung.

Im Tango gibt es eine Figur, oder besser, eine Situation, genannt *cunita*, „kleine Wiege“: Ein Vorwärts - und Zurückwiegen des Paares mit ab und zu einer langsamen Drehung um die gemeinsame Achse. Die *cunita* ist eine Möglichkeit, auf der Tanzfläche Zeit zu überbrücken, bis zum Beispiel das Paar vor einem den Raum frei macht. Aber sie kann auch ein Moment des sich Sammelns sein, für ein gemeinsames Fortfahren nach einer besonders langen oder dynamischen Sequenz. Diesen Rhythmus beim Tango zu beobachten, ist interessant. Wir sehen tatsächlich eine Konzentration von Aufmerksamkeit: Das Paar wiegt sich, bis es endlich eine Richtung gefunden hat, um sich im Raum weiter fortzubewegen.

Das gemeinsame Schaukeln ist eine verbreitete Art, sich in unbequemen Momenten der Realität anzupassen.

In der kindlichen Entwicklung findet neben den diesen Rhythmus auszeichnenden Funktionen „Aufmerksamkeit“ und „Pflege“ der Aspekt des „sich Entdeckens“ besondere Bedeutung. Das Schaukeln kann eben auch das menschliche Bedürfnis ausdrücken, wahrgenommen zu werden.

VAIVÉN
Wiederholung von Vorwärts- oder Rückwärtschritten, wobei man die eigene Achse leicht kippt.

Dinzel sagt in diesem Zusammenhang: „Wie bei der *cunita*, der *calesita*, der *medialuna* oder dem *vaivén* zu sehen, löst der Wiegerhythmus Probleme auf der Tanzfläche. Mit einem intensiven oder kräftigen Schaukeln behauptet man eindeutig den Raum um den Partner herum und damit den des Paares, während der Tanz im Raum im linearen Verlauf weitergeht. Wie das Kind will auch der Tänzer gesehen werden, die Aufmerksamkeit der anderen gewinnen, um das eigene Können zu demonstrieren. Um Aufmerksamkeit auf sich zu ziehen, kann ein guter Tänzer zarte, unauffällige Bewegungen machen, die den Tanz der Partnerin in gutes Licht setzen. So nimmt ein schwieriger Moment einen befriedigenden Verlauf, dank dieser Bewegungen, die in einer kniffligen Situation für Reorganisation und Bereinigung sorgen und dabei gleichzeitig die Aufmerksamkeit und Bewunderung der Anwesenden auf sich ziehen."

Dieses Bedürfnis nach Aufmerksamkeit bedeute, so Dinzel weiter, für den Tänzer die Bestätigung dessen, was er tut, während er sich in einem Improvisationsprozess befindet: Er weiß zuvor nicht, was genau er tanzen wird und ist sich bewusst, dass er sich auf einer inneren, für das Publikum unsichtbaren Reise befindet.

„Ich weiß nicht was ich tue ohne die Bestätigung von außen - aber gleichzeitig genieße ich das Wohltuende daran."

„No tengo manera de saber qué hago, y al mismo tiempo estoy disfrutando de lo que hago."

Im sozialen Kontext der *Milonga*, in der es der Frau traditionell nicht erlaubt ist, aufzufordern, ist es auch für sie wichtig, von außen beachtet zu werden, so Dinzel:

„Es erhöht ihre Chancen, aufgefordert zu werden."

Dinzel vergleicht die Bedeutung der ästhetischen Form des Tangos mit der des grammatikalischen Regelkostüms einer Sprache, beides zu respektieren heißt, die eigene kulturelle Identität zu pflegen. Es ist ein Kodex aus Verständnis und Identifikation. Dabei von außen betrachtet zu werden, ist zusätzlich ein sozialer Akt, der wiederum die Kontrolle über eine äs-

thetische Tanzweise mit sich bringt.
Für Dinzel verdienen Tänzer Bewunderung, wenn sie sehr wohl neue Lösungen ausprobieren, aber dabei die eigene Suche innerhalb der ästhetischen Grenzen des Tanzes belassen.
Auch das Kind braucht es, in seinem Entwicklungsprozess gesehen zu werden, will in seinem Wachstum eine Unterstützung erfahren, die ohne Urteil auskommt. Auch das Kind findet Bestätigung in seinen Aktivitäten, im Spiel und in allem, was ihm Befriedigung verschafft und damit seine Identität sich entwickeln und festigen lässt - allerdings braucht es dafür weniger soziale Anerkennung als viel mehr die bedingungslose Liebe derer, die ihm nahestehen.
Wie dieses Kind hat der Klient im therapeutischen Kontext das Bedürfnis, gesehen, bestätigt und akzeptiert zu werden, wie er ist, und urteilsfrei Respekt zu empfangen. Schon der aufmerksame Blick und die Anteilnahme des Therapeuten sind ein heilsamer Akt.

Das Wiegen hat auch eine aggressive Seite, die als innergenitaler **Wogerhythmus** (auch „Gebär-Rhythmus“) bezeichnet wird. Dieser Rhythmus begleitet ein stufenweises Hinausdrücken, um dann zur Entspannung zu kommen. Beide innergenitaler Rhythmen haben viel gemeinsam, manifestieren sich aber in sehr verschiedenen Bewegungsformen und Spannungsflussrhythmen. Im langsamen und konstanten, pressenden Rhythmus des Wogens findet sich eine andere, mehr zielgerichtete Aufmerksamkeit als im Hin-und-her-Wiegen. Es ist ein Rhythmus des Anwachsens - angespannt, langsam und konstant, der einen langen und kontinuierlichen Entwicklungsprozess unterstützt.
Laut Bender ist dieser Rhythmus des Wogens in der westlichen Welt verloren gegangen. Heute muss alles schnell gehen, für einen eher langsamen Prozess, der stufenweise und konstante Kraftanstrengung erfordert, ist keine Zeit.
Dinzel merkt dazu an, dass das Maß der Zeit und ihre Wahrnehmung kulturell bedingt sind. So wird Zeit in Argentinien anders wahrgenommen, als in Europa. In vielen Teilen Lateinamerikas sind die Menschen bei ihren Aktivitäten an einen langsameren, ausgedehnteren Rhythmus und eher an das Warten gewöhnt. Wie das Schaukeln hat das Wogen eine regenerative

Funktion, wobei die Atmung eine bedeutende Rolle spielt - und atmen bedeutet auch, sich Zeit nehmen.

Nach Auffassung von Kestenberg ist die Entwicklung einer Aktivität in diesem Rhythmustyp sehr befriedigend, die Tatsache, eine schwierige Phase mit Geduld und Beharrlichkeit überwunden zu haben, verschafft ein Gefühl von Stolz. Doch Kestenberg betont auch, dass dieser Typ rhythmisch wogender Spannung in der Bewegung nur selten bei Kindern zu beobachten ist und in den Bewegungen der Erwachsenen völlig verloren geht. Das für den Gebärrhythmus typische Wiegen und Drücken, das Zurückströmen sind wichtige Elemente des kreativen Prozesses, weil sie die Kräfte binden und die notwendige Spannung für das Erreichen eines Zieles zu halten in der Lage sind. Wir finden diesen Rhythmus, wenn die Person etwas zu verinnerlichen versucht, sich vor tiefen Erfahrungen stehen sieht oder an etwas denken oder etwas ausdrücken möchte, das Zeit benötigt. Es ist ein Rhythmus, der Bezug nimmt auf die Fähigkeit, Schmerzen und Leid auszuhalten, aber auch darauf, sie zu bändigen. Die Gedanken, Empfindungen und Gefühle, die man im Wiegerhythmus angesammelt hat, fließen wieder nach außen in diesem drängenden Rhythmus, der ein Rhythmus des Ausdehnens und Zusammenziehens ist. Er begleitet die Phase der Lösung oder Ergebnisfindung am Ende eines langen beschwerlichen Weges.

Das Wogen passt perfekt zum Tango, dessen typisches Bild das des Leidens und einer langwierigen, schmerzhaften Gefühlsentwicklung ist. Wenn wir den Texten des Tangos zuhören, stoßen wir auf Geschichten von Leiden, Warten, quälender Sehnsucht.

> „Es ist ein metaphysischer Schmerz, weder physisch noch spirituell, aber lebensecht. Ich habe aus mir selbst nicht das machen können, was ich gewollt hätte. Das ist ein existentieller Schmerz."

Der Tango ist eine getanzte Form dieses existentiellen Schmerzes, und gleichzeitig zutiefst die Bestätigung der eigenen Existenz, unabhängig von den Verlusten, die diese zu erleiden hatte. Deshalb tanzen wir weiter, sagt Dinzel, nicht nur, weil man uns dabei zusieht, sondern weil wir unsere schmerzhaften Prozesse wieder nach außen fließen lassen können. Auch in diesem Sinne bleibt der Tango mehr Volkstanz als Spektakel. Das Wichtigste bei dieser Art der Existenzbehauptung ist es, kreativ zu bleiben, nicht in den eigenen Gewohnheiten festzustecken. Der Hauptimpuls ist die Kreativität, die zu einer herausragenden Kreativität werden kann. Der Tänzer tanzt eine vorgegebene Choreographie oder, wie beim Tango, die Figuren sind Ausdruck seiner selbst. Der Tango führt uns in ein kreatives Bewusstsein, erlaubt es uns, in der Realität kreativ zu sein, eine Qualität, die laut Dinzel der Schlüssel zur Freiheit ist:

> „Es gibt weder Fehler noch Schuld. Den traumatischen Schuldkomplex kann man abhaken. Als Träger eines anderen Geistes ist der Tango ein Ort der Zugehörigkeit, der Freiheit der Selbstbehauptung."

Im Tango kommt der Rhythmus des Zurückströmens, des graduellen Pressens wie bei der Geburt, um am Ende loszulassen, sehr häufig vor. Diese Art des Bewegungsimpulses findet man häufiger bei der männlichen Rolle, weniger beim weiblichen Part. In der Praxis ist es aber von ebensolcher oder vielleicht noch größerer Wichtigkeit, dass ihn die *mujer* anwendet, denn es ist diese konstante und beständige Spannung, die es erlaubt, einen leichten Widerstand aufzubauen und die Kommunikation aufrecht zu erhalten. Es ist dieser Typ Rhythmus, der beide Rollen in die Lage versetzt, etwas zu erwidern. Im weiblichen Part drückt sich diese Spannung nicht in linearen Bewegungen aus, sondern als ein Entgegensetzen von Kraft, oder besser Präsenz, in eine bestimmte Richtung. Dieser Widerstand macht dichtere, inhaltsvollere Bewegungen möglich. Der sogenannte „Widerstand" ist keine Kampfansage gegen den Mann, sondern eine Behauptung von Intensität und Tiefe. Es ist eine Art, Verantwortung für den Kontakt zu übernehmen. Im Tango ist es überaus wichtig, dass die *mujer* ihre Präsenz behält und sie andauernd bestätigt, und so gerät diese Art der Spannung zum Vorteil für beide Tänzer.

Langsam, kontrolliert und mit einer konstant anwachsenden Kraftausübung ausgeführte Tai-Chi-Übungen eignen sich gut für den Wogerhythmus.

Ü

- Um die Sensibilität für den graduellen Druck zu bekommen, schlägt Dinzel Rollenwechsel während der Übungen vor. Mit der Rolle wechseln Spannung und Aufmerksamkeit. Der *carrito* zum Beispiel ist ein Spiel, in dem sich der *hombre* führen lässt, während die *mujer* die Initiative bezüglich Zeit und Raum übernimmt. Für Anfänger lässt sich dies auch einfach nur auf das Gehen anwenden. Fortgeschrittene Tänzer müssen die Art der Umarmung nicht zwingend verändern, um die Rollen zu tauschen. Die *mujer* beginnt, aktiv zu schieben oder aber einen konstanten Druck auszuüben, um sich im Raum zu bewegen, während der *hombre* seine Reaktionsfähigkeit sensibilisiert und sich führen lässt. Dies ist auch eine optimale Übung, um eine besonders bei weniger erfahrenen Schülern häufig vorkommende übertriebene Spannung zu regulieren. Man lernt, die Verbindung zarter zu gestalten, weil beide einen ausreichenden, aber nicht zu großen Druck ausüben müssen, und macht gleichzeitig die Erfahrung von Vertrauen und Loslassen. Der Rollentausch lehrt beide Seiten, den Druck zu dosieren und den konkreten Bedingungen hinsichtlich Raum, Musik und Befindlichkeit anzupassen. Im Tango haben sämtliche Codes der körperlichen Kommunikation mit dem Partner mit Druck oder der Abwesenheit von Druck zu tun. Aus diesem Grund braucht es eine große Sensibilität, um eine auf den Punkt fließende, möglichst zarte und gleichmäßige Art des Drucks zu erreichen.

CARRITO
ist der Einkaufswagen; Dinzel nennt eine Übung so, bei der die *mujer* den *hombre* führt.

Was wir zuvor als Kontrolle der eigenen Kraft und Muskelspannung beschrieben haben, wird im Tanz und in der Therapie als Impulskontrolle bezeichnet. Beim Tango-Tanzen wird diese Übung in Kontrolle spielerisch. Um es zu wiederholen: Wie der Wiegerhythmus ist auch der Wogerhythmus an einen kreativen Prozess gebunden. Die Kreativität braucht eine Zeit der Austragung, aber auch einen konstanten Antrieb. Auch bei spontanen Bewegungen muss die kreative Euphorie gehalten werden, um im richtigen Moment und am richtigen Ort - also dem realistisch betrachtet möglichen Ort - Ausdruck zu finden.
Auch im Tanz ist die Fähigkeit des Wartens von Bedeutung: Währenddessen muss der richtige Druck, im Sinne der Präsenz, gehalten werden, bis die

Realität zur möglichen Realität wird. Dies manifestiert sich im Prozess des Lernens, im Tanz wie in den biologischen Abläufen des Lebens: Auch in der Pflanzenwelt gehen alle die Samen auf, die mit Liebe gepflegt werden.

Außergenitale Rhythmen

Das Hüpfen

Wenn Kinder mit Hilfe der Entwicklung der vorangehend beschriebenen Rhythmen des Wiegens und Wogens ihren Stabilitätssinn gebildet haben, sind sie in der Lage, den folgenden Spannungsflussrhythmus zu bilden, der ihnen das sichere Umherhüpfen und -hopsen im Raum erlaubt. Während die Aufmerksamkeit im Verlauf des Wiegerhythmus nach innen gerichtet ist, beginnt sie sich im fünften Lebensjahr nach außen zu orientieren. An diesem Punkt wird ein entscheidender psychomotorischer Entwicklungsschub erkennbar, und das Kind gewinnt an Sicherheit und Mut, um sich auf immer neue Abenteuer einzulassen: Es beginnt, von Stufen jeder Art zu hüpfen, mit dem Rad zu flitzen, zu klettern. Die Erfahrungen im Bezug auf die verschiedensten Dimensionen potenzieren sich. Das Kind entdeckt hopsend die Welt: Jedes Hindernis, jeder Baumstamm, jedes Loch fordert zum Springen, Spielen und Ausprobieren neuer Möglichkeiten auf. So wird etwa das Bett zum Trampolin. Charakteristisch für diesen Rhythmustyp ist der plötzliche Übergang vom freien zum gebundenen Fluss, um eine hohe Intensität des Spannungsflusses zu erreichen - am höchsten Punkt des Sprungs, um bei diesem motorischen Muster zu bleiben. Dies ist der Höhepunkt des Erdenkens neuer Spiele, der Erfindungen, der Begeisterung beim Zeigen neu erworbener Fähigkeiten. Auch wenn beim Tango Sprünge die Ausnahme bilden, spielerische und keine strukturierenden Momente sind, so steckt doch im inneren, typischen Tango-Gefühl viel von diesem Rhythmus. Wir wollen nicht vergessen, dass wir hier nicht Bewegungsmuster, sondern Spannungsflussrhythmen beschreiben. Die Empfindung, die sich während des Tango-Tanzens einstellt, ist Enthusiasmus, und der Enthusiasmus ist typisch für diesen Rhythmus.
Das Fehlen von Sprüngen in der Tango-Tradition (sicher finden sich hierzu auch einige illustre Gegenbeispiele) ist der Tatsache geschuldet, dass der Tango ein Tanz der ebenen Fläche ist, der Erde verbunden, ein Liebkosen der

Erde. Es gibt den Hüpfimpuls, aber er ist verinnerlicht und mehr nach vorne als in die Höhe umdirigiert. Auch wenn er nach oben gerichtet ist, bleibt er innerlich. Hüpfen ist im Tango somit eher ein emotionaler als physischer Vorgang, es sind intellektuelle, kreative Sprünge, die man macht. Für Dinzel ist Kreativität wie ein Sprung ins Leere. Wie das Kind, das, je mehr es springt, umso mehr weiter springen will, hat auch der Tänzer das Gefühl, seine kreativen Sprünge nicht anhalten zu können. Er möchte immer weiter machen in der Bewegung, von einer neuen Figur zur anderen wechseln. Insofern seine Sprünge aber eben eher emotional als physisch sind, sehen wir sie als eine symbolische Reaktion, die aber doch vielleicht typisch ist und eben das, was man im Tango sucht: den Sprung ins Unbekannte.

Der Hüpfrhythmus richtet sich wie gesagt nach außen und kann in „weiblich" und „männlich" differenziert werden, denn in ihm definieren sich die unterschiedlichen Interessen und damit auch die Eigenschaften der Geschlechter. Vor allem Kinder interessieren sich dafür, wie die Dinge in der Welt laufen. Die expressiven Möglichkeiten werden in dieser Entwicklungsphase vielfältiger - sowohl, was die Dynamik der Gestik betrifft, als auch die Bewegungen, mit denen Empfindungen und Gedanken Ausdruck verliehen wird. Wir wollen in dieser Phase nicht nur gesehen werden, sondern bewundert für das, dem wir Ausdruck verleihen. In der Entwicklung dieses Rhythmustyps gibt es unvermittelte Stimmungs- und auch Themenwechsel. Erwachsene mit einer Vorliebe für den Hüpfrhythmus lieben es, sich mit ihrer ganzen Energie zu zeigen, sind extrovertiert und springen in Gesprächen von einem Thema zum anderen. Dieser Persönlichkeitstyp begeistert sich für neue Aufgaben, braucht aber Grenzsetzungen und Richtungsvorgaben von außen, um sie umzusetzen. Erwachsene dieses Typs können eine fast kindliche Verletzlichkeit zeigen, wenn sie ihren Enthusiasmus nicht mit anderen teilen können. In der nordeuropäischen Kultur, in der man diesen direkten Enthusiasmus im Alltag nicht zulässt, behält man sich ein Ausleben dieses Rhythmus für besondere Gelegenheiten vor, wie für Fußballspiele oder im Karneval. Auch wenn wir ihn im Tango nicht häufig beobachten, so finden wir ihn doch als Ausdruck von guter Unterhaltung, Zufriedenheit, Freude.

Tango ist auch Enthusiasmus, man kann ihn improvisieren und dabei das Wiederholen von Figuren vergessen. Er hilft einem, sich an das Akzeptieren mentaler Risiken zu gewöhnen, Momente eigener Verunsicherung zu üben, sich die Neugierde auf Neues auch in unruhigen Situationen zu erhalten.

> Für Dinzel heißt Tango, „sich von Formalitäten zu befreien und sich im Dionysischen zu üben."

Das Springen

Der Sprung ist die aggressivere Seite des vorhergehenden Hüpfrhythmus. Wir beobachten ihn bei Kindern ab einem Alter von sechs Jahren. Der muskuläre Spannungsfluss zeigt ein schnelles Ansteigen und wieder Abebben mit intensivem Übergang vom freien zum gebundenen Fluss. Während wir beim Hüpfen das Gewicht von einem Fuß auf den anderen verlagern, müssen wir, um in die Höhe zu springen, uns mit beiden Füßen gleichzeitig abdrücken. Dies ist typisch, wenn es zum Streit kommt, wenn man im Effekt springt oder mit vollem Körpergewicht auf beiden Füßen landet. Dieser Rhythmus ist präziser fokussiert und kontrollierter als das Hüpfen: er ist direkt, koordiniert und von hoher Intensität. Es ist wichtig, den Ausdruck dieses Rhythmustyps zuzulassen, wenn auch Erzieher, Eltern und Lehrer ihn immer einzufangen versuchen, weil sie seine Konsequenzen fürchten. Es gibt Zielsetzungen, für die man diesen Rhythmus zulassen und kanalisieren kann, zum Beispiel im Sport oder ganz offensichtlich beim Tanz. Im intellektuellen Bereich zeigt sich der Sprung in unvermittelten Ideen, die um jeden Preis ein Ventil finden müssen, er steht für Unbedingtheit. Manchmal wird dieser Rhythmus mit gewaltvollen Situationen in Verbindung gebracht. Im Tango aber führt die Vehemenz, die mit ihm einhergehen kann, nicht zum Erfolg und hat keine Funktion, sondern endet für beide Rollen unangenehm. Die gewaltvolle Tendenz dieses Rhythmus mag ihre Wurzeln im Messerkampf haben und ist im Verschwinden begriffen, wie wir bereits festgestellt haben. Wenn wir ihn bei Erwachsenen beobachten, sehen wir uns mit einer stark ausgebildeten Entscheidungskraft, Durchsetzungsfähigkeit und Dominanz konfrontiert. Es ist der typische Rhythmus diktatorischen Verhaltens. Personen, die zu diesem Rhythmustyp neigen, haben in der Regel klare Ziele und die Fähigkeit, sie umzusetzen.

Alle hier beschriebenen Eigenschaften sind im Tango wichtig, besonders in der Rolle des *hombre,* drücken sich aber nicht in Form von physischer Spannung oder Aggressivität aus - und erst recht nicht in Form diktatorischen Benehmens. Für Menschen, denen der Rhythmus des Springens eigen ist, ist die Frage von „gewinnen oder verlieren" von enormer Wichtigkeit. Wer auf das Gewinnen fixiert ist, verfolgt seine Ziele oft mit einer derart großen Spannung, dass er sich seiner Umwelt oder der Anwesenheit anderer Menschen nicht mehr bewusst ist. Tango allerdings ist eine Übung in Respekt. Es ist ein sozialer Tanz mit einer großen Wertschätzung für den Raum und die anderen Tänzer auf der Tanzfläche. Die einzige Dominanz, der wir im Tango begegnen, ist die der Kreativität, die sich nicht in physischer Kraft ausdrückt. Wer den Sprungrhythmus bevorzugt, zieht daher oft die *Milonga* dem Tango vor, da diese mehr Lebhaftigkeit und ein höheres Schritttempo bietet. Wer im Leben den Sprung bevorzugt, lässt Langeweile nicht zu und zeigt unter Umständen narzisstische Tendenzen. Im Prozess des Erwachsenwerdens ist der Sprung ein nicht ausschließlich männlicher Rhythmus, er lässt sich auch bei Mädchen in den ersten Lebensjahren beobachten. Mit der Zeit und unter kulturellen Einfluss wird dann die Differenzierung sichtbar. In den Kulturen, in denen die Erziehung Einfluss nimmt auf die Entwicklung der geschlechtlichen Differenzierung, und wo die Trennung der sexuellen Identitäten besonders wichtig ist, werden Jungen und Mädchen wahrscheinlich zu einem unterschiedlichem Umgang mit dem besprochenen Rhythmus angehalten. Im Tangotanz gelten das sprunghafte Anschieben und generell die gewaltvolle Bewegung, so Dinzel, als schlechter Geschmack, aber sie sind auch ein Symptom für das Unvermögen, Problemen zu begegnen. Wer diesen Rhythmus anwendet, beherrscht im Tanz die Situation nicht wirklich, viel mehr beobachten wir diese Tendenz oft bei Anfängern oder denen, die den disziplinierten Ablauf nicht kennen. Kraftanwendung ist typisch für die Anfangsphase, mit der zunehmenden Entwicklung der Fähigkeiten verflüchtigt sie sich. Wie wir seinen Beschreibungen entnehmen können, ist dieser Rhythmus mit den im Kapitel II beschriebenen Bewegungsmustern des Frosches verbunden, dem „oben" und dem „unten" entsprechend der *Bartenieff Fundamentals*.

Das Abwechseln aller dieser beschriebenen Rhythmen prägt die Fähigkeit, unterschiedliche Impulse zu gestalten, während das Wiederholen eines einzelnen Rhythmus oftmals einen Mangel an Impuls-Kontrolle und Variationsmöglichkeiten belegt. Beim Erlernen des Tangos arbeitet man nicht so sehr an den Fehlern, als mehr an der Entwicklung der Anlagen, und genauso ist es auch im natürlichen Wachstumsprozess. Ein guter Lehrer lässt zu, dass der Schüler selbst in der Praxis und der Wiederholung erkennt, was lückenhaft und verbesserungswürdig ist.

❖ ❖ ❖

Kapitel IV

Bewegungsanalysen nach den Kategorien von Rudolf von Laban

↦

Kategorie Raum

Rudolf von Laban (1879 - 1985) ist eine der komplexesten Persönlichkeiten im Umfeld der künstlerischen Avantgarde des zwanzigsten Jahrhunderts. Er ist einer der Begründer des Modernen Ausdruckstanzes, Schöpfer der Notation von Bewegung, der er den Namen gibt („Labanotation"), der Bewegungsanalyse LMA (*Laban Movement Analysis*) sowie der „Choreutik". Laban sah im Tanz als Ausdruck tiefster Emotionen und Medium gemeinschaftlichen Zusammenhalts ein Mittel zum sozialen Austausch. Tanz galt ihm als unverzichtbare Disziplin in der Erziehung des Menschen. Er widmete sich der Kunst und schlug die militärische Karriere, für die seine Familie ihn vorgesehen hatte, aus. Zu Beginn des zwanzigsten Jahrhunderts begann er ein Architekturstudium in Paris. Seine Leidenschaft für Kunst und Architektur soll schließlich in seine Bewegungsanalyse einfließen, indem er Prinzipien und Kategorien entwickelt, die für beide Seiten fruchtbar sind. Man findet hierin den Grund für die auffallende Strukturiertheit seiner Konzepte von Raum. Das in der LMA vermittelte Raumkonzept ist eine der fundamentalen Quellen für die Lesart von Bewegung in der DMT.

Wir wollen uns erinnern, dass wir bei der Analyse des Tangos die Einheit des Paares im Blick haben, während die Bewegungsanalyse ihr Objekt im Individuum sieht.

Während Laban ausschließlich den geometrischen, realen Raum betrachtet, sich also auf die euklidische Geometrie bezieht, die die Beziehungen zwischen Punkten, Geraden und Ebenen analysiert, ist das Raumkonzept von Rodolfo Dinzel ein anderes. Wenngleich auch er sich nicht explizit auf die nicht-euklidischen Ideen bezieht, ist sein Konzept vom Tango-Raum doch nicht immer ein reales. Dass im Tango das Subjekt das Paar ist, bedeutet nicht nur den besonderen Umgang mit dem physischen Raum innerhalb der beiden Körper und um sie herum, sondern impliziert außerdem die wichtige Präsenz eines symbolischen, intendierten Raumes - und hebt besonders die Bedeutung des Fehlens von Raum hervor. Die Abwesenheit von Raum ist ein wichtiger Faktor für das Erschaffen neue Räume, und die Art, in der man diese Abwesenheit nutzt, ist Ausdruck auch einer Art des Seins, wie sie an die Geschichte des Tangos und an die des argentinischen Volkes geknüpft ist.

- In den Improvisationsseminaren des *Estudio Dinzel* werden Übungen vorgeschlagen, in denen man auf besondere Weise mit dem Raum spielt und die deutlich machen, dass der Begriff „Raum" nicht von allen im gleichen Sinne benutzt wird.
- So wird zum Beispiel die von Rodolfo erteilte Aufgabe „den ganzen möglichen Raum nutzen" fast immer interpretiert, als sei der zwischen den sich bewegenden Personen sich auftuende Raum gemeint: Die Teilnehmer konzentrieren sich nicht mehr auf den real zur Verfügung stehenden Freiraum, sondern auf den freien Raum zwischen den übrigen Teilnehmern - der natürlich ein limitierter Raum ist. Man könnte allerdings auch sagen, dass es den „möglichen Raum" nicht ohne die anderen gibt. Als ob der Raum nur zwischen den Körpern existiere, weil die Körper ihn eingrenzen.
- Die im *Estudio* vorgestellte Übung ist vergleichbar mit der von Laban angeregten Übung des *shaping*, also der Formveränderung in Bewegung. Es gibt verschiedene Arten des Veränderns und Anpassens der Form innerhalb des Raumes: modellierend oder zielgerichtet, letzteres kann geradlinig oder bogenförmig erfolgen. Diese Variationen beziehen sich auch auf die Art und Weise, die eigene Form zu verändern, indem man sie der des Anderen anpasst und eigenen Raum im Raum des Anderen findet. Die Übungen aus dem Bereich des *shaping* respektieren individuelle Grenzen und verpflichten nicht zum direkten Körperkontakt, sondern dienen der Annäherung der Teilnehmer untereinander.
- Die gleiche Übung unter der gleichen Vorgabe (den verfügbaren Raum nutzen) gibt es von Rodolfo angeleitet ohne die Auflage, am Ort stehen zu bleiben, sondern weiter zu gehen und dabei bewusst zu vermeiden, gegen die anderen zu stoßen. In jeder Gruppe ereignen sich andere Arten des Umsetzens, aber in allen Fällen eröffnen sich Möglichkeiten des spielerischen

Umgangs mit dieser Übung. Das hauptsächliche Spiel entwickelt sich aus dem Raummangel oder aus der individuellen Möglichkeit, den freien Raum zu nutzen, oder es zu lassen. All dies sind den Tango vorbereitende Übungen, noch tanzt man nicht paarweise, sondern man probiert sich individuell aus, alles hat eine spielerische Funktion.

- Ein weiteres Beispiel soll hier genannt werden: „Mit einem imaginären Partner tanzen, und dabei unmögliche Bewegungen machen." Nachdem man dieses Spiel ausprobiert hat, tanzt man mit veränderter Wahrnehmung als Paar, obgleich beide alle gewünschten Bewegungen ausführen.

Man kann den Tango insgesamt als Spiel der Raumsuche und des Schaffens von Raum betrachten. Genau hier liegt ein historischer Aspekt, der wichtig ist bei der Analyse des Tanzes, weil er sich auf dessen volkstümliche Wurzeln und auf die Herkunft aus dem Umfeld der Immigranten bezieht. Tango heißt, spielen mit Grenzen und Mangel, um Großes, Staunenswertes zu tun - mit dem wenigen, was man hat.
Im symbolischen, durch die Einheit des Paares geschaffenen Raum wachsen Phantasie und kreative Aktion.

Die Kinesphäre

Laban bezeichnet mit Kinesphäre den Raum, in dem Bewegung in Relation zu unserem Körperzentrum stattfinden kann, also den Raum, den jedes Lebewesen besetzen kann und immer mit sich führt. In der DMT nutzt man das Konzept der Kinesphäre, um zu beobachten, wie und wann Individuen die Größe ihrer Bewegungen von der eigenen Achse ausgehend verändern, wie sie den eigenen Lebensraum besetzen und sich darin bewegen. Die Kinesphäre kann klein, mittel oder groß sein, ihre Größe hängt von der physischen und gefühlsmäßigen Situation im gelebten Moment ab. Unsere Kinesphäre ist abhängig von unseren individuellen Gewohnheiten und wird von unserer kulturellen Herkunft und Lebenswelt beeinflusst. Ob die Dimensionen dieses möglichen Raumes nah, mittel oder weit sind, und auf welche Art und Weise wir uns darin bewegen, ist aber nicht nur sozial und kulturell determiniert, sondern ändert sich auch im täglichen Ablauf. Jemand, der beispielsweise Holz hackt, braucht eine große Kinesphäre für die entsprechende Bewegung. Wenn wir jemandem die Hand zum Gruß geben oder in der Küche Gemüse schneiden, reicht uns eine mittelgroße Kinesphäre. In einer vollen Metropole müssen wir unsere Kinesphäre etwas intimer gestalten, unseren Bewegungsradius auch aus Respekt vor dem des anderen beschränken. Respektieren oder Verletzen der individuellen Kinesphäre haben großen Einfluss auf unsere Kommunikation. Die Wahrnehmung und Regulierung von Kinesphäre ist an die jeweilige Auffassung von den eigenen Grenzen und denen der anderen gekoppelt. Wer wiederholt die Erfahrung der Verletzung seiner Privatsphäre gemacht hat, wie im Falle zahlreicher Patienten, wird die Grenzen seiner Mitmenschen nicht erkennen können und Probleme mit einer adäquaten Distanz in der zwischenmenschlichen Kommunikation haben - oder aber in die umgekehrte Richtung reagieren, indem er sich in einer beengten Kinesphäre der Ängstlichkeit einschließt, die ihn daran hindert, zu agieren und zu kommunizieren.

Wenn wir jemanden umarmen, ordnen wir unsere individuelle Kinesphäre neu und passen sie an, in dem wir den Raum mit dem Anderen teilen. In diesem wiederholten Teilen der Grenzen beider Beteiligter wird eine Verbindung angelegt und gepflegt. Diese Verbindung macht die Vereinigung der beiden Kinesphären möglich. Mit der Umarmung finden im Tango ein ständiges Ausbalancieren und viele kleine Anpassungsvorgänge statt, um die beiden Kinesphären vereint zu lassen.

CIRCUITO SUPERIOR
im *Sistema Dinzel* Sitz des „dramatischen Apparats", der von beiden Tänzern geteilte Kommunikationsraum, gebildet vom oberen Bereich des Rumpfes und den Armen.

Der **obere Kreisbogen** ist im *Sistema* Teil des „dramatischen Apparats" und wird von Armen und Schultergürteln beider Tänzer gebildet. Für Dinzel ist dies der Ort des Informationsaustauschs in der Umarmung mit einer stabilisierenden Funktion in der Paar-Einheit. Dagegen ist der **untere Kreisbogen**, der Bereich unterhalb der Gürtellinie, der „expressive Apparat" und Ort der Instabilität und der Freiheit, den Raum des anderen einzunehmen, ohne Angst zu haben, sich zu verirren oder die eigene Achse oder den notwendigen Raum zum Tanzen einzubüßen. Diese Funktionszuschreibung der beiden „Apparate" im Tango ist derjenigen, die wir im Alltag leben, entgegengesetzt: Dort sind die unteren Bereiche zuständig für Stabilität, während die oberen dem Ausdruck vorbehalten sind.

Man muss außerdem sehen, dass in dieser typischen dynamischen Tango-Struktur die Dimension der Kinesphäre des oberen Bereichs verschieden ist von der des unteren Bereichs. Auch, wenn sie im Paar miteinander geteilt ist, bleibt die Kinesphäre des oberen Bereichs in gleicher Größe, vielleicht mit minimalen Unterschieden, erhalten, während der untere Raum sich während des Tanzes ständig vergrößert oder verengt. Der Raum der Umarmung ist ein komplett geteilter Raum, der normalerweise seine Funktion einbüßt, wenn einer der beiden Tänzer ihn verlässt. *„No es Tango“*, beschreibt Dinzel diese Situation:

CIRCUITO INFERIOR, der Freiraum, Sitz des „expressiven Apparats“; gebildet von Becken und Beinen der beiden Tänzer.

> „Es ist dann kein Tango mehr.“

Die beiden Körper werden zu einem, das Paar wird zum Subjekt der Bewegung. Man muss verstehen, dass die individuellen Ideen von „davor“ und „dahinter“ sich im Raum der Umarmung auflösen. Das im Allgemeinen der *mujer* zugeschriebene „hinten“, ihr Rücken, ist das „vorne“ des *hombre*. Der Raum des einen reicht bis zu den Körpergrenzen des anderen. So sind auch für die *mujer* das jeweilige „vorne“ die Schultern oder die Seite des *hombre* in Bewegung.
Wenn wir diesen geteilten Raum auch zeitlich begreifen wollen, und die Idee des „vorne“ und „hinten“ mit der von „Zukunft“ und „Vergangenheit“ verbinden, wird der gemeinsame Raum der Umarmung im Tango zum Ort, in dem wir intensiv und bewusst die Gegenwart erleben. Symbolisch, bezogen auf den Körper, aber ebenso auf die Sprache, ist das, was wir vor uns haben „Zukunft“ und was wir hinter uns lassen „Vergangenheit“ - und im geteilten Raum der Paar-Einheit verbinden sich diese beiden Teile: Die Vergangenheit des *hombre* ist die Zukunft der *mujer* und umgekehrt. Was bleibt ist Gegenwart, und die Gegenwart ist der Tanz.

Obere und untere Kinesphäre sind über die beiden individuellen Sphären der Körpermitte miteinander verbunden. Der zentrale Körperbereich, also der energetische Raum zwischen Zwerchfell und Beckenboden, ist ein Kern, der vom Kontakt und Austausch mit dem Anderen lebt. Im Tanz aber behält jeder Tänzer seinen individuellen Raum, seinen persönlichen Kern. Ohne diesen eigenen Raum, der eben nicht geteilt wird und somit die individuelle Bewegung und Autonomie gewährt, wäre die gemeinsame Bewegung nicht möglich.

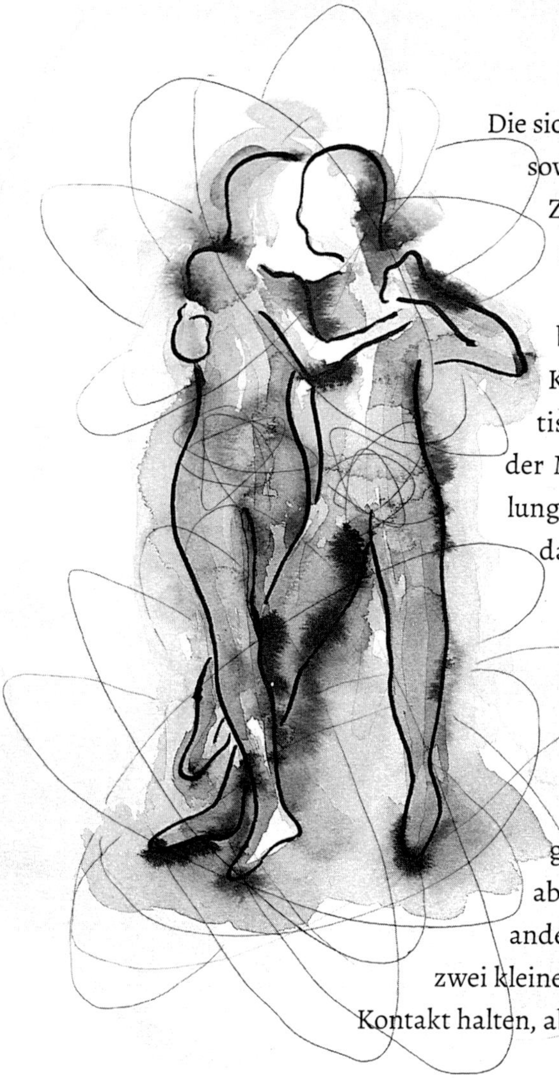

Die sich überlagernden Sphären, obere und untere Kinesphäre, sowie das nicht miteinander geteilte Zentrum bilden einen Zylinder, der das Paar in Bewegung umgibt. Es gilt also festzuhalten, dass wir nicht von Kinesphäre sprechen können, wenn wir den Aktionsraum des Tangopaars beschreiben wollen, denn es handelt sich nicht um eine Kugelform, sondern wir müssen uns vielmehr einen kinetisch erzeugten Zylinder vorstellen. Dieser Zylinder setzt der Mobilität und der Freiheit, die in Dinzels Idealvorstellung beide unendlich sind, räumliche Grenzen. Bezogen auf das Raumkonzept betrachten wir diesen Zylinder als die räumliche Begrenzung, die Kreativität hervorbringt. In der Zusammenfassung gibt es also drei Typen von Kinesphäre in der Einheit des Paares: Zunächst im oberen Bereich die stabile Sphäre der Umarmung, geteilt, aber ohne ein Eindringen des Anderen; Dann im unteren Bereich eine von den unteren Gliedmaßen beider Tänzer gebildete Kinesphäre, die in ihren Ausmaßen sehr variabel und von wiederholtem Eindringen in den Raum des anderen geprägt ist, sowie auf der Ebene der Körpermitte zwei kleine Kinesphären, zwei individuelle Kerne, die miteinander Kontakt halten, aber doch getrennt bleiben.

Soweit die physische Ebene. Doch wir wollen nicht vergessen, dass der Tango auch ein Raum der Sehnsucht, der Ziele und Visionen ist. In diesem Sinne lässt sich sagen, dass das Feld der Absichten - oder die innere Dimension des Tangos - immer sehr weit ist, während die physische Kinesphäre sich dem Raum des Anderen bzw. dem der Umgebung anpassen muss.
Aus diesen symbolischen Gründen kann sich der Tango in einen Ort der Wiedererarbeitung der Realität verwandeln, einen Ort, an dem man individuelle Wünsche und Sehnsüchte der objektiven Realität anpasst, sich aber dabei seinen inneren, unbegrenzten Freiraum erhält. Es geht nicht darum, zu tun „was ich will“ im kapriziösen Sinne, sondern nach freiem Willen innerhalb einer gegebenen Realität zu handeln. Im Prinzip gibt es im Tango immer einen realen und einen mentalen Raum, die oft verschie-

den sind. Aber genau in der Beziehung, die diese verschiedenen Räume zueinander haben, findet man die Möglichkeit, kreativ zu sein.

Beobachtet man als Europäer die Tangopaare in Buenos Aires, erstaunt einen die Intimität der Umarmungen. Fast immer tanzen die Paare eng in einer festen Umarmung, obwohl sie sich gar nicht kennen. Die Modalitäten, welche die Intimität des Raumes hier regeln, sind ein Spiegel des sozialen Systems. Was auf uns wie ein System wirkt, dass keine Distanz kennt, „typisch argentinischer" Umgang mit Intimität, entwickelt sich im sozialen Kontakt und ist Ausdruck der Auffassung, den Anderen als gleichwertig zu betrachten. Um sich auf der Tanzfläche einer *Milonga* zu umarmen, muss man nicht nach der sozialen Herkunft fragen. Hier sind alle gleich. Zudem passiert es in Buenos Aires selten, dass die Paare auf der Tanzfläche sich anstoßen oder auch nur aufeinander treffen. Jedes Paar bleibt auch in einer gut besuchten *Milonga* stets aufmerksam für seinen Raum, es herrscht eine kollektive Aufmerksamkeit, die man in den *Milongas* außerhalb Argentiniens dann und wann vermissen muss: Hier tanzen viele Paare in einer offeneren Umarmung, und beanspruchen somit mehr Platz. Das Raumgefühl scheint in unterschiedlichen Ländern ein jeweils anderes zu sein.

Die dem *Tango Argentino* eigenen Figuren sind in der historischen Tradition aus einem Prozess des Teilens entstanden, ein Prozess des Lebens im Mangel und der Raumeroberung. Das in Tanz verwandelte Ergebnis dieses Prozesses des Teilens und Eroberns ist ein Spiel: Ich kommuniziere, indem ich spiele. Wenn ich die Verbindung halte und gleichzeitig Präsenz zeige, helfe ich dem Anderen, das Spiel weiterzuspielen - und im Tango heißt „der Andere" nicht nur der eigene Tanzpartner, sondern auch alle anderen uns umgebenden Paare, die das kollektive Spiel der *Milonga* bilden.

Dimensionen und Flächen

Um die Flächen nach Laban zu definieren ist es unerlässlich, die Dimensionen zu definieren und zu differenzieren. Als Dimension betrachten wir die Linie, die zwei Punkte miteinander verbindet. So ist die horizontale Dimension die Verbindung der rechten und linken Körperseite, die vertikale Dimension verbindet oben und unten (von der Fußsohle zum Scheitel),

während die sagittale Dimension Vorder- und Rückseite verbindet. Kombinieren wir zwei Dimensionen miteinander, so entsteht eine Fläche, und wir werden Bewegung in diesen Flächen im Raum betrachten.
Die horizontale Fläche kombiniert die horizontale Dimension der beiden Seiten mit der sagittalen Dimension (vorne und hinten). Diese horizontale Fläche wird auch als die „Tischfläche" bezeichnet, und nicht zufällig ist der Tisch auch einer der Orte, wo Kommunikation stattfindet. Auf dieser horizontalen Ebene dreht sich unsere Wirbelsäule von rechts nach links, was uns das Sehen und Wahrnehmen der Umgebung erlaubt. So hilft uns diese Fläche dabei, neue Verbindungen aufzubauen, und unterstützt uns bei Gesprächen und Auseinandersetzungen mit mehreren Teilnehmern.
Bewegen wir uns in der horizontalen und in der vertikalen Dimension, wenn wir uns also von den Seiten her nach oben oder nach unten bewegen, so nehmen wir die Fläche einer Tür ein: Wir sorgen dafür, dass wir gesehen werden, stehen fest an unserem Platz, präsentieren und behaupten uns - sind aber auch verwundbarer.
Befinden wir uns in Konfliktsituationen, im Rückzug oder sind einem Angriff ausgesetzt, nutzen wir die sagittale Fläche in unseren Bewegungen. Ebenso wie dann, wenn wir uns an etwas erinnern, dabei zum Beispiel den Kopf zurückneigen, oder etwas planen, also in die Zukunft, nach vorne gerichtet sind. Die sagittale und vertikale Dimension zusammen ergeben die sagittale Fläche, auch „Radfläche" genannt.
Jeder Mensch, der sich im Raum bewegt, passt sich verschiedenen Situationen an und orientiert sich in unterschiedliche Richtungen. Oft sind die Art, in der er das tut, und die Bewegungsebenen, die er dabei wählt, mit seiner Denkweise und seiner individuellen mentalen Strukturiertheit verbunden.

> „Bei Menschen mit einer Lernschwäche oder geistigen Behinderung sehen wir von daher viel mehr eindimensionale Bewegungen als bei Menschen mit komplexeren intellektuellen Möglichkeiten. Die Komplexität des Handelns und Denkens kann aber auch durch psychische Blockaden eingeschränkt sein (...) Wenn die Flächen in die Bewegung integriert werden, fördert dies nicht nur die Zweidimensionalität der Bewegung, sondern auch die Integration von zwei Perspektiven bei der Analyse von Problemen." (Bender 2007, S. 123)

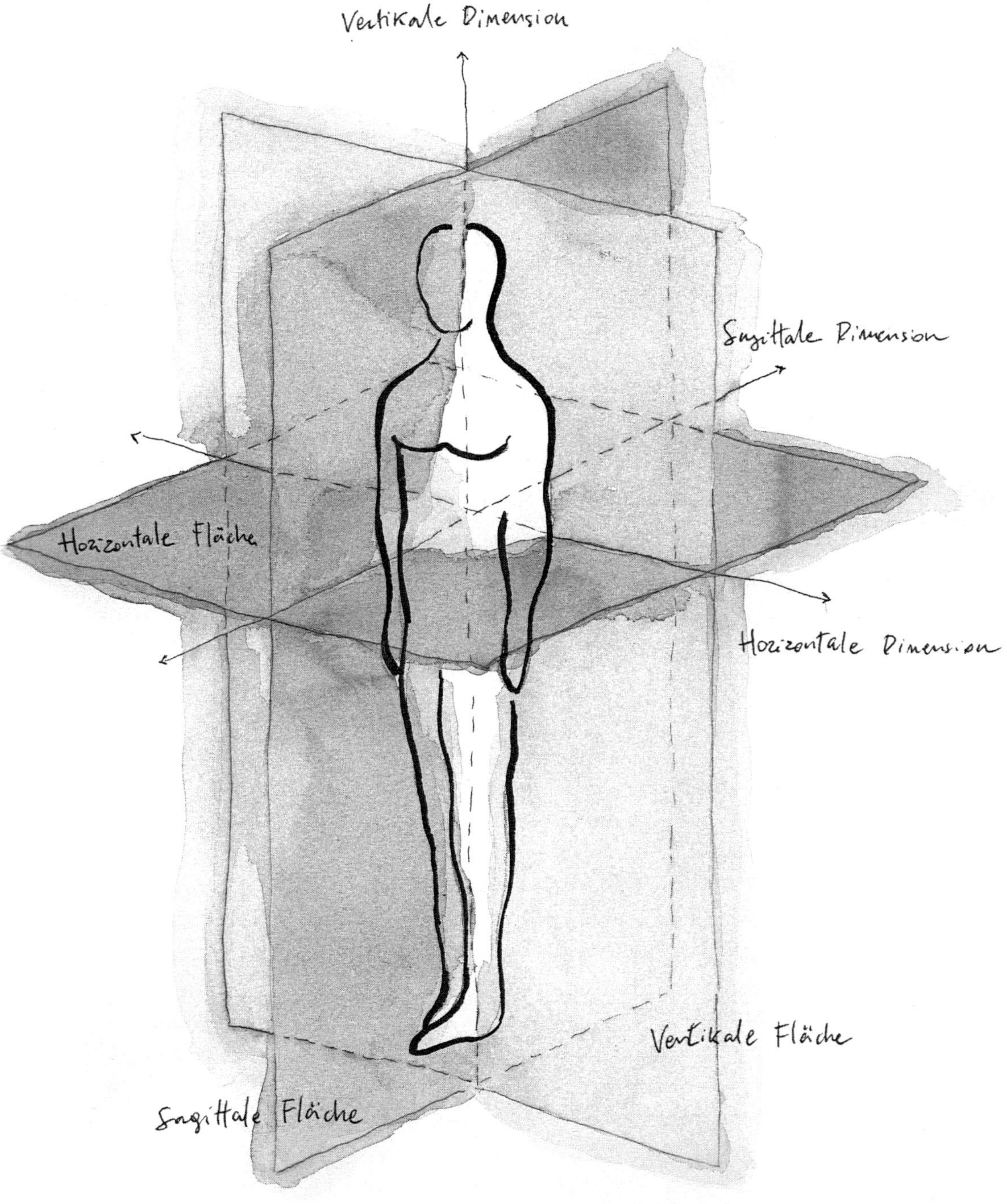
Vertikale Dimension
Sagittale Dimension
Horizontale Fläche
Horizontale Dimension
Vertikale Fläche
Sagittale Fläche

Auf harmonische Weise den uns umgebenden Raum zu integrieren, indem wir Bewegung in ihren verschiedenen Flächen auf adäquate Weise anwenden, verhilft uns dazu, unser Gesichtsfeld und unseren Aktionskreis zu erweitern und verleiht uns mehr Stabilität und Freiheit.

Die Dimensionen im Tango

Ü In den vorbereitenden Übungen zur Verbesserung der Kommunikation im Inneren der Umarmung betont Dinzel die stabilisierende Wirkung der Lateralität und schlägt eine Serie von Übungen mit verschiedenen Arten von Verbindung vor.

- Verbindung über die seitlichen Bereiche der Schultern. Die *mujer* nimmt die Schultern des *hombre* seitlich in einen festen Griff und hält denselben Abstand auch zu seinem Brustkorb, ohne dabei die Ellbogen zu beugen.
- In einer zweiten Übung dirigiert man die Bewegung ausschließlich über den rechten Arm des Partners, also über die geschlossene Seite der Umarmung.
- Die Übungsreihe schließt mit einer nur über die offene Seite der Umarmung laufenden Verbindung, das heißt, der linke Arm des *hombre* und der rechte der *mujer* sind die einzige Verbindung.
  Erst, wenn man den Tänzern diese Sensibilisierung für die Lateralität nahegebracht hat, fährt man fort, indem man nun der Brust die Aufmerksamkeit zuwendet:
- Zunächst ist man nur durch den Blick verbunden, noch ohne Körperkontakt; schließlich legt die *mujer* eine Hand direkt auf das Herz des *hombre* oder hält mit beiden Händen seinen Brustkorb.

Diese Erfahrung von Kommunikation, die mit den Armen einsetzt, gibt Stabilität und hilft, mögliche Vorbehalte gegenüber dem direkten Kontakt der beiden Oberkörper zu überwinden. Doch ein solcher Gebrauch der Arme verfolgt ausschließlich den Zweck der Übung zur Sensibilisierung oder Kompensation, und kommt im Tanz selbst nicht vor. Die Dinzels betonen, dass es der Oberkörper ist, der der Kommunikation Inhalt gibt, er sagt, was zu tun ist, während die Arme den zeitlichen Impuls und die Richtung angeben.

Während die laterale Dimension dem Paar dazu verhilft, eine größere innere Stabilität zu entwickeln (vgl. Kapitel II), dämpft die vertikale Dimension die Kräfte im Spiel zwischen oben und unten und sorgt so für ein konstantes Bewegungsmaß. In der vertikalen Dimension gehört die Aufmerksamkeit dem Raum zwischen Taille und Boden, man arbeitet federnd mit Knien, Knöcheln und Fußgelenken, um die Schulterhöhe konstant zu halten.

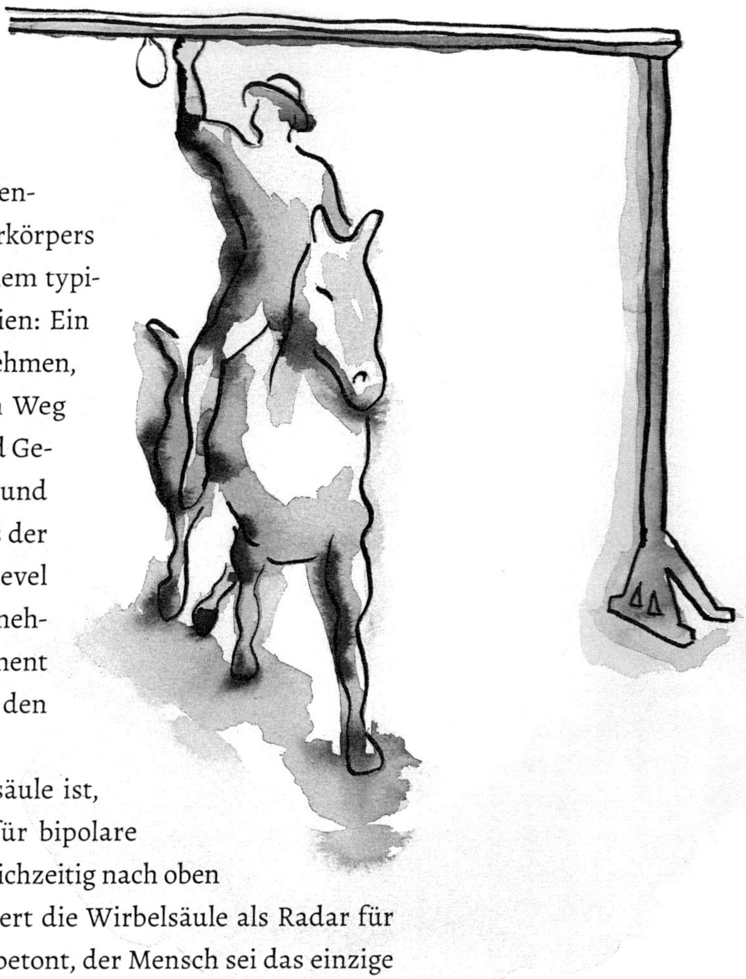

Dinzel pflegt den Ursprung der Notwendigkeit einer konstanten Höhe des Oberkörpers am Beispiel der *sortija* zu erläutern, einem typischen Spiel auf dem Land in Argentinien: Ein Reiter muss im Galopp einen Ring aufnehmen, der an einem Stock quer über seinem Weg hängt. Dabei gleicht er die Muskeln und Gelenke der Beine, der Knie, des Beckens und der Knöchel so untereinander aus, dass der Oberkörper ruhig auf konstantem Level bleibt, um so die *sortija*, den Ring, aufnehmen zu können. Als traditionelles Element ländlicher Kultur ist dieser Brauch an den Tanz weiter vererbt worden.
Die vertikale Ausrichtung der Wirbelsäule ist, wie wir sehen werden, ein Beispiel für bipolare Spannung: der Körper erstreckt sich gleichzeitig nach oben und nach unten. Für Dinzel funktioniert die Wirbelsäule als Radar für die Stabilisierung der Ausrichtung. Er betont, der Mensch sei das einzige Lebewesen, das sich durch horizontale Gewichtsverlagerung fortbewegt, aber eine vertikale Wirbelsäule habe. Um diese Stabilität in der vertikalen Dimension zu erreichen, ist die Arbeit der Füße und der Knie von großer Bedeutung. Wenn wir Übungen für den unteren Körperbereich ausführen, arbeiten wir also an unserer Stabilität.
Während die Hüftgelenke und das Becken sich nach unten gerichtet entspannen, und der obere Bereich des Torsos sich nach oben ausstreckt, glei-

chen die Knie und Fußgelenke das Gewicht und das Verhältnis des Körpers zum Untergrund aus. Die Knie bleiben leicht gebeugt, während der Fuß mit Hilfe der Zehen und des Fußballens die Gleichgewichtsverlagerung nach vorne, hinten und zu den Seiten hin auslotet. Auf diese Weise sorgen die unteren Gliedmaßen während des Tanzens für eine gleichmäßige Höhe des Oberkörpers. In diesem Zusammenhang wird es ab Seite 120 über den Antrieb: Gewicht / Kraft weitere technische Erläuterungen geben.
In der sagittalen Dimension, also vorwärts und rückwärts, sehen wir im Tango sicherlich einen Ausdruck des Willens, vor allem aber handelt es sich um einen Ausdruck dessen, wie man mit der Zeit umgeht. Rodolfo spricht vom „Gebrauch der Zeit“ (*gasto del tiempo*). Er betont, dass das präzise Wahrnehmen der Vorwärts- und Rückwärtsbewegung sowie das Kalkulieren der Zeit, die wir brauchen, uns im Raum zu bewegen Charakteristika des Tangos seien. Auch hierauf wird im Weiteren genauer einzugehen sein.
In Dinzels Analyse der Tangobewegungen kommen gerade Linien nicht vor, wohl aber Kurven. Die einzigen geraden Linien sind die, die sich im Innern einer Kreisbewegung bilden, also Durchmesser, Radien und Sehnen. Auch in der Natur finden sich keine geraden Linien. In diesem Sinne fügt sich der Tango organisch perfekt in ein natürliches System ein. Außerdem sucht Dinzels Konzept vom Raum die Nähe zu nicht euklidischen Vorstellungen von Geometrie.
Anders ausgedrückt: Im Tango gibt es die sagittale Dimension, aber als ein nach vorne gerichtetes Vorhaben, nicht als physische Bewegung. Im Tanz muss man vor allem seine Fähigkeit entwickeln, sich der horizontalen Fläche anzupassen und nicht so sehr, sich in der sagittalen Dimension zu orientieren. Wir werden dies im folgenden Kapitel, das sich mit den Flächen beschäftigt, genauer ausführen.
Im Kapitel V werden wir zwei Typen des Formflusses beschreiben: „bipolar“ und „unipolar“. Nach Kestenberg produzieren beide Typen unterschiedliche Qualitäten von Präsenz im Körper, sie verlaufen in zwei Richtungen, und um sie zu verstehen ist es wichtig, unser Wissen über die Dimensionen einzubeziehen.

Die Flächen im Tango

Wie beschrieben unterteilen sich die Flächen in drei Typen:

1. Die vertikale Fläche (Tür), welche die horizontale und die vertikale Dimension der Seiten miteinander verbindet,
2. die sagittale Fläche (Rad), welche sagittale und vertikale Dimension verbindet,
3. die horizontale Fläche (Tisch), gebildet von lateraler und vertikaler Dimension.

Um zu erklären, wie man im Tango mit den Flächen arbeitet, müssen wir uns des Konzeptes der Kinesphäre erinnern. Im Tango teilen die beiden Tänzer die jeweiligen oberen und unteren Kinesphären miteinander. Grundsätzlich weisen die obere und untere Kinesphäre - obwohl miteinander verbunden - unterschiedliche Dynamiken auf. Wir haben festgestellt, dass die zentrale Kinesphäre, welche das Miteinander der oberen und unteren Kinesphäre reguliert, nicht geteilt wird, also individuell bleibt. Zwischen zwei Kinesphären - derjenigen der Umarmung und derjenigen der unteren Gliedmaßen - beobachtet man zwei weitere Kinesphären, die dem jeweiligen individuellen energetischen Zentrum der beiden Tanzenden entsprechen. Diese beiden individuellen Bereiche sind immer in Bewegung, passen sich sämtlichen Variationen an und machen auch dank der Drehung der Wirbelsäule die Dissoziation möglich. Diese zentrale Kinesphäre ist für Dinzel wie ein Freihafen, ein Zwischenbereich mit eigenen Regeln, die die Komplexität der Bewegung möglich macht, indem sie Kommunikation und Dynamik im Tanz ermöglicht. Sieht man einem tanzenden Paar zu, kann man den Eindruck gewinnen, alle Segmente seien voneinander getrennt und verfolgten unterschiedliche Ziele, aber so ist es nicht.

Es zählt die in der zentralen Kinesphäre präsente Intention. In der Umarmung dagegen finden wir eine „dynamische Stabilität", und die Beine spielen frei.

Der übrige Körper reagiert auf diese Intention, die sein Zentrum ausstrahlt. Diesem räumlichen Charakteristikum des Tangos entspricht der entwicklungsgeschichtliche Bewegungstyp des Seesterns, beschrieben auf Seite 32.

Nicht nur die Kinesphären in ihrer Funktion, auch die Modalitäten von

Bewegung in den diversen Flächen sind im Tango für den unteren und oberen Körperbereich unterschiedlich.

Der untere Bereich integriert alle Flächen: so spielt sich zum Beispiel die *ocho* in der horizontalen Fläche ab, die verschiedenen Arten von *voleos* können in der sagittalen wie in der horizontalen Fläche ausgeführt werden oder aber - im Falle von Kurven - mit einer diagonalen Fläche verbunden werden. Der Raum wird von direkten oder indirekten Beinbewegungen ausgefüllt (vgl. S. 116 zu den Antrieben bezüglich des direkten oder indirekten Raumes), dabei verliert der Tanz nie seine typische klare Ausrichtung in der sagittalen Dimension. Unterer und oberer Körperbereich werden auf Taillenhöhe voneinander getrennt bzw. bewegen sich ab hier in unterschiedliche Richtungen. Hier stoßen wir auf eine imaginäre horizontale Fläche, die Dinzel „schwebend" nennt. Von der Taille nach oben ist die physische sagittale Fläche ohne Einfluss, da beim Tango Oberkörper oder Kopf sich nicht vor- oder zurückneigen, es sei denn in einer Ausnahmesituation oder als choreografische Pose. Es kann sich aber durchaus auch um Absicht handeln. Eine Absicht, die in einer nach vorne gerichteten Körperhaltung Ausdruck findet. Doch ist es in diesem Fall das „vorne" einer Paar-Einheit, nicht das eines Individuums.

VOLEOS
verschiedene Arten des Schwingens der Beine, die von plötzlichen Richtungswechseln und linearen oder kreisförmigen Impulsen ausgelöst werden.

Die Wirbelsäule des Einzelnen bewegt sich - von außen wenig sichtbar - in der horizontalen Fläche in einer Drehung, um sich mit dem Anderen zu verbinden, aber neigt sich niemals vor oder zurück. Es gehört nicht zum Tango, die individuelle physische sagittale Fläche im oberen Bewegungskreis zu nutzen. Dinzel definiert dies auf sehr konfrontative Art: Die zentrale Achse des Paares unter Kraftausübung nach vorne zu neigen, würde die Einheit des Paares zerstören und ein ungesundes Ungleichgewicht erzeugen. Oberhalb der Höhe der Taille die sagittale Fläche zu nutzen, wäre ein Fehler, ein Eindringen in den Raum des Anderen, in einem Bereich, der eigentlich gerade zur Stabilisierung der Beziehung beitragen sollte. Auf diese Weise wäre die gemeinsame Achse bedroht. Dagegen ist es offensichtlich im unteren Bereich notwendig, die sagittale Fläche für jegliche Fortbewegung im Raum zu nutzen.

Im oberen Bereich ist eher die horizontale Fläche wirksam für die Kommunikation zwischen den beiden Tänzern. Doch manchmal sehen wir auch eine sachte Anwendung der vertikalen Fläche, der „Tür", mit sehr leichten seitlichen Neigungen, die allerdings mehr expressive Gesten sind, als dass sie für den Tanz strukturell wirksam wären (zum Beispiel die *quebrada*).

Die vertikale (oder frontale) Fläche zeigt sich bei seitlichen Bewegungen wie den *aperturas*. Der gesamte Körper, sowohl der obere Bereich als auch die unteren Gliedmaßen, bewegt sich auf eine Seite. In einer anderen Position des Tangos, der *parada*, offeriert der *hombre* besonders im unteren Körperbereich die vertikale Fläche, die „Tür". Seine Beine bilden ein Dreieck mit dem Boden als stabiler, fest positionierter Seite. *Mujer* und *hombre* stehen im rechten Winkel zueinander. Diese Formation gibt in vielen Situationen Kraft und Stabilität, besonders in Kombination mit der Aktivierung des Körperzentrums nach unten hin, wie im Modell des Froschs nach Bartenieff. Für den Gebrauch der vertikalen Fläche eignet sich auch der Spannungsfluss des intensiven Haltens und Loslassens nach Kestenberg. Mit der seitlichen Ausrichtung kann man die Stabilität und Kraft erreichen, um eine Bewegung anzuhalten und so eine andere aufzubauen. *Parada* heißt schließlich auch „anhalten", es ist eine entschiedene, keine fließende Bewegung. Eine Unterbrechung, die dem Paar die Möglichkeit zu einem Bewegungswechsel bietet. Sie hat die Eigenschaften eines Innehaltens und erzeugt Spannung. Diese Art und Weise, die Lateralität zu nutzen kann man als eine Übung in und Demonstration von Entschlossenheit interpretieren.

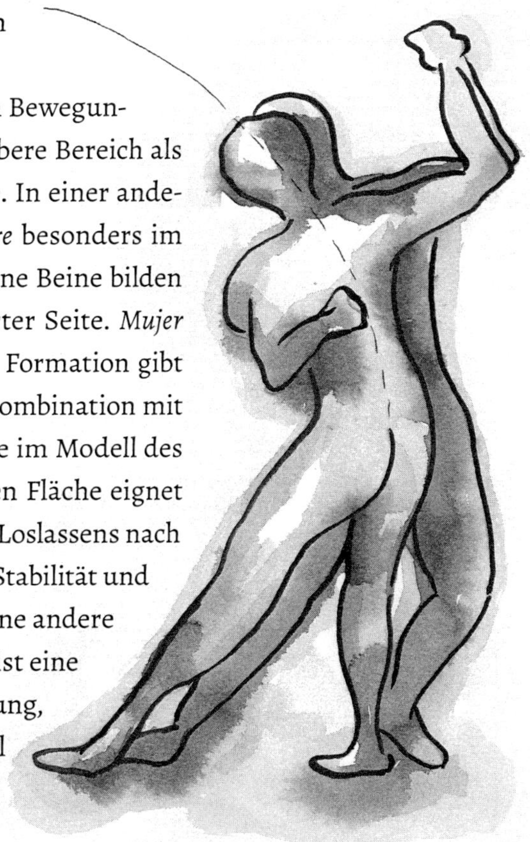

QUEBRADA

Mechanisch ist die Stabilität allerdings laut Dinzel eher abhängig von der Technik der Gewichtsverlagerung und vom Verhältnis zum Boden. Letzteres wiederum hängt von der Kontrolle des Fußes ab, sowie der der Beine und ihrer Verbindung zum Becken. Dinzel unterstreicht, dass Stabilität, die von der Beziehung mit dem Boden ausgeht, immer eine dynamische Ausgestaltung hat - auch dann, wenn die Bewegung anzuhalten scheint. Die „Türfläche" beobachtet man in der Position des *hombre* in den *paradas*, sie ist wie eine ausgefüllte Pause in der Bewegung, begleitet von einer Vertiefung der Aufmerksamkeit und der Spannung.

Während des Tanzes ist sie ein Moment der Bestätigung oder der raschen Reflexion. Aber zu Beginn eines Tangos, in der Anfangsposition, vermeidet man es, allein die frontale Fläche zu präsentieren - dies wäre zu viel. Wir

erinnern uns, dass es im Tango darum geht, die Unsicherheit in den Arm zu nehmen. Zusammen tanzen setzt Offenheit voraus, und dass man in der Lage ist, auf eine Folge instabiler Situationen zu reagieren. Wir zeigen unser Profil, wenn wir den Tango beginnen, weil wir nur einen Teil von uns offenbaren wollen. Wir tanzen mit einer anderen Person, weil sie uns hilft, zu vervollkommnen, was noch nicht ganz ist.
Doch das Zeigen des Profils ist auch eine Verteidigungshaltung im Kampf, wenn man die lebenswichtigen Bereiche der Oberfläche vor dem Gegner verbergen muss. Dies ist eine weitere Erbschaft aus der Tradition des Messerkampfes.
Sich frontal vor den Partner zu stellen schmälert die Verführung: „Wenn der *hombre* sich frontal präsentiert, um den Tanz zu eröffnen gibt es kein Mysterium“, sagt die Tänzerin Mariel Altobello in einem unserer Gespräche während der Recherche zu diesem Buch.
Die beiden Individuen vereinen sich zu einem Paar, um Tango zu tanzen und auch, weil sie sich nicht komplett entblößen oder vollkommen öffnen wollen. Keine Vollkommenheit zu demonstrieren kann man auch als eine Art und Weise betrachten, dem Anderen Raum zu geben.
Das Charakteristische am Tango ist die beständige Übung dreidimensionaler Bewegungen. Der besondere Umgang mit den Flächen im Raum lässt dabei eine Vielfalt mentaler Haltungen zu. Schließlich ist Tango mehr als das körperliche Bewusstsein von Flächen, so sagt Dinzel: Es ist ein komplexes Bewusstsein von Bewegung im Raum und impliziert einen perfektionierten Umgang mit den rechtwinkligen Achsen.

Die Dimensionen sind für Dinzel nicht rein räumliche Kategorien. In einem weiteren Sinne betrachtet Rodolfo auch die Musik und das Mitgefühl als Dimensionen, als Elemente unseres Bewusstseins, die unsere Emotionen beeinflussen. Dinzel bezieht sich in räumlichen Begriffen auch auf die Konzepte der Komplementarität und Supplementartät und definiert so zwei verschiedene Arten, zusammen zu tanzen.

Die Komplementarität finden wir in einer Paar-Einheit, in der beide Parts die gleichen dynamischen Empfindungen haben, so dass einer den anderen mühelos ergänzen kann. Dieses Ergänzen ist eine Form tiefer dynamischer Empathie. Ganz anders bietet die Supplementarität Raum für Kreativität: Ich kann durchaus gemeinsam mit einem Partner tanzen, ohne die gleichen Empfindungen mit ihm zu teilen. Ich tanze dank der Technik, und kann die Bewegungen des Anderen durch meine ersetzen. Auf diese Weise kann sich die Fantasie entfalten, und es ergeben sich neue Möglichkeiten und Formen.

Im Tango findet sich ebenfalls, was wir schon häufiger erwähnt haben: das *shaping*: die Form des Anderen annehmen und sich mit dem Anderen dann der Form des Raumes anpassen. Dies ist eine freie, elastische Form. Wir werden im weiteren Verlauf diese Kategorien der Formen in Flächen noch vertiefen, denn diese sind besser geeignet, den Tango zu beschreiben, als es die reinen Flächen sind. Formen in Flächen erlauben es uns, Objekte, den Raum und die Umgebung zu modellieren.

Im Tango gibt es fast nie die direkte Konfrontation, sondern man bewegt sich im Gegenteil permanent in Spiralen und Drehungen. Für Dinzel ist somit auch das „Annehmen der Form des Anderen" mehr mentale Haltung als physisches Element. Den Körper des Anderen nachzumodellieren heißt auch, mich dem Besonderen der Situation anzupassen. Dies ist die generelle Idee dahinter: Sich dem Anderen anzugleichen, ohne sich in äußerlichen Gesten zu verlieren, die die intime Form des Tanzes zerstören würden.

Eine Übung für Tanztherapeuten: Ü

- Herausfinden, welche Flächen und Dimensionen im Grundschritt (*paso básico*) Ausdruck finden.
  Studium des Grundschritts, des Parts des *hombre*, hinsichtlich der Kategorien des Raumes, der Dimensionen und der Flächen.

(Zum Vergleich findet sich ein Lösungsvorschlag auf Seite 140, am Ende von Kapitel IV)

Körperhaltung und Haltung, Geste und Aktion

„Körperhaltung und Haltung", „Geste und Aktion" sind verschiedene Konzepte in der DMT. Die Haltung, die sich in einer besonderen Körperhaltung ausdrückt, ist eine mentale Verfasstheit, eine Absicht, die innerlich wächst und uns von der Persönlichkeit des Individuums erzählt, das wir vor uns haben.

Jeder Tanzstil ist Ausdruck einer typischen Haltung. Die Übung der für den Tanz typischen Körperhaltungen kann gleichzeitig meine individuelle, nicht funktionale innere Haltung korrigieren.

Der Tango fördert in seiner idealen Form eine Haltung der Flexibilität und gleichzeitig die einer Spannung gegenüber dem Anderen, um die Verbindung zwischen den beiden Tänzern zu halten. Die Körperhaltung als Ausdruck dieser inneren Haltung unterstützt die Einheit des Paares, ohne sie zu behindern.

Alle diese Qualitäten zeigen sich im Körper und besonders im Oberkörper. Dinzel betrachtet diese typische Haltung des Tangos als „Prototypen", als originäre Haltung, ohne welche die individuelle Persönlichkeit nicht ausreichend Flexibilität aufbringen könnte, sich anzupassen.

> „Mich dem Körper des Anderen anzupassen dient dem Tanz und ist ein ständiges Annähern meiner Ideale an die Realität, indem ich meinen Körper immer wieder mit Hilfe des Körpers und der Präsenz des Anderen korrigiere."

Kopiert man allerdings eine Körperhaltung ohne die entsprechende innere Haltung, führt dies zu einer Stereotype. In der DMT sind Gesten definiert als in der Körperperipherie sichtbare Phänomene - wie Hände, Arme, Füße oder auch mancher mimische Ausdruck. Eine Geste kann von der Haltung unterstrichen werden oder auch reine Geste ohne irgendwelche Unterstützung von innen bleiben. Im Tango zeigen normalerweise nur von der Haltung unterstützte Gesten Wirkung, indem sie die Ausdruckskraft verstärken, aber nicht die Struktur des Tanzes verändern.

Kategorie Antrieb, die inneren Impulse

Laban definiert die Antriebe (*efforts*) als Bestandteile von Bewegung. Wörtlich aus dem Englischen übersetzt bedeutet *efforts* Kraftanstrengungen im Allgemeinen, bei Laban umfasst das Konzept auch die Idee von Impulsen und der Dynamik einer Bewegung. Allgemein ist damit eine ganzheitlich aktive, das heißt körperliche, mentale und emotionale Anstrengung ohne irgendwelche negativen Konnotationen gemeint. Es handelt sich um eine der qualitativen Eigenschaften von Bewegung, und ist als solche nicht immer leicht zu definieren. Diese Problematik zeigt sich auch in den diversen unterschiedlichen Übersetzungen und Definitionen des Wortes *effort*, selbst innerhalb eines einzelnen sprachlichen Kontextes.

Rosa Maria Govoni schreibt in ihrer „Einführung in die Bewegungsanalyse“: „Der *effort* bezeichnet die Art und Weise, in der ein Mensch seine eigene Energie nutzt und seinen eigenen inneren Haltungen Ausdruck verleiht, vor dem Hintergrund von Fluss, Gewicht, Zeit und Raum.“ (Übersezt aus: Govoni 2004, Seite 24).

Das Wort „Impuls“ weist darauf hin, dass diese Kategorien Motivationen definieren, Eigenschaften von Bewegungen erzeugen, Charaktere zeigen. Die Antriebe hängen vom individuellen Gefühl, der Situation und der Umgebung ab: Wie bewege ich mich? In welcher Situation? Welche Motivation treibt mich an, bewegt mich? Welches innere Gefühl?

Man sagt, im Tango könne man die Gefühle tanzen, wie sie sind. Wir müssen keine Fassade aufbauen. Wir lassen es zu, uns zu öffnen, und streben nach Authentizität. Es mag sein, dass diese Authentizität von außen nicht immer sichtbar ist, aber in die Qualität des Tanzes bezieht jeder Mensch eigene Gefühle mit ein und gibt sich als der, der er ist - hier und jetzt.

Laban beschreibt, wie man eine Bewegung entwickelt ausgehend vom Antrieb, der sie motiviert. Die Qualität der Bewegung wird von der inneren Beteiligung des Tänzers beeinflusst, und diese Antriebe sind unterschiedlich. Auch die Übersetzungen der verschiedenen Typen von Antrieben folgen leider keiner einheitlichen Terminologie. Also versuchen wir, diesen Mehrdeutigkeiten zu begegnen, indem wir die spezifische Funktion und das besondere Gefühl der Antriebe im Hinblick auf unser ebenso spezifisches Thema betrachten.

Der Antrieb ist das Produkt von vier verschiedenen Faktoren: Zeit, Gewicht,

Raum und Fluss, die sich jeweils in Elemente aufteilen. Die Qualität der Elemente hängt von ihrer aggressiven Ausrichtung ab. Man unterscheidet zwischen kämpferisch / ankämpfenden oder aber hingebungsvoll / nachgebenden Elementen.

ANTRIEBE

FAKTOR	ELEMENT: KÄMPFERISCH	ELEMENT: HINGEBUNGSVOLL
ZEIT	PLÖTZLICH, SCHNELL	ALLMÄHLICH, GETRAGEN
KRAFT / GEWICHT	STARK / SCHWER	SANFT / LEICHT
RAUM	DIREKT	INDIREKT
FLUSS	GEBUNDEN	FREI

Jeder Faktor repräsentiert eine je nach menschlichem Befinden andere und spezifische Weise, sich mit der Umgebung in Beziehung zu setzen. Die **Zeit** einer Aktion, ob plötzlich oder allmählich, wird beeinflusst von der Fähigkeit, Entscheidungen zu treffen, sowie von unseren Vorstellungen.
Die Steuerung der Intensität und **Kraft** einer Bewegung hängt ab von dem Gebrauch, den wir vom **Gewicht** machen und drückt unsere Beweggründe aus.
Am **Fluss** der Bewegung lässt sich der gefühlsmäßige Zustand ablesen.
Die Beziehung zum **Raum** kann direkt oder indirekt sein und hat, wie bereits festgestellt, zu tun mit der jeweiligen Denkweise und der Aufmerksamkeit.
Wenn eine Person sich bewegt, werden kognitive, soziale und emotionale Aspekte sichtbar. Susanne Bender beschreibt in „Die psychophysische Bedeutung der Bewegung“ (Berlin 2007), worauf wir hier hauptsächlich Bezug nehmen, im Detail jeden Faktor und sämtliche möglichen Kombinationen von Bewegung.

Auf den folgenden Seiten wollen wir nicht so sehr auf die Beschreibungen bezüglich der DMT eingehen, sondern viel mehr die Eigenschaften herausarbeiten, die für den Tango von Interesse sind und sich in ihm manifestieren.

Zeit

Laut Laban ist Zeit einer der Faktoren, welche die Art des Antriebs ausmachen. Die Zeit kann getragen sein, das heißt graduell verlaufen, was nicht notwendigerweise „langsam" bedeutet, wohl aber so erscheinen kann. Ihr Verlauf kann aber auch von Eile geprägt sein. In diesem Fall steht der Faktor Zeit unter dem Einfluss eher kämpferischer Elemente, erfolgt plötzlich, das heißt eher schnell oder unmittelbar.

Bender betrachtet diesen Faktor als nicht objektiv messbar, sondern von der inneren Haltung beeinflusst. Unsere Wahrnehmung von Zeit hängt von den jeweils unterschiedlichen Situationen ab, in denen wir uns befinden. Man kann vom Warten profitieren, indem man sich der Zeit hingibt, kann aber ebenso gegen die Verzögerung ankämpfen im Gefühl, Zeit zu verlieren. Von Fall zu Fall kann die gleiche Menge Zeit langsam vergehen - also getragen sein wie beim Tango - oder einem beschleunigt vorkommen. Man kann das Gefühl haben, gegen die Zeit kämpfen zu müssen, damit sie nicht zu schnell vergehe, oder aber im Gegenteil sich ganz „in der Zeit" fühlen und sie vergehen lassen. Dies alles hängt auch von den individuellen motorischen Kompetenzen ab: Ältere Menschen mögen das Gefühl haben, sich beeilen zu müssen, wenn sie eine Straße bei grün überqueren, ihr Faktor Zeit ist also eilig - obwohl sie wesentlich langsamer laufen als der junge Mensch daneben.

Der trainierte Marathonläufer dagegen hat ein ausgedehntes inneres Zeitgefühl, um seine langen Strecken zu überwinden, und scheint dabei entspannt, nutzt somit die getragene Zeit.

Die eilige, unvermittelte, „plötzliche Zeit" ist typisch für jede Aktion und Reaktion, die determiniert ist bzw. von Entscheidungen abhängt. Dieser Aktionstyp dient dazu, sich selbst oder Gegenstände schneller im umgebenden Raum zu bewegen.

Hat man auf der anderen Seite Zeit, und kann diese Wahrnehmung mit sich tragen, ohne sich zu beeilen, so hat man das Gefühl, die Zeit selbst

mit sich tragen zu können. Wir wollen noch einmal betonen, dass dies kein objektiver Wert, sondern eine subjektive Empfindung ist, eine Eigenschaft und innere Haltung. Es geht um die Fähigkeit, ein Gefühl für die jeweils notwendige Zeit zu haben.
Demnach wäre eben ein Gefühl von Unendlichkeit nicht einfach eines für langsam vergehende Zeit - aber auch nicht das Gegenteil, sondern eben getragene, das heißt: bewusst gemachte Zeit.
In der westlichen Kultur hat Langsamkeit eine negative Konnotation, während Schnelligkeit belohnt wird. Man glaubt, wer schneller sei, habe mehr Zeit. Tatsächlich ist es so, dass derjenige, der im Gefühl getragener Zeit zu handeln weiß, seine Zeit verlängern - oder besser: ausdehnen kann, indem er sie verdichtet. Die Zeit mit sich zu tragen heißt auch, „ihr Herr" zu sein (vgl. Bender 2007, S. 58-66).
Genau dies ist die Wahrnehmung von Zeit, die wir im Tanz - und besonders im Tango - finden. Auch in Sequenzen mit sehr schnellen Bewegungen wissen die Tänzer, dass sie Zeit haben, weil sie sie tragen und in der Lage sind, bewusst in ihr zu agieren. Es geht nicht nur darum, die Zeit zu beherrschen, dank des Trainings und der Praxis, die es erlauben, die nötige Zeit für die geplanten Schritte abzuwägen. Es hat sich ein inneres Bewusstsein für die eigenen Bewegungen entwickelt. Für Dinzel praktiziert man somit im Tango eine andere Qualität der Zeit. Alles, was nicht Tanz ist, bleibt außen, ein Gefühl für das Unendliche entsteht. Während wir tanzen, sind wir in der Zeit. Weder messen wir sie, noch nehmen wir sie im messbaren Sinne wahr, weil wir sie leben. Ein erfahrener Tänzer folgt nicht dem Rhythmus, sondern er ist Rhythmus. Spielende Kinder können und wollen nicht aufhören zu spielen. Sie spüren kein Vergehen der Zeit: Die Mutter ruft, aber im Spiel ist die Zeit gleichgültig. Spielende Kinder befinden sich in einem kreativen Prozess, und in einem solchen hat man mehr Zeit als im Alltag. Wie das spielende Kind aktiviert auch der Tanzende sämtliche Synapsen für das Objekt seiner Aufmerksamkeit und wertet vor allem alle Möglichkeiten, aktiv zu sein, funktional.
Übung lässt uns im Tanz nicht nur reaktionsschnell sein, sondern führt dazu, dass wir Zeit haben, uns auszudrücken, unsere Entscheidungen umzusetzen. Das ist typisch für jeden kreativen Akt und lässt sich als Mechanismus natürlich auch im Tanz fruchtbar machen. Laut Dinzel können die

Endorphine, die sich bei der Improvisation entwickeln, die Fähigkeit, uns Aktionen zu merken in einem kreativen und schnellen Prozess aufheben. Um uns zu erinnern, müssen wir uns immer wieder dem Gleichen aussetzen und nicht nur die Form, beispielsweise den Ablauf einer Sequenz, sondern viel mehr die kreative Gesamtsituation wiederholen. Diese Fähigkeit, die laut Dinzel von der konstanten Praxis abhängt, bestimmt eine Art Initiation der Disziplin: immer wieder die gleiche Erfahrung, Sequenz und auch die gleichen kreativen Bedingungen durchlaufen, bis alles verinnerlicht ist, „*incorporada*", wie Dinzel sagt, „verkörperlicht". Diese Phase des Prozesses bildet für Rodolfo den Funken, der die Kreativität entzündet, und der für ihn eine dritte Option neben der Beobachtung und der Reaktion ist. Mit dem Training erlangen wir ein Zeitbewusstsein, das anders ist als das im Alltag. Es handelt sich nicht darum, „das Zeitgefühl zu verlieren", wie man zu sagen pflegt, sondern es geht im Gegenteil um die Fähigkeit, über die kreative Aktion die Zeit auszudehnen. Man erreicht ein anderes Bewusstsein und einen anderen Gefühlszustand, und auch deshalb wird der Tango als Initiation betrachtet, denn er stellt nicht nur körperliche Aufgaben, sondern ist in jeder Hinsicht eine wirkliche „Lehre".

Wie oft am Anfang eines Lernprozesses, zum Beispiel auch in den Kampfkünsten oder in den traditionellen Formen des fernöstlichen Theaters und Tanzes, kann eine jeweils höhere Aufgabe dem Schüler die Einfachheit der vorangehenden Aufgaben deutlich machen. Das heißt unter dem Gesichtspunkt der Zeit betrachtet: Man setzt den Schüler unter Druck, um ihm das Gefühl zu geben, in den einfacheren Sequenzen mit der Zeit umgehen zu können. Eine Person, die ein ausgedehntes Bewusstsein von Zeit hat, kann sie besser tragen als jemand, der sehr schnell vorgeht. Es geht nicht nur um den schnellen Fortschritt von Bewegungen, sondern darum, die für eine Sequenz nötige Zeit abzuwägen. Im Tango kennen wir keine Eile, er ist nicht „Kampf gegen die Zeit" sondern „Bewegung mit der Musik", ohne dabei Sklave des Rhythmus zu sein. Es ist schöner, die Musik zu interpretieren, als ihr nur zu folgen. Man kann Pausen machen, Ruhe suchen, Spannungen aufbauen, die Stille tanzen, wir können Bewegungen abbremsen oder fließen lassen. Es gibt musikalische Sequenzen, die zu der einen Bewegung einladen und zu der anderen nicht, und, es stimmt, dies kann oft leere Konvention werden. Doch die Interpretation der musikalischen Sequenz sollte beim jeweiligen Tänzer liegen und ein Ergebnis der Kommunikation innerhalb der Paar-Einheit sein.

Die getragene Zeit ist keine Art *slow motion*, auch nicht einfach nur ein Verlangsamen von Zeit. Wenn wir uns über eine längere Zeit hin langsam bewegen, vergessen wir schlicht das Empfinden von Zeit. Im Allgemeinen hält ein Tänzer, der ein langsames Tempo verwendet, einen Rhythmus in seiner Bewegung und lässt ihn unverändert vor sich hin fließen. Möglicherweise nutzt ein langsam Tanzender einen kontrollierten und gleichmäßigen Fluss, der aber nicht gebunden ist. Allmähliche Zeit zu nutzen bedeutet, sie verlängern und erweitern zu können, während man eine Bewegung ausführt. Ihrer Herr zu sein, ohne einen Kampf gegen sie austragen zu müssen.

Der Faktor Zeit hat auch mit der individuellen Reaktionsfähigkeit zu tun, die langsam oder schnell sein kann. Veränderungen dieser Fähigkeit sind allerdings nicht immer messbar: Man kann in einer zeitlich getragenen Bewegung über eine Hängebrücke gehen, um dann schnell auf den festen Boden zu springen, und auch dies ist - wenn auch schnell ausgeführt - eine Bewegung in allmählicher Zeit. Im Leben findet man getragene Zeitmomente auch dann, wenn man in einem schnellen Takt reflektiert.

Sich im Kampf gegen die Zeit zu fühlen, hat zu tun mit unserer Fähigkeit und der Notwendigkeit, Entscheidungen zu treffen - wie auch mit unseren Wünschen und Sehnsüchten. Der Tango bietet uns die Möglichkeit, die Erfahrung des Beherrschens der Zeit zu machen. Wir üben, die nötigen Zeitintervalle für bestimmte Entscheidungen und für die Realisation unserer Vorhaben zu bemessen. Die Menschen verfügen über die Möglichkeit, die Zeit auf diese Weise zu gestalten und so ein Stück Unendlichkeit zu gewinnen.

Zeit ist in verschiedenen Bereichen des Körpers auf verschiedene Weise wahrnehmbar. Es gibt viele Varianten des Spiels mit dem Rhythmus. Im oberen Kreisbogen fließt die Zeit auf nicht wahrnehmbare Weise, es herrscht fast Zeitlosigkeit. Von außen betrachtet scheint fast nichts zu passieren, während die Beine die Informationen aus dem Fluss der Umarmung umsetzen. Die Beine sind nicht schneller als die Umarmung, sondern setzen vielmehr das um, was dort entschieden wird und die Körpermitte durchläuft. Man kann sagen, dass im Tango der obere Bereich für die Wünsche und den Willen zuständig ist, das Zentrum für die Intuition und der untere Körperbereich für die Umsetzung der Bedürfnisse.

Wer die unterschiedlichen Eigenschaften des Faktors Zeit integriert, entwickelt Intuition, Entscheidungsfähigkeit und das sogenannte *timing*. Eine Entscheidung kann schnell getroffen sein oder man wartet, bis die Zeit reif ist. Sowohl die Fähigkeit, die Entscheidung zu treffen als auch die, zu warten hängen von der Intuition ab. Wer inneren Frieden hat und im Austausch mit seiner eigenen Intuition steht, kann warten und eine Entscheidung bis zum richtigen Moment reifen lassen. Dies ist eine andere Art des Wartens als die desjenigen, der etwas aus Unsicherheit aufschiebt oder aus Versagensangst nicht in der Lage ist, eine Entscheidung zu treffen. Im Tango kann man üben, Zeit in Verbindung mit der Realität zu begreifen. Dies ist ein bewusster Kontakt, so, wie auch die Beziehung zum Raum bewusst ist.

Für Menschen mit psychischen Störungen, Angststörungen, Zwangsstörungen oder Depressionen, deren Wahrnehmung von Zeit gestört sein kann, ist dies eine sehr hilfreiche Übung. Das Gefühl, Zeit zu haben, ihr Herr zu sein, sie zu gestalten, anstatt von ihr getrieben zu sein, ist ein Grundstein des persönlichen Gleichgewichts. Das Gefühl, sich im eigenen Rhythmus zu bewegen, und nicht von äußerem Druck gesteuert zu sein, gibt ein Gefühl von Ruhe und Freude. Das Ganze ist eine Suche nach innerer Ruhe. Es geht nicht um ein Betonen der Kontrolle, des Momentes, in dem tatsächlich eine Entscheidung getroffen wird, sei sie unvermittelt oder wohl abgewogen, von der wir gar nicht wissen, ob es die richtige ist. Wir haben das Ergebnis nicht in der Hand, es liegt in der Zukunft! Unsere Intentionen beeinflussen uns und unsere Intuition hilft uns, weil wir Vertrauen haben. Das Vertrauen in unsere Fähigkeiten lässt Intuition zu und führt uns zu ihr.

Auf diese Weise wachsen beide, Vertrauen und Intuition, mit der Praxis. Die Tanzenden geben sich den eigenen Intuitionen hin - und denen des Partners, in der Umarmung akzeptieren sie im Vertrauen die Risiken. Man kann es lernen, ohne Angst zusammen zu tanzen, den Schritt des Partners zu halten, wenn man der eigenen Intuition vertraut.

> In Dinzels Vorstellung von Zeit gibt es keine Zukunft, die sowieso keine Relevanz hätte: „Wir befinden uns in der Gegenwart wie in einer Flüssigkeit. Es ist die gleiche Art von Gegenwart, wie sie das spielende Kind erfährt. Das Spiel ist seine Arbeit, es gibt keine Zukunft, es befindet sich im Inneren dessen, was es tut."

Die Zeitauffassung im Tango ist auf die nächste Gegenwart beschränkt, also auf das, was soeben passiert ist. Sie ist sozusagen ein Gefühl von unendlicher Zeit, weil Tango ausschließlich im Hier und Jetzt geschieht. Wie der Raum kann also auch die Zeit im Tango als unbegrenzt betrachtet werden. Vielleicht wäre es aber richtiger, von einer Situation der „Zeit-Losigkeit" zu sprechen.

> „Vertikale Zeit. Man denkt schneller und sucht mehr und findet Raum."

> *„Tiempo vertical. Se piensa más rápido y se busca y encuentra más espacio."*

Sehen wir ein Paar mit augenscheinlichen Problemen, werden wir Zeugen eines kurzen Schreckensmomentes, der genau wie das Vakuum, das entsteht, während das Paar sich wieder sortiert, ein Augenblick des *reset* ist. Man findet sich neu zusammen im Hier und Jetzt, in der Verbindung. Wir verstehen dann, warum es im Tango nicht „Fehler" gibt, sondern ein Bewusstsein für die Aktion. Auch ein momentaner Verlust des Gleichgewichts, was als Fehler betrachtet werden könnte, ist eine Chance, frei im Zu-zweit-Sein zu bleiben, kreativ zu sein.

Wie in einem therapeutischen Prozess ist es auch im Tango manchmal nicht leicht, den Unterschied zu spüren zwischen einem Zweifel und einem sinnvollen Warten, um die Risiken zu beurteilen. Wer zweifelt, hat unter Umständen Angst, eine falsche Entscheidung zu treffen und wartet ab. Ein anderer mag warten, um sich von der eigenen Intuition zum richtigen Moment führen zu lassen. Im Tango nimmt man die Risiken an, es gibt keinen rationalen, sondern einen intuitiven Prozess des Abwägens. Das

Abwarten ist oft das typische Thema der *mujer*. Wer in der Rolle der *mujer* zu tanzen beginnt, folgt, ist oft besorgt, schnell dorthin zu gehen, wo der Partner hin will. So wartet man oft nicht auf den bestimmten Impuls, aus der Sorge heraus, nur zu folgen. Und dies ist tatsächlich ein Fehler. Ein Typ Fehler, der sich zur Dysfunktion entwickelt wenn Tango nur in Form von Schrittfolgen unterrichtet wird, anstatt das Gespür für Kommunikation im Inneren der Paar-Einheit sich entwickeln zu lassen.

Das Erlernen von Schrittsequenzen verhilft nicht zum besseren gemeinsamen Tanzen: Kommunikation verläuft über einen kognitiven Prozess zu langsam, während sie in einem intuitiven Prozess schneller und vor allem authentischer wird. Man nimmt Bewegungen vorweg, wenn man versucht, die Entscheidungen desjenigen, der führt, vorauszusehen - in Wahrheit aber ist die Zeit, etwas vorauszusehen nicht gegeben. Die intuitive Reaktion, die aus dem Inneren unseres Seins, unseres Körpers erfolgt, ist schneller und wirkungsvoller als jede Vorwegnahme möglicher Bewegungen des Partners. Das Gefühl, nicht warten zu können, kann in Wirklichkeit von der Sorge herkommen, verspätet zu reagieren, nicht angemessen auf die Vorschläge des Partners einzugehen.

Mit größerer Reife verschwindet die Unterscheidung zwischen „führen" und „folgen", weil man begreift, dass auch, wer folgt den Tanz in seinem Tempo trägt und Entscheidungen trifft. Zusätzlich muss die Kapazität zu warten auch beim *hombre* entwickelt sein. Auch wer den Impuls zu einer Bewegung gibt, muss in der Lage sein, die Antwort abzuwarten, bevor er die nächste Bewegung vorschlägt.

Die Art, Zeit wahrzunehmen enthält auch kognitive, soziale und emotionale Aspekte. Ein Mensch, der sich nur im schnellen Rhythmus bewegt, verfügt über eine ausgeprägte Assoziationsfähigkeit und einen schnellen mentalen Fluss, kann unter Umständen Konzepte sehr schnell aufnehmen. So ein „schneller Typ" kann eine ganze Gruppe dazu bewegen, eine Entscheidung zu treffen und eine Arbeit zu beenden. Auf der anderen Seite zeigen diese Menschen Defizite beim Warten und dabei, einem Prozess die nötige Entwicklungszeit zu lassen. Menschen, die Zeit auf diese Weise wahrnehmen, sind spontan und lassen sich leicht von der Spontaneität anderer anstecken. Es sind diese Menschen, die überall mitmachen wollen und dann zu spät kommen, weil sie immer glauben, die Zeit reiche auch noch für eine andere Aktivität. Im Tango erhält man die Fähigkeit einer schnellen Auffassung, für ihre Entwicklung braucht man eine lange Tanz-Erfahrung.

> „Der reifere Milonguero hat nicht mehr die Beweglichkeit und das Tempo des Jüngeren, aber er verfügt über die Erfahrung und geht den subtileren Weg, tut das körperlich Mögliche und versucht dabei, die Entwicklung seines Gefühlslebens an seine Partnerin weiterzugeben."

> *„El milonguero maduro no tiene más la agilidad y rapidez del joven pero tiene experiencia y toma el camino de lo sutil, hace lo que puede hacer con su cuerpo e intenta trasmitirle a la mujer el desarollo de su vida emotiva."*

Laut Rodolfo sind es nur wenige Menschen, die bereits in jungen Jahren über diese Kapazität verfügen. Deshalb ist es so wichtig, ein durchaus schnelles, aber vor allem stabiles Gefühl zu entwickeln, das bewusst erlebt wird. Vor allem aber ist es notwendig, auf die eigene tiefgehende Intuition zu vertrauen. Diese stellt sich nur über die Praxis und die Wiederholung ein. Die Fähigkeit des Improvisierens basiert nicht nur auf Intuition, sondern auch auf dem Beherrschen der Bewegung, auf Sicherheit. Und diese erreicht man über beständiges Üben. Wer schnell ist, hat immer das Gefühl, etwas zu verpassen, nicht rechtzeitig zu kommen und nie genug zu haben. Es sind die Menschen, die sagen, der Tag müsste sechsunddreißig Stunden haben. Interessanterweise ist diese Eigenschaft auf emotionaler Ebene häufig mit einer indirekten Bewegungsweise im Raum verbunden. Emotionen werden sehr schnell ausgedrückt - und verpuffen genauso schnell wieder. Manchmal haben die entsprechenden Personen Identitätsprobleme, wenn sie nicht genug zu tun haben. Manche ertragen Momente der Leere nicht und suchen ihr ganzes Leben lang nach immer neuen Aufgaben.

Dagegen neigt eine Person mit getragenem Zeitgefühl dazu, unzählige Aspekte abzuwägen, wenn es eine Entscheidung zu treffen gilt, in dauernder Sorge, die Zeit sei noch nicht reif. Personen mit diesen Eigenschaften brauchen zum Lernen mehr Zeit und Ruhe als andere, und es ist nicht

hilfreich, ihnen Druck zu machen. In einem sozialen Kontext nehmen sich diese Menschen Zeit für sich, sind aber nicht immer in der Lage, in der Gruppe zu sein. Sie schließen sich automatisch aus, weil sie Entscheidungen nicht im gleichen Tempo wie die anderen treffen können. Vom emotionalen Standpunkt aus versetzt einen diese Eigenschaft in die Lage, nachhaltige Gefühle wachsen zu lassen. In einem Gespräch brauchen diese Menschen Zeit, ihre Gefühle und Meinungen auszudrücken, können sich sonst nicht öffnen.
Als Dinzel diese (auf Susanne Bender basierenden) Beschreibungen der verschiedenen Typen im Umgang mit der Zeit hört, stellt er Überlegungen an über den Charakter der Bewohner von Buenos Aires:

> „Der *Porteño*", so Rodolfo, „ist träge, dabei nicht langsam, er nimmt sich Zeit, eine Entscheidung abzuwägen. Aber wenn er zu tanzen beginnt, ist er schnell, bereit, hat Lust, etwas zu kreieren und immer wieder Neues zu konfrontieren."

> *„El Porteño es denso, no lento. Se toma un tiempo para evaluar una decisión ... Cuando sale al baile se vuelve rápido, y tiene ganas de crear y de afrontar situaciones siempre nuevas."*

Bender bezeichnet das Alter von drei Jahren als die Periode, in der das Kind seine Art des Zeitgefühls entwickelt. Bis zum Alter von drei haben Kinder keine klare Auffassung von Zeitabständen und bemessen den Verlauf eines Tages nicht in Stunden. Die Bezugspunkte sind konkreter Natur, an die Rhythmen von Schlaf und Wachsein angebunden. Ungefähr mit drei Jahren entwickelt sich im Gehirn eine Art *timer*, um Zeitintervalle zu messen. Die Erfahrung von Abfolgen und unterschiedlichen Zeitintervallen für mögliche Aktivitäten bildet die Fähigkeit aus, die Zeit einzuschätzen. Wissenschaftliche Studien (z. B. Meck 1997) bestätigen das Vorkommen unterschiedlicher biochemischer Reaktionen, also verschiedener Dopamin-Mengen in einigen Hirnregionen, die jeweils einem bestimmten denkbaren Zeitintervall entsprechen. Dopamin ist ein Neurotransmitter, der unter anderem die Funktion der Bewegung, des Gedächtnisses sowie der Aufmerksamkeit reguliert. Wenn man abzuwägen lernt, dass für eine

Bewegungssequenz eine bestimmte erkennbare Zeit nötig ist, wird eine Kettenreaktion im Gehirn in Bewegung gesetzt, die kognitive Abläufe, Assoziationen und Erinnerungen hervorruft, welche sich dann in Entscheidungsfähigkeit umwandeln.
Man kann sagen, dass Kinder im Alter von drei Jahren die Modelle zum Umgang mit der Zeit erlernen, die sie auch im Erwachsenenalter anwenden werden. Ein exzessives Kontrollbedürfnis oder die Tendenz, die notwendige Zeit für eine Unternehmung nicht abzuwägen, sind an die Menge und Aktivität der Dopamin-Ausschüttung im Hirn gebunden.

Die Wahrnehmung von Zeitintervallen, die in Fällen von Hyperaktivität und Aufmerksamkeitsdefiziten gestört ist, lässt sich durch physische Aktivität trainieren - also Sport, Musik und natürlich Tanz. Die Erfahrungen, die im Alter von drei Jahren gemacht werden, sind also fundamental wichtig für die Prozesse, die uns ein Messen der Zeit, ihrer Intervalle und Differenziertheit ermöglichen. Im Schulalter bis zum Alter von zehn Jahren vervollständigt sich diese Übung der Wahrnehmung von Zeit, so dass das Individuum nun die Zeit, die es für eine bestimmte Unternehmung braucht, genau ermessen kann.
Tango-Praxis kann auch im Erwachsenenalter helfen, mit Zeitintervallen besser umzugehen und zwischen den Extremen beider Ausrichtungen von Zeit, also improvisierter und festgelegter Zeit, zu vermitteln.
Der Tango hilft dem vornehmlich plötzlich ausgerichteten Charakter, sich zu sammeln, und aktiviert die Reaktionsfähigkeit dessen, der die Zeit zu stark dehnt, er ist „Revisor unseres Verhaltens“ (*revisor de conducta*).
Dinzel betrachtet den Tango als einen Modifikator unseres Verhaltens, der uns einen Realitätsbezug ermöglicht. Die Aktionen des Beschleunigens und Verlangsamens als Interpretationen des Tänzers verbinden ihn auf kreative Weise mit der von der Musik vorgeschlagenen Zeit. Im Tango beeinflusst die Musik den Tanz, ohne dass sie ihn komplett beherrscht - anders als bei anderen choreographierten Tänzen, in denen die Musik bestimmte vorgegebene Sequenzen und Bewegungen vorschreibt.
Auf der anderen Seite gibt es im Tango formale Vorgaben, welche die zeitlichen Abläufe in der *Milonga* regeln: die drei Minuten als Dauer eines Tangos, und die *cortinas*, die Pausen nach drei oder vier Tangos, einer *tanda*

also, in denen wir uns von einem Partner trennen müssen.
Jeder Tango dauert ca. drei Minuten, weil dreieinhalb Minuten die längstmögliche Zeit einer Aufnahme auf einer Seite einer Schallplatte von achtundsiebzig Umdrehungen war, wie sie in der ersten Hälfte des 20. Jahrhunderts benutzt wurden. Für viele *milongueros* ist das Wahrnehmen der drei Minuten eine Art bewusster „Schlaf", ein Zustand des Sich Hingebens und einer Bewusstseinserweiterung, wie sie für die Meditation typisch ist. Wie in der Meditation finden wir auch im Tango die Suche nach Ruhe, die nicht die Abwesenheit von Bewegung und auch nicht leeres Warten bedeutet, sondern viel mehr ein Sammeln ist. Auch in Momenten der Ruhe wird die Spannung der Kommunikation weitergeführt, es ist ein konstanter innerer Fluss.
Ein Fluss ist auch die *Milonga*-Nacht, eine Art „Reise ins Gegenteil", gegen die Regeln und den Lauf der Uhr. Den Fluss gegen den Uhrzeigersinn kann man als Herausforderung der Zeit interpretieren, den Willen, eine eigene Zeit zu kreieren. Auch hierin können wir eine typische Haltung des Tangos sehen: Der Tanz, der eine offizielle Sprachregelung verändert, um eine eigene zu schaffen, das *Lunfardo*, das seine eigene originäre Form gegen die soziale Konvention findet - und, im Falle des Tangos, auch gegen den Fluss der Zeit.

LUNFARDO
typischer Jargon von Buenos Aires, der im zwanzigsten Jahrhundert entstanden ist, gebildet aus Worten der unterschiedlichen von Immigranten gesprochenen Sprachen. Typisch für den *Lunfardo* ist das Vertauschen der Silben, so wird aus Tango beispielsweise „Gotan". Der *Lunfardo* findet sich in vielen Tango-Begriffen sowie in den Liedtexten.

Rodolfo schlägt verschiedene Übungen vor, um die Wahrnehmung von Zeit bei den Tänzern zu sensibilisieren:

- In einfacher oder verdoppelter Zeit laufen;
- Beim Tanzen jedes Mal ein anderes Instrument interpretieren;
- Die Bewegung charakterisieren, indem man den Interpretationen verschiedener Orchester folgt;

Dinzel schlägt fünf variable Möglichkeiten vor, dem expressiven Gehalt einer Bewegung zu entsprechen, ohne dafür zwingend den Rhythmus zu betonen. Er sieht sie als fünf verschiedene Spiele:
1 - den Rhythmus in seiner Betonung akzeptieren;
2 - die verschiedenen musikalischen Betonungen zu einer einzigen Bewegung vereinfachen, also mit einer Bewegung verschiedene Akzente abdecken;

3 - Wiederholungen unabhängig von denen der Musik setzen;
4 - der Melodie folgen; Das heißt, mit den Schritten nicht dem Rhythmus folgen, sondern der melodischen Zeichnung der Musik;
5 - der Harmonie folgen, was eine Möglichkeit für die fortgeschritteneren Tänzer ist: Jedes Orchester arbeitet unterschiedlich mit den Harmonien, und der Tänzer folgt ihren jeweiligen harmonischen Besonderheiten.

So sehen wir in der *Milonga* jedes Paar die gleiche Musik auf völlig andere Weise interpretieren. Auch die Tänzer bringen Harmonien hervor. Zuhören können, musikalische Sensibilität entwickeln und anreichern heißt, Empathie entwickeln und anreichern. Es bedeutet, offen zu sein, Strukturen zu verändern, hinsichtlich Sensibilität und persönlicher Interpretationsbreite zu wachsen - um so schließlich eine Autonomie des Ausdrucks zu erreichen.

Sincronismo y alternancia

„Synchronität" und „Abwechslung" sind für Dinzel die Basis der Improvisation. Wer sich synchron mit dem eigenen Partner bewegt, das heißt im Gleichklang sein, obwohl man nicht die gleichen Figuren, aber schon den gleichen Rhythmus tanzt, zeigt empathische Fähigkeiten in Relation zum Faktor Zeit.

Das Abwechseln in der Bewegung der beiden Tänzer ist ein Spiel, um auf die Vorschläge des Partners mit eigenen Vorschlägen zu antworten. Manchmal ist dies schwer als wirkliches Abwechseln zu erkennen, weil Dinzel den Mechanismus des *over* in diese Aktion einbaut. *Over* bedeutet, im Sinne einer Übung, im Dialog abwechselnder Bewegungen die eigene Bewegung unmittelbar vor dem Ende der Bewegung des Anderen zu beginnen. Von außen betrachtet kann es wie Synchronität wirken, wenn die Bewegungen der beiden fließend miteinander verbunden sind. Synchronität und Abwechslung bereichern das kreative Spiel und bringen neue Formen hervor. Sowohl in den Übungen als auch im wirklichen Tanz finden wir Momente der Synchronität und Momente des Abwechselns.

Die Synchronität repräsentiert und produziert Empathie, die auch als Har-

monie und Wohlgefühl wahrgenommen wird. Diese synchronen Bewegungen stehen nicht im Bezug zum Vorher, sagt Dinzel, das heißt, sie sind nicht im Sinne einer Choreographie vorbereitet, sondern eben improvisiert. Auf der Suche nach Momenten der Synchronität, selbst wenn diese nicht erfolgreich ist, finden wir die Möglichkeit, an einer besseren Kommunikation zu arbeiten und erlernen die entsprechenden Mechanismen. Dagegen schafft das Abwechseln als Ort des kreativen Dialogs neue Möglichkeiten, Veränderungen, Überraschungen und neue Rhythmen.
Solche Spielereien sind immer dank des Partners möglich. Während wir uns gemeinsam bewegen, übermittelt er uns Informationen über seinen Seinszustand. An diesem Ort des Abwechselns hängt meine Gegenwart von der des Anderen ab, und von seinen Reaktionen auf meine Aktionen. Sowohl für die Übung der Synchronität als auch für die des Abwechselns ist das Zuhören notwendig. Nur so erreiche ich die vollständige Verbindung mit meinem Partner, der mein Spiegel ist: Ich muss immer auf Empfang für den Anderen sein, um zu erkennen, was ich tue. Wie in den Übungen des Widerspiegelns, des Gleichklangs und der Dissonanz in der DMT, habe ich beim Tango im Kontakt mit dem Anderen die Möglichkeit, meine eigenen Aktions- und Bewegungsmodelle zu entdecken und wiederzuerkennen und so eine Bestätigung meiner Wirksamkeit zu erlangen.
Der Tango ist ein Spiel, um dem Neuen zu begegnen, wir fliehen vor ausgetretenen Pfaden, aber bewegen uns doch weiter innerhalb dessen, was wir schon kennen und haben. Um auf den Faktor Zeit zurückzukommen, fügt Rodolfo hinzu, dass es ist, als ob wir vor der Zeit fliehen, indem wir sie mitnehmen.

> *„Una vez más mirando, el tiempo se escapa llevándonos.“*

Im Tango gibt es keinen Kodex hinsichtlich dessen, wie wir Bewegungen zur Musik und zu ihrem Rhythmus zu kombinieren haben. Wir entscheiden nach unseren eigenen kreativen Möglichkeiten, was uns in die Lage versetzt, die Zeit wie auch den Raum zu formen.

Raum

Die Verwendung des Faktors Raum kann direkt oder indirekt sein, und ist gebunden an die Aufmerksamkeit, die Teilhabe und die Beziehung mit der Umgebung und den Dingen, die unser Interesse wecken. Ob eine Aktion im Raum direkt oder indirekt ist, hängt von der Aufmerksamkeit des Subjekts ab, und nicht vom Ort, wo es sich befindet. Es geht darum, wahrzunehmen, wie man sich bewegt.

In der direkten Raumnutzung ist die innere Konzentration auf einen Punkt gerichtet, so dass auch jemand, der die Bewegung betrachtet, klar erkennen kann, wo das Zentrum der Aufmerksamkeit ist. Diese Art der direkten Nutzung des Raumes durchquert ihn, aber füllt ihn nicht aus, man nimmt dabei nicht die allgemeine Atmosphäre wahr, sondern ein bestimmtes Objekt.

Wenn aber die innere Konzentration die Umgebung in ihrer Komplexität wahrnehmen kann, ohne einzelne Details zu beleuchten, ist dies eine indirekte Raumbeziehung. Diese ist die Art, sich im Tango als Paar-Einheit im Bezug zu den übrigen Paaren zu bewegen: Jedes Paar kann zusammen weiter tanzen, und im selben Moment wissen, was um es herum geschieht, weil da eine indirekte Aufmerksamkeit ist. Dies geschieht auch beim ersten Moment des Tanzes, der *mirada*. Wenn wir noch alleine sind und einen Partner suchen, konzentriert sich der Blick zunächst nicht auf einen Punkt, sondern schweift im Raum umher, als ob er ihn insgesamt ausfüllt, nicht indem er ihn zielgerichtet durchkreuzt. Die Nutzung des Raumes im Blick, die dem eigentlichen Tanz vorausgeht, ist zunächst indirekt und anschließend direkt. Die Art, vom Raum Gebrauch zu machen, muss je nach Situation schnell wechseln.

Die Bewegung auf der Tanzfläche erfolgt über Punkte, nicht über Linien. Der Tänzer fixiert den Punkt, an dem er ankommen möchte. Um ihn zu erreichen, füllt er den Raum aus und stimmt dabei seine Bewegungen mit denen der anderen ab. Er denkt sich keine Linie, um an einem Punkt anzukommen, schöpft aber aus sämtlichen zur Verfügung stehenden Bewegungsmöglichkeiten und kalkuliert die Zeit, die er für den Raum braucht. Oft blockieren uns an diesem Punkt Gedanken und wir schaffen es dann nicht, im allgemeinen Bewegungsfluss zu bleiben. Im Tango koexistieren verschiedene Punkte der Aufmerksamkeit im gleichen Moment, und die

Wahrnehmung der Tanzfläche ändert sich fortlaufend, so dass es möglich ist, eine Bewegung ohne Behinderungen zu dirigieren. Der indirekte Raumblick ermöglicht es, den Tanz im Raum zu erschaffen, indem man diesen mit dem Partner durchkreuzt.

Es gibt Situationen, in denen die Aufmerksamkeit weder für den gesamten Raum noch für einen bestimmten Punkt da ist. Diese Situationen gibt es natürlich auch beim Tango, in Augenblicken extremer Euphorie während des Tanzens oder aber in Momenten tiefster Ruhe. Wenn man die Zeit als unendlich wahrnehmen kann, wird es auch möglich, dass der Raum verschwindet, doch um diesen Zustand zu erreichen, muss man jeder einzelnen Bewegung Aufmerksamkeit schenken. Wenn es nötig ist, finden wir im Tango dann aber ebenso die Möglichkeit, eine ausgesuchte Aktion auszuführen. Unter den am meisten verbreiteten Störungen bei Erwachsenen und Kindern sind eben die Aufmerksamkeitsdefizite, und hier erweist sich der Tango im therapeutischen Kontext als wertvolle Übung.

Nach Susanne Bender gibt es unterschiedliche Störungen, die die Aufmerksamkeit betreffen: Sie können einfach auf Desinteresse beruhen, können aber auch physiologische Ursachen haben. Auch eine im Raum umherschweifende, nicht gerichtete Aufmerksamkeit kann mit einer Störung verwechselt werden, dabei ist es nur eine scheinbare Unaufmerksamkeit. Die *milongueros*, die während des Tanzens zerstreut wirken, die keinen Punkt wirklich zu fixieren scheinen, schweifen in Wirklichkeit mit ihrer Aufmerksamkeit im Raum umher. Der Richtungswechsel im Tanz ist derart schnell, dass wir nicht die Zeit finden, jeden Punkt, zu dem wir uns hin dirigieren, auch im Blick zu haben. Obwohl wir also diverse Punkte direkter Aufmerksamkeit haben, scheint der Blick nicht einen davon zu fokussieren, sondern man sieht von außen den Blick des Tänzers in eben indirekter Weise schweifen.

Je nachdem, ob ich mich Objekten oder Personen zuwende, ändert sich die Art meiner Beziehung zum Raum. Jemandem mag es leicht fallen, sich direkt auf unbelebte Dinge zu konzentrieren, aber im Kontakt mit Menschen vermeidet er direkte Aktionen, ist also indirekt. Ängstliche Menschen konzentrieren sich lieber auf ein Objekt und vermeiden die Konfrontation mit anderen. Es gibt dagegen Menschen, die sich sehr gerne von anderen Personen ablenken lassen - lieber, als sich mit Aufgaben und konkreten

Dingen zu beschäftigen, weil sie den persönlichen Kontakt bevorzugen. Die Fähigkeit, in der Art der Aufmerksamkeit für die Umgebung, den Raum selbst, ein Objekt oder Personen im Raum zu variieren, kann mit der Schnelligkeit des Denkens verbunden sein. Dies lässt sich auch im therapeutischen Umfeld beobachten: Patienten mit kognitiven Problemen und Konzentrationsschwierigkeiten kann es schwer fallen, sowohl den Raum als Ganzes wahrzunehmen als auch, sich auf bestimmte Punkte auszurichten, während sie ihn durchqueren. Mit Übungen, die zielgerichtet die Wahrnehmung des Faktors Raum verbessern, kann man die Entwicklung oder den Erhalt ihrer kognitiven Fähigkeiten unterstützen. Viele von Wahrnehmungsstörungen Betroffene zeigen gleichzeitig Symptome allgemeiner Unaufmerksamkeit dem Raum gegenüber. Manche nutzen weder direkten noch indirekten Raum, was sie daran hindert, sich der Realität anzupassen. In diesen Fällen kann der Tango ein Mittel sein, sich dieser Eigenschaft bewusst zu werden und sie konstruktiv zu modifizieren. Wer die Angewohnheit hat, sich auf direkte Weise im Raum zu bewegen, schafft es möglicherweise nicht, mehr als eine Aktion im gleichen Moment auszuführen, ist auf mentaler Ebene analytisch veranlagt und muss jede anstehende Aufgabe zerlegen und stufenweise lösen. Diese Eigenschaft kann kleinlich und zwanghaft werden, besonders dann, wenn man es nicht schafft, vom jeweiligen Ziel zu abstrahieren. Auch im Tango wird das, was oft die Abwesenheit von Flexibilität bedeutet, als Hindernis betrachtet. Der Tango bietet die Möglichkeit, Bewegungen für die jeweilige Umgebung zweckmäßig zu gestalten und eine Eigenschaft zu korrigieren, die zwanghaft werden kann.

Eine Übung, um diese Tendenz im Tango zu korrigieren, ist die der Rückkehr zum sogenannten „Punkt null" des Grundschritts: Dieses Schließen der Beine bedeutet Verdichtung zur Achse hin, die Bewegung reorganisiert sich und man kann ein neues Ziel suchen.
Häufig sind „direkte" Menschen sehr sozial, aber wenig diplomatisch. Sie erinnern sich eher an Details, als an das ganze Bild oder die Atmosphäre. Für diesen Typus ist Ordnung sehr wichtig. Sie sind in der Lage, ihre Beziehungen zu pflegen.
„Indirekte" Menschen dagegen können assoziieren, Metaphern finden,

kreativ sein und haben die Fähigkeit, zu verallgemeinern. Es sind auch Menschen, die sich sehr leicht beschäftigen können, sie können sich auf verschiedene Aufgaben konzentrieren, Zielgerichtetheit aber fällt ihnen schwer. Es sind diese Menschen, die die Atmosphäre eines Ortes oder einer Situation spüren können. Wenn die indirekten Personen sich auf eine Aufgabe konzentrieren, haben sie gleichzeitig das Gefühl, etwas anderes zu verpassen. Andererseits können diese Personen besser loslassen, weil sie immer schon etwas anderes im Blick haben.
In der ersten Entwicklungsphase muss das Kind direkte Aufmerksamkeit üben, um zu überleben: Es ist darauf angewiesen, die Verbindung zur Mutter zu halten. Nach dem ersten Lebensjahr richtet es seine Konzentration auf anderes, ist mehr daran interessiert, verschiedene Objekte im Raum auszumachen. Die Entwicklung der peripheren Aufmerksamkeit und der indirekten Wahrnehmung des Raumes verläuft sehr langsam und komplex und dauert bis zum zehnten Lebensjahr an.

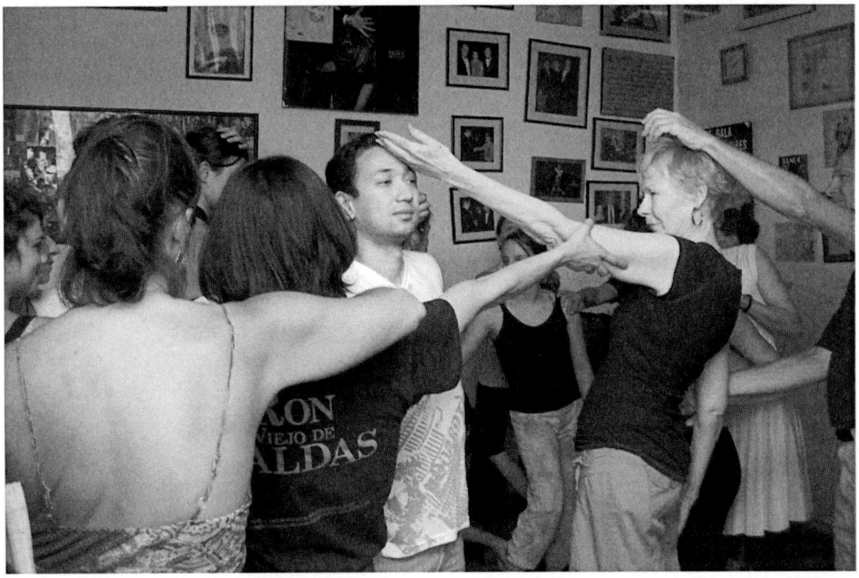

Improvisationsworkshop im Estudio Dinzel 2011

Ü Hier einige von Rodolfo vorgeschlagene Übungen für die Entwicklung des peripheren Sehens und zum Training der indirekten Aufmerksamkeit:

- (Aus dem Bereich der Kampfkunst); einer richtet den Blick fest nach vorne, über den Kopf des Partners, ein anderer greift an, versucht mit der Faust zu treffen; der Angegriffene sieht nicht auf die Hand des Angreifers; während er die Schläge pariert, bleibt der Blick über den Kopf des anderen gerichtet; die Übung beginnt langsam, nach einigen Durchläufen kann das Tempo erhöht werden;
- Wie die vorhergehende Übung, allerdings von unten her kommend; man greift mit den Beinen an und verteidigt sich mit ihnen (oder, indem man sich seitlich wegbewegt);
- In einer Gruppe einen Ball werfen, dabei nicht an einen bestimmten Punkt schauen; wer den Ball fangen möchte, muss seine indirekte Aufmerksamkeit für den Raum erhöhen und dabei sein peripheres Sehen stimulieren;

Übungen zur Förderung der Konzentrationsfähigkeit auf einen Punkt:

- Einen Punkt so lange fixieren, bis alles andere aus der Wahrnehmung gerät; während eines improvisierten Tanzes die mentale Aufmerksamkeit bei diesem Punkt lassen;
- Eine mögliche Variation dieser Übung: Man richtet seine Aufmerksamkeit auf Punkte, die man in verschiedenen Bereichen des eigenen Körpers fixiert, statt außerhalb.

Gewicht / Kraft

Der von mechanischer Kraft und aus der Bewegungsintensität erzeugte Antrieb ist mit einem Einsatz des Körpergewichts verbunden. Von außen beobachten wir verschiedene Qualitäten von Kraft, mehr oder weniger leicht. Susanne Bender beschreibt den Faktor des Gewichts oder der Kraft, indem sie mit einer sehr einfachen Übung beginnt: dem Schwingen eines Armes. In dieser einfachen Bewegung begreift man, wie sich die Intensität an diversen Punkten der Schwingung verändert: Man spürt das Gewicht des Armes unterschiedlich stark. Was wir als Kraft und Zug am untersten Punkt der Schwingung im Arm spüren, ist eigentlich dessen Gewicht. Dagegen fühlt er sich leicht an, wenn er am höchsten Punkt in der Luft

angekommen ist. Der Arm, der mit seinem Gewicht nach unten zieht, lässt uns eine intensivere Kraft spüren. Am höchsten Punkt spürt man keinerlei Gewicht und am niedrigsten Punkt spürt man keine Leichtigkeit. Dazwischen entsteht ein Bereich mit Mittelwerten.
Bezüglich des Faktors Gewicht verortet sich der Tango generell in diesem Mittelbereich, denn sowohl die größtmögliche Leichtigkeit als auch das passive Gewicht, die höchste Kraft in diesem Fall, bieten keine Aktionsmöglichkeit: sie würden in Unbeweglichkeit übersetzt werden.
Die Intensität einer Bewegung kann stark oder leicht sein. Sie ist stark, wenn wir Möbel oder eine schwere Kiste schieben, wir müssen dann unsere ganze Muskelkraft und unser Körpergewicht einsetzen. Und sie ist schwach, wenn wir etwas von geringem Gewicht halten, wie eine Feder, wofür wir keine Muskelkraft brauchen, und im Gegenteil unser eigenes Gewicht noch verringern müssen. Im Gegensatz zur Kraft in der Physik kann man den Antrieb des Gewichts / der Kraft nicht in Kilos messen, wohl aber können wir sie regulieren, je nachdem, wie wir unser Körperzentrum und unsere innere Haltung einsetzen.
Tango zu tanzen ist auch ein Spiel mit der Schwerkraft: Es ist leichter, intensive, kraftvolle Bewegungen zu machen, wenn wir die Schwerkraft annehmen und nicht gegen sie ankämpfen. Um auf Laban zurückzukommen, so sind Veränderungen der Antriebe Gewicht und Kraft proportional zum Widerstand, den Objekte oder der Körper selbst gegen die Schwerkraft ausüben. Vor diesem Hintergrund betrachtet werden viele der Figuren und Bewegungen des Tangos realisiert durch den dynamischen Ablauf der verschiedenen Arten, das Gewicht einzusetzen. Die Figuren formen sich über Gewichtsverlagerungen in verschiedene Richtungen. Wenn man den Tango zur Kraftregulierung auch in der DMT einsetzt, so betont man die Tatsache, dass man die Kraft oder die Intensität eines Schritts nur verändern kann, wenn man in der Lage ist, das eigene Körpergewicht wahrzunehmen und zu regulieren.

Laban beschreibt das passive Gewicht als ein völliges Akzeptieren der Schwerkraft. Wir begegnen ihm in Fällen physischer Erschöpfung, aber auch im Falle einer Depression. Chronisch müde oder depressive Menschen sind auch physisch beschwert, denn sie unterwerfen sich ihrem Eigengewicht, indem sie sich mit dem ganzen Körper ihm unterordnen. Wir dürfen allerdings nicht vergessen, dass es auch nützlich sein kann, die Schwerkraft zu akzeptieren. Im Tango zum Beispiel nutzen wir das Schwingen lassen, das heißt das passive Gewicht, in der *volcada*. In dieser Figur kippt der *hombre* die Achse der *mujer* und macht es so möglich, dass eines ihrer Beine frei ist und passiv am Hüftgelenk pendeln kann. Wir erinnern uns, dass die Beine im Tango „an der Hüfte aufgehängt" sind. Sie pendeln zum Boden hin, sind auch dann noch frei, wenn sie perfekt bündig mit der Achse sind. Die Ruhe, die uns das Spüren des passiven Gewichts vermittelt, ist nicht nur ein Hinnehmen der Schwerkraft: Im Tango kann man sie als Bekräftigung des eigenen Handelns einsetzen und als Bestätigung des Bewusstseins sehen, in dem man soeben gehandelt hat. Bewusst das Körpergewicht zu akzeptieren, es der Aktion anzupassen, ist kein passiver Akt. Es ist eine Art, in der Realität zu leben. Die Wahrnehmung der Schwerkraft verhilft uns im Tango wie in vielen anderen physischen Disziplinen und in vielen Meditationsformen zu mehr Bewusstsein und stärkerer Bindung. Die Stärke einer Bewegung wird oft in Relation zur Muskelspannung bewertet. Doch die effiziente Kraft liegt nicht in der Muskelspannung, sondern im bewussten Einsetzen der Schwerkraft: Die Schwerkraft hilft dem Körper, indem sie die Leistung der Muskeln unterstützt.

Wer die Muskeln mit zu großer Intensität anspannt, neigt dazu, Macht und Autorität als wichtig zu empfinden. Starke und wirkungsvolle Bewegungen kommen aus dem Zentrum der Schwerkraft im Körper, das im Inneren des Beckens angesiedelt ist. Im Becken wird die Aktivierung der Körpermitte als Quelle der Energie und der Gewichtsverlagerungen reguliert.

GANCHO
„der Haken": einer der Tänzer umhakt mit seinem Spielbein das des Partners; kann innen, außen oder in beide Richtungen erfolgen.

Im Tango zum Beispiel erreicht man alles, was als virtuos gilt, wie die *ganchos* und die *sacadas*, durch das Verändern der energetischen Intensität im Beckengürtel. Das Becken muss gleichzeitig entspannt und stabil sein, wobei entspannt hier bedeutet: erdverbunden. Wie wir im Kapitel über die Kinesphäre beschrieben haben, hat die zentrale Körperregion eine Puffer-Funktion. Zwischen der Lendenregion und dem Becken absorbieren und transformieren sich die Impulse, die aus verschiedenen Richtungen kommen, vom Boden oder den Armen her. Das Becken verkörpert unsere Verbindung zur Erde.

Obwohl sie nicht in direktem Kontakt miteinander sind, kommunizieren die

Beckengürtel beider Körper eines Tangopaares konstant miteinander, und jede Gewichtsverlagerung und Veränderung der Intensität bringt Variationen hervor. Die beiden Becken formen zusammen ein Gefäß gleich einer umgekehrten Kuppel. Gleich einer Kuppel sind die beiden Becken Ausdruck von Kraft und Gewicht, und wie ein mit Wasser gefülltes Gefäß enthalten sie die im Tanz entstandene Energie. Die Bewegung des Beckens muss flexibel und gleichzeitig stabil sein, das verleiht ihm Stärke. Die Beziehung zum Boden und die Fähigkeit, zu kommunizieren und Informationen zu verwerten, ermöglichen die gemeinsame Bewegung beider Tanzender.

Kraftabwägung durch die gegenseitige Wahrnehmung der jeweiligen Schwerkraft ist einer der am schwersten zu erklärenden Prozesse, und bringt die größten Konflikte hervor. An den extrem entspannten Armen einiger Tänzerinnen können wir zum Beispiel ablesen, dass sie auf diese Weise versuchen, eine übertriebene Intensität auf Seiten des Partners zu kompensieren. Die Bewegung des *hombre* führt in diesem Fall nicht zum Ziel, denn sie trifft nicht auf Widerstand. Deshalb wird er zunehmend Muskelkraft einsetzen, um zu kommunizieren, und die *mujer* wird unter Umständen noch mehr erschlaffen, um sich nicht verletzen zu lassen. Oder aber sie antwortet mit einer noch stärkeren Spannung. Dieser dysfunktionale Umgang mit der Kraft verhindert es, den Moment der auf beiden Seiten zur Kommunikation mindestens nötigen und damit effizientesten Intensität zu finden. Tango ist das Optimieren der Energie ohne ihre Verschwendung.

Probleme, mit dem eigenen Gewicht umzugehen und die eigene Kraft mitzuteilen, sind wie Impulsstörungen und Probleme mit der Muskelspannung typische Phänomene vieler neurotischer Störungsbilder und psychischer Erkrankungen, die bei Patienten mit negativen Erfahrungen oder schwierigen Sozialisationen vorkommen. Der Tango offeriert die Möglichkeit, in einem therapeutischen und kreativen Prozess an der bewussten Regulierung der eigenen Muskelkraft zu arbeiten. Probleme, die Intensität der Kraft und die Wahrnehmung des Gewichts zu steuern, kommen auch bei gesunden Menschen häufig vor und sind an die individuelle Fähigkeit der Bewegungskontrolle gebunden. Der Tango ist eine ideale Übung zur Regulierung, Präzisierung und zum Einsatz der Körpermitte, mit dem Ziel, die zur Kommunikation mit dem Partner nötige Intensität

SACADA
sacar heißt wegnehmen; einer der Tänzer betritt den Raum des Partners: sein Bein schiebt das des Partners im direkten Kontakt weg.

zu erreichen, während man unter nicht zu viel Kraftanwendung das eigene Gewicht austariert. Wer Kraft, also Muskelspannung und passives Gewicht einsetzt, wird Probleme haben, Tango zu tanzen. Denn im Tango braucht man die kleinstmögliche Muskelspannung, um die Verbindung zum Partner zu erreichen, und das Gewicht ist immer kontrolliert, wenn auch nicht immer gehalten.

Der Antriebstyp, den wir im Tango finden, drückt sich in einer Form von Dichte aus, die aber nicht durch Muskelspannung entsteht. Es ist eine Effizienz, die ihren Ursprung im bewussten Einsatz der Achse hat, in der Verbindung zum Boden und der Aktivierung der Körpermitte. Die Wahrnehmung der erhöhten Intensität des Antriebs Kraft / Gewicht vermittelt sich im Tanz über den Kontakt der beiden Körper in Bewegung. Dinzel betont, dass die Gemeinschaft beider Komponenten eines Tanzpaares mehr ist als die Summe der beiden. Oder anders ausgedrückt: Für Rodolfo verstärkt sich die entstehende Energie im Kontakt der Tanzenden zueinander.

Wir wollen nochmals wiederholen, dass man im Tango muskuläre Anspannung vermeidet, während man eine beständige gegenseitige Kontrolle und Konzentration hinsichtlich der Gewichtsverlagerung pflegt. Bei diesem Vorgang kommt dem Becken die Funktion zu, die unteren Gliedmaßen zu steuern und das Zentrum der Kraft und der Schwerkraft zu sein. Dies verhilft uns zudem zu höherer Stabilität.

Anfänger haben die Tendenz, besonders in den Armen mehr Kraft und Muskelspannung einzusetzen, die sich dann direkt auf Schultern und Hals überträgt. Dies ist im Tango nicht nur nutzlos, sondern sogar schädlich. Um die Verbindung zu halten, muss man Intensität im Körperzentrum bilden, anstatt Kraft in den Armen aufzubringen.

Wir wollen nicht vergessen, dass Tango nie die Bewegung eines Einzelnen sondern immer die einer Paar-Einheit ist. Es ist das Paar, dass mit seiner dynamischen Energie ein Kalibrieren der Muskelkraft ermöglicht. Indem man nur Kraft anwendet, manifestieren sich häufige Fehler in der Verbindung, in der Beziehung der beiden Oberkörper und in der Koordination der Gewichtsverlagerung. Im Tango gibt es immer die Optimierung der Aktion unter minimalem Krafteinsatz. Im Paar zeigen sich unermessliche Spannungen ohne jeden Krafteinsatz, deren Resultat nicht Muskelspannung, sondern ein ununterbrochen aktiver Kommunikationskreis ist.

In der DMT lassen sich Bewegungen als stark oder sanft differenzieren, indem man in die Untersuchungen von Bewegung oder in die individuelle Improvisation verschiedene Materialien einfließen lässt: Man nimmt Tücher, Bälle oder Seile und probiert damit verschiedene Ausdrucksmöglichkeiten aus.
Im Tango findet man das Gleichgewicht zwischen Leichtigkeit und Schwere. Es gibt nicht die „nur starke" oder „nur sanfte" Eigenschaft der Bewegungen im Tango, weil es schwebende Bewegungen sind. Dieses Schweben ist eines der wichtigsten Konzepte in Gloria Dinzels Tango-Forschung, für sie liegt die Kraft genau im Halten und in der Kontrolle der Gewichtsverlagerungen. Aus dieser Kontrolle resultiert ein Schweben zwischen unten und oben, was uns die Freiheit einer Bewegung nach unten gibt, die leicht ist, wenngleich man quasi direkt in Richtung des Bodens „fällt": Wir sind im Unterkörper leicht, weil wir entspannt sind.
Der Halt durch die Umarmung und die Verbindung mit dem Boden bietet Geborgenheit und vollkommene Kommunikation im Tanz. Diese Erfahrung eines Halts in Kombination mit Freiheit ist nicht nur auf die Bewegung bezogen, sondern sie enthält für die Dinzels eine spirituelle Dimension und stellt ein extrem wertvolles therapeutisches Instrument dar. Die Beziehung zur Erde bringt die Leichtigkeit in den Tango. Im Tango finden wir diese innere Kraft, eine Intention, eine Motiviertheit für „die Reise", wie Rodolfo es nennt, die eben nichts mit Muskelkraft und passiver Schwere zu tun hat. Das Gewicht ist immer durch das Zentrum gestützt.
Als wir zuvor die Entwicklungsmodelle nach Bartenieff beschrieben haben, haben wir hervorgehoben, dass die homolog-vertikale Verbindung zwischen unterer und oberer Körperregion der Ort ist, um in Verbindung mit der Orientierungsfähigkeit im Raum Willen und Entschlossenheit auszudrücken. Die Spannung zwischen Ober- und Unterkörper bietet nicht nur die Möglichkeit der Richtungskontrolle im Raum und in der eigenen Struktur, sondern auch die Fähigkeit, die Intensität der eigenen Kraft und des Gewichts in entgegengesetzte Richtungen zu beherrschen. Um eine leichte Intensität zu erreichen, nutzt man sein Körpergewicht zur Überwindung der Schwerkraft. Die Aktionen, die Bender (S.52 ff) als leicht definiert - kleine Objekte halten, Blumen schneiden, Glassplitter aufheben - sind Aktionen, für die eine hohe Aufmerksamkeit notwendig ist. Auch in Gesten oder

lebhaften Dialogen können wir Leichtigkeit antreffen. Ist sie mit einem freien Fluss verbunden, entsteht der Eindruck von guter Unterhaltung oder Einverständnis, ist sie aber an einen kontrollierten Fluss gebunden, spüren wir mehr Aufmerksamkeit, Kontrolle und Beschützerinstinkt. Der verbalen Konversation entspricht im Tango Glorias Gedanke, das Zentrum des Gleichgewichts nach oben auszudehnen, zum Brustbein hin, um so Leichtigkeit zu erzeugen. Indem wir auf diese Weise Spannung zwischen dem Zentrum der Schwerkraft im Becken und dem oberen Bereich des Torsos erzeugen, verbinden wir Gleichgewicht mit Ausrichtung und stellen auch im Tanz ein Gefühl tief empfundener Freude her: Freiheit gepaart mit Aufmerksamkeit.

Auch Susanne Bender sieht das Zentrum dieser Art des Schwebens und der Abfederung im oberen Bereich des Torsos angesiedelt, in Brust und Brustbein. Im Tango erzeugt also eine starke, entschiedene Intention den Effekt von Leichtigkeit. Dies geschieht, weil der beständige Austausch von Impulsen zwischen Becken und Brustbereich, speziell des Solarplexus, Leichtigkeit erlaubt. Das Abgefedertsein ohne Schwerkraft zu spüren, aber auch, ohne den Kontakt zum Erdboden zu verlieren, ermöglicht Stabilität und erleichtert gleichzeitig die Bewegung. So wird Kraft nicht zu Gewalt und drückt sich nicht in Spannung aus, wohl aber in Federung und in der Abwesenheit von Schwerkraft.

Dieses Bewusstsein der „Reise", wie es Rodolfo nennt, heißt im *Sistema Dinzel* der *sentido de flotación*, ein Schwebezustand. Die Bedingung, um dieses Bewusstsein zu erlangen ist das Beherrschen der Technik, in den Beinen frei und im Körper entspannt zu sein. Entspannung meint dabei nicht, sich mit ganzem Gewicht fallen zu lassen und somit die Schwerkraft vollständig zu akzeptieren, sondern den Widerstand des Bodens zu nutzen. Die Erde beantwortet unsere Gewichtsverlagerungen. Nur im Ruhezustand kommt das passive Gewicht zum Einsatz. Zunächst kontaktieren wir den Boden mit dem vorderen Bereich des Fußes und übertragen schrittweise das Gewicht dorthin, es austarierend. Dafür ist die technische Arbeit mit der Fußsohle sehr wichtig, so dass man so effizient wie möglich in Kontakt mit der Erde treten kann.

Im Text von Bender liest man an verschiedenen Stellen, dass das in der

Bewegung austarierte Abwechseln von Leichtigkeit und Kraft der Ausdruck einer wohlüberlegten Absicht, Standhaftigkeit und Willensstärke sei. Alle diese Eigenschaften entsprechen dem Selbstverständnis des Tangos. Gegebenenfalls diplomatisch und geschmeidig zu sein, sich „auf die Realität einzustellen", wie Dinzel sagen würde, ohne dabei das eigentliche Ziel aus den Augen zu verlieren, ist letztlich gewinnbringender als eine eindimensionale Kraftanstrengung.

Die Unfähigkeit, Veränderungen zu akzeptieren und sich auf neue Gegebenheiten, eine veränderte Realität, einzustellen ist einer der Hauptgründe für Unbehagen. Viele physische und psychische Erkrankungen haben in der fehlenden Flexibilität für Veränderungen ihren Ursprung - daran zu arbeiten wird für viele Menschen zur ganz neuen Erfahrung.

Zu sehen, dass man Veränderungen überlebt, kann Leiden und Störungen lindern. Indem man die Erfahrung macht, dass verschiedene Wege zum gleichen Ziel führen können, relativieren sich auch die Schuldgefühle, die man vielleicht hat, wenn man nicht den vorgesehenen Weg eingeschlagen hat.

Diese Bereitschaft zu Veränderungen ist das Prinzip der Improvisation im Tango. Das Üben der entsprechenden Kapazitäten, das Anpassen an die Realitäten, ohne die Verbindung mit dem Partner zu zerstören, dabei gleichzeitig die Freude an der Bewegung zu erleben, hat einen extrem hohen therapeutischen Wert. Die konstant fließende Intensität, die in diesem Tanz erfahren werden kann, ist geknüpft an das bewusste Beherrschen der Bewegung im Raum. Ohne das Bewusstsein für das eigene Gewicht ist es nicht möglich, aktiv den Krafteinsatz zu gestalten. Die Wahrnehmung dessen, was leicht ist und was schwer, hängt wiederum vom aktiven oder passiven Umgang mit dem Gewicht ab: Eine *mujer*, die sich tragen lässt, indem sie sich an den Partner hängt, ist nicht stark, wohl aber schwer. Natürlich gibt es eindeutige Fälle eines passiven Gewichtseinsatzes - allerdings in isolierten Körperbereichen: Zum Beispiel die pendelnden Beine in den *volcadas* oder den *colgadas* und in einigen Verzierungen, wo das Gewicht zwar wahrnehmbar ist, aber keine aktive Rolle spielt. Im Körperzentrum bleibt das Gewicht immer gehalten.

Technisch betrachtet wiegen die Beine weniger und ist das Gewicht besser zu kontrollieren, wenn die Füße den sich aus der Ausdehnung der beiden Becken ergebenden Kreis nicht übertreten. Insgesamt kann man sagen,

COLGADA
Figur bei der der *hombre* die Achse der *mujer* nach außen hin kippt, wobei er ihr Gewicht hält und sie einlädt, sich hängen zu lassen (*colgar*), indem sie das Becken nach unten hin entspannt.

dass die Kontrolle der Kraft immer mit der Art der Raumnutzung sowie einer präzisen Aufmerksamkeit für die Ausrichtung verbunden ist. Hinsichtlich der sozialen, kognitiven und emotionalen Zusammenhänge kann man sagen, dass Menschen, die bevorzugt Stärke zum Einsatz bringen auch Entschiedenheit und eine klare Bewegungsrichtung zu demonstrieren in der Lage sind. Der Raum und der eigene Partner finden bei ihnen allerdings nur wenig Beachtung. Im Tango besteht hierin eine ständige Übung: Die Richtung beibehalten, ohne die gegenwärtige Realität zu vergessen, während man den Kontakt zum Partner, zum Raum und zu den anderen Paaren um einen herum erhält.

Die Leichtigkeit einer Person kann generell mit einem indirekten Verhalten sowohl in der Beziehung zu anderen als auch im Umgang mit den eigenen Zielen und Ansprüchen verbunden sein. In der Praxis ist also jemand, dessen Leichtigkeit von einer indirekten Art sich im Raum zu bewegen begleitet ist, möglicherweise nicht in der Lage, sich konstant einer Aufgabe zu widmen. Personen, denen Leichtigkeit zugeschrieben wird, sind darüber hinaus oft flexible Menschen, die sich besser als andere verschiedenen Situationen anpassen und sich leichter auf andere Menschen einlassen können. Auch diese Zusammenhänge begegnen uns im Tango.

Bender beschreibt die Leichtigkeit in Begriffen, die auch der Praxis des Tangos entsprechen. Sie verbindet Leichtigkeit mit der Aktivierung des Brustkorbs, vor allem des Brustbeins und oberen Rückens. Ein Mensch mit der Zuschreibung „leicht“ scheint manchmal vom vorgesehen Weg abzugehen, bleibt aber innerlich bei seiner Intention - er kann also die eigenen Absichten fortführen, und sich dabei der möglichen Abweichungen stets bewusst bleiben. Leichtigkeit kann aber auch Nachteile mit sich bringen: Sie kann mangelnde Realitätsbindung bedeuten oder Unsicherheiten auf Grund einer extremen Empfindlichkeit nach außen erzeugen.

Für Dinzel ist genau die Unsicherheit paradoxerweise das „Projekt“

> *„la inseguridad es el proyecto“*,

auf Grund dessen man ein ständiges Bewusstsein möglicher Veränderungen behält: Das Wichtige ist nicht das Erreichen des Ziels, sondern, das „Wie“ des Erreichens (*„el como“*). Der Weg ist ein Spiel: Die meisten Menschen kommen mit einer unangemessenen Kraft an, wenn sie beginnen, Tango zu tanzen. Die Aufregung vor der neuen Tätigkeit produziert eine übertriebene Muskelspannung. Um diese verbreitete Tendenz zu korrigieren, haben die Dinzels viele Übungen und Bilder entwickelt, mit deren Hilfe sich störende Impulse abwandeln lassen.

Der Planet Erde besteht aus mehr Wasser als festem Grund, und dies kann Einfluss auf uns nehmen: Wir können tanzen, als seien wir Wasser, rund sein wie die Mäander eines Flusses, uns vorstellen, weich zu sein, zu entspannen und Wirkung zu haben.

> „Wann immer wir in das Wasser eines Wildbachs geraten, ob mit starker oder schwacher Strömung, sind wir Teil eines Fließens. Wir passen uns der Weichheit des Flusses an. Der Fluss ist immer steuerbar, weich und rund, wohl mit dynamischeren Momenten, aber niemals gleich einem Tsunami! Gewalt in der Bewegung im Tango bedeutet, dem Körper des Anderen Gewalt anzutun."

Doch auch ein zu weicher Fluss, üblicherweise begleitet von mangelnder Bindung oder Entscheidungsfähigkeit, kann dysfunktional, aber korrigierbar sein.
Ängstlichkeit und Sorge lassen Bewegung nicht zu und führen nicht zum Ziel. Auch in diesem Fall bringt uns der Tango dazu, unsere Haltung zu ändern. Um diese allzu weiche Tendenz zu korrigieren, hilft es, dem Band, dem Stabilisieren des Kontaktes und dem Erhalt der Bindung im Tanz Aufmerksamkeit zu schenken.

Fluss

Eine Bewegung kann - bezogen auf die Muskelspannung - im freien oder gebundenen Fluss erfolgen. Eine Bewegung im freien Fluss entsteht im Körperzentrum, im gebundenen Fluss wird die Bewegung zurückgehalten und kontrolliert, wobei Agonisten wie Antagonisten beteiligt sind. Der gebundene Fluss ist kontrolliert und geführt und kann Wut, Engstirnigkeit und Begrenztheit generieren. Er hat mit Spannung zu tun, baut aber ein

Gefühl von gesteuerter Kontrolle und Präzision auf. Von außen beobachtet scheint er im ganzen Körper zu sein. Der freie Fluss dagegen ist nicht kontrolliert, hat seinen Ursprung im Körperzentrum und führt nach außen, die Gliedmaßen durchlaufend. Der freie Fluss entsteht auch da, wo Vertrauen herrscht, wenn er allerdings zu entspannt wird, kann er sich zu Unaufmerksamkeit entwickeln. Manchmal kann die typische Spontaneität des freien Flusses Schaden anrichten und zu Verletzungen führen. Wie wir im Kapitel über die Rhythmen bei Kestenberg ausgeführt haben, beginnt das Üben des Umgangs mit unserem Spannungsfluss schon in den ersten Lebenstagen. Veränderungen des Flusses sind die von allen am meisten praktizierten Bewegungen und diejenigen, die am wichtigsten sind für unser Überleben. Wir brauchen das Aufbauen, Kontrollieren und wieder Abbauen von Spannung, dieser Ablauf ist Bestandteil einer funktionierenden Bewegung.
Susanne Bender beschreibt den Spannungsfluss als tatsächlichen Fluss:

> „Es ist eben wie ein Fluss, auf den die Schiffe Raum, Kraft und Zeit gesetzt werden." (Bender 2007, S. 45)

Im Tango manifestiert sich der Fluss im Torso, in dessen oberen Bereich er gebunden und kontrolliert ist, während er im unteren Bereich frei ist. Eine Veränderung der Art des Flusses kann mehr oder weniger sinnvoll sein für die Aktion. Bei Patienten der Psychiatrie findet sich oft ein konstanter Fluss, gebunden bis zur Verkrampfung oder eben völlig frei, unkontrolliert und begleitet vom Einsatz des passiven Gewichts. Oft kann man in diesen Fällen keinerlei Abstufungen finden zwischen entweder der Spannung, aus der man nicht herausfindet oder aber dem völligen Energieverlust, der einen Kollaps bedeutet.
Manchmal sind einzelne Körperbereiche Jahre lang unter Anspannung, bis schließlich die Körperform selbst sich verändert, nicht nur die Haltung. In diesen Fällen scheint es unmöglich zu sein, den Spannungsfluss zu verändern. Genau dann ist es im therapeutischen Kontext von großer Wichtigkeit, Modifizierungen und Wechsel des Flusses zu unterstützen mit dynamischen Tanzübungen, Koordinationsübungen und kreativen Spielen wie der Einführung von Theater-Figuren, die zum Rollenwechsel einladen.

Auf jeden Fall hilft hier auch der Tango, der immer dazu anhält, den Fluss zu kontrollieren und ihn dem Kontext anzupassen und der uns dazu anleitet, die Spannung ohne exzessives Anspannen der Muskeln zu modellieren. Die Muskelanspannung bewirkt nämlich oft gerade eine Unterbrechung des Kommunikationsflusses in der Paar-Einheit und blockiert und behindert die Bewegung. Im Tango braucht es durchaus eine Grundspannung, aber nur gemeinsam mit Flexibilität, genau wie auch bei den Kampfkünsten. Zudem ist die Spannung im Becken notwendig, auch im Sinne einer aktiven gebundenen Kraft im Körperzentrum.
Ein deutliches Zeichen für die Fähigkeit, den Spannungsfluss zu variieren ist die Umarmung. Der Halt, den sie gibt ist ein Gefäß für die unterschiedlichsten Dynamiken und gibt dem Bewusstsein der Existenz und Ko-Existenz Raum. Viele Tänzer sagen, dass mittels des durch die Umarmung gebildeten Kontakts die Selbstwahrnehmung und das Verständnis für die eigenen physischen und inneren Dynamiken vertieft werden.
In diesem Zusammenhang ist die Theorie von Winnicott über den „Übergangsraum" relevant, die auch von anderen Entwicklungspsychologen wie Daniel Stern fortlaufend weiterentwickelt worden ist. So ist der von der Mutter mit dem Kind kreierte Schutzraum ein Raum für das Spiel und die Erfahrung mit Empathie. Wie in der Umarmung des Tangos gibt es hier einen ständigen Austausch des Spannungsflusses zwischen Neugeborenem und Mutter, hier herrschen in besonderem Maße Schutz und Aufmerksamkeit für die gemeinsame Verbindung. Hier entwickelt sich das Mitgefühl von mir für den Anderen: Ich weiß, dass ich im und über den Kontakt mit dem Anderen existiere. Nach Rodolfo Dinzel ist die angenehme Seite des Tangos, *lo lindo,* genau dieser Raum des Schutzes und der Aufmerksamkeit, der zu einem höheren Bewusstsein für die Bedingungen des Seins führt. Dieser Bewusstseinsgrad ist nicht Teil des alltäglichen Lebens.

> *„Cobra presencia el amorfo cuerpo cotidiano",*

der „amorphe alltägliche Körper" lädt sich im Tango mit Präsenz auf.
Zur Entwicklung des Kindes zählt eine Phase, in der die Beziehung zu einem geliebten Objekt wächst: Dies ist gleichzeitig eine Phase des Spiels, und das erste Objekt, mit dem wir spielen, ist die mütterliche Brust. Wir

lernen unter Schmerzen, uns von unserer ersten Nahrungsquelle zu trennen und uns zu trösten, indem wir Objekte, die sie symbolisch ersetzen können mit uns herum tragen. Im Laufe des größer Werdens üben wir, uns auch von diesen symbolischen Objekten zu lösen. Im Tango kann man auf hochentwickelte Weise diesen Prozess, der gleichzeitig Spiel und Übung ist, wiederholen. Tragen und getragen werden, halten und gehalten werden verhilft zur Bildung eines Gefühls von Sicherheit. Oft kann man Kinder beobachten, die schon Objekte in Händen halten, obwohl sie kaum laufen können. Von außen wirkt dies so, als ob die Objekte die Stabilität behindern, doch das Kind empfindet dies genau umgekehrt - sich an einem Objekt fest zu halten, scheint ihm dazu zu verhelfen, sich sicher und geschützt zu fühlen. Es ist fast so, als trage das Objekt das Kind und nicht umgekehrt. So tragen auch wir im Tango eigentlich uns selbst, indem wir den Partner tragen und behüten uns selbst, indem wir Schutz bieten. Dinzel spricht von der „Dichte" der Eigenschaften einer Bewegung. Mit Dichte meint er, wie sehr wir eine Bewegung mit Energie aufladen, ohne dass diese sich in Kraft oder Geschwindigkeit übersetzt. Ihre Intensität ist gestützt von der Intention, die wiederum mit dem Gedanken der Freiheit verbunden ist. Was von außen betrachtet aussieht wie der gebundene Fluss eines tanzenden Paares, ist für Dinzel in Wirklichkeit immer ein freier Fluss, der aber gehalten wird von der ästhetischen Form und der Anpassung an die Realität. Tango ist spontane Bewegung in einem geborgenen Raum. Rodolfo betont hauptsächlich die Wichtigkeit des inneren Flusses und nicht so sehr die Differenzierung, wie sie Laban macht. Was man von außen sieht, täuscht manchmal - hier liegt die Grenze objektiver Analyse in diesem Tanz. Was wie ein freier Fluss erscheinen mag, ist vielleicht eine Verzierung, diese aber verändert weder den Inhalt noch die Essenz des Tanzes. Für Dinzel ist „frei" immer freiwillig, was nicht dem freien Fluss im Verständnis Labans entspricht, der diesen eher als spontan und organisch definiert. Was eine Figur von einer Verzierung (*adorno*) unterscheidet ist, dass letztere keine Kommunikation birgt und ihre Struktur sich nicht auf das Gegenüber auswirkt. Die Figur dagegen geht mit einer strukturellen Modifikation einher. Es findet Kommunikation statt, meine Aktion bewirkt beim Anderen eine Veränderung.

Im Laufe unserer Begegnungen wird also zunehmend deutlich, dass die Freiheit des Flusses, von der Dinzel spricht, eben nicht die der Kategorien Labans ist: Im Tango nach dem *Sistema Dinzel* ist der Fluss immer frei, weil die Intention des Tangos überhaupt die Freiheit ist. Ihre Idee von Freiheit erklären Rodolfo und Gloria Dinzel in ihren Werken, besonders in *„El tango: una danza. Esa ansiosa búsqueda de la libertad.“* von 2008. Für Rodolfo bedeutet „frei“ die Freiheit von äußeren Fesseln.
Unterbrechungen sind nicht Pausen im Fluss, sondern vielmehr Ausdruck einer Anpassung an die Realität. Auch hierin beziehen wir uns auf Kestenbergs Beobachtungen der Rhythmen, die wir hier im Kapitel III beschrieben haben. Der langsame und konstante Wogerrhythmus, der einer Geburt, lässt sich im Tango noch beobachten, während wir ihn im alltäglichen Leben mit seinen schnelleren, einfachen, nicht gezügelten Rhythmen verloren haben. Im Tango finden wir die aggressiven Rhythmen (beißen, pressen, anhalten), wenn dem Paar in der Anpassung an die Realität der Umgebung Grenzen gesetzt sind - zum Beispiel durch einen beengten Raum. Diese zwingenden Einschränkungen können Wut provozieren. Im Tango aber bedeutet der Umgang mit Wut, sie zu einen gemeinsamen Spiel zu machen, und führt somit zur Befriedigung. Man kann die Grenzen des individuellen Flusses auch in Form der Anwesenheit des Anderen erfahren. Im zuvor geschilderten Sinne bietet uns somit also allein die schlichte Präsenz des Anderen schon einen sozialen Spielraum. Die Realität des Tangos ist eine mögliche Realität. Der Wechsel der Rhythmen und des Spannungsflusses erfolgt kontinuierlich, ist Ausdruck eines erwachsenen und komplexen, aber auch organischen, der Natur verbundenen Lebens. Die Fähigkeit, unseren Spannungsfluss zu variieren ermöglicht es uns, verschiedene Gefühle zu empfinden und auszudrücken. Tatsächlich können wir uns im Tango in sämtlichen Rhythmen ausdrücken.

- Als Übung zum bewussten Gestalten des Flusses schlägt Dinzel ein weiteres Mal seinen Klassiker „groß und langsam“ (*grande y lento*) vor, erweitert die Übung aber um „klein und langsam“: Ü
  Wenn sich die Tänzer auf die „kleine und langsame“ Bewegung konzentrieren, steigt der Energiefluss durch den Körper nach oben. Durch Verlangsa-

mung, mit einer Zeitlupe, nimmt man Kraft und Tempo heraus und erzeugt Dichte, indem man lernt, die Bewegung zu fragmentieren, Einzelbild für Einzelbild zu betrachten. Die langsame Bewegung, die von zwei miteinander kombinierten Impulsen („fortbewegen" und „gehalten sein") gebildet wird, erweitert die emotionale Aufladung - wie im japanischen Theater.
Diese Art der Bewegung, die am Anfang viel Anspannung und Arbeit zu kosten scheint, entwickelt sich im Laufe der Praxis zur spontanen Bewegung. Diese so konstruierte Spontaneität ist notwendig, um einen lebendigen und lebhaften Tanz zu kreieren.

- Tanzen wie „Nelke und Schmetterling": Das Bild suggeriert zwei verschiedene Arten des Flusses, den männlichen und den weiblichen. Wie bei allen Typen des Antriebs sprechen wir hier von inneren Motivationen. Die Eigenschaften der Antriebe hängen auch bezüglich des Flusses unzweifelhaft vom inneren Impuls ab.
- Die Musik als Inspiration für Variationen des Flusses nutzen: Der *hombre* folgt einer Tonspur, zum Beispiel der des Bandoneons, die *mujer* einer anderen, der Violine beispielsweise. Die Übung, die darin besteht, dass jeder bei seiner eigenen Eigenschaft des jeweiligen Flusses bleibt, bereichert das Spiel und den Tanz.
- Wir richten beim Tanzen unsere Aufmerksamkeit auf den Spannungsflusstypen und versuchen, ihn zu definieren.

Kategorie Form

Stille Formen: Schraube, Nadel, Kugel und Wand

Auch die passiven, dass heißt stillen Formen sind Teil von Labans Bewegungsanalysen. Die Vorteile seines Gebrauchs der unterschiedlichen Formen zeigen sich in der Art, den Körper und seine verschiedenen Bereiche in Ruhestellung zu positionieren. Diese Analyse hilft, angeborene oder erworbene Stellungen und Formen des Körpers zu interpretieren. In der DMT lassen sich die unterschiedlichen passiven Formen im Bezug auf die generelle wie auch partielle Körperhaltung beobachten, trainieren und verändern, wodurch sich neue Möglichkeiten eröffnen.
Im Tango gibt es eine sehr betonte Trennung zwischen oberer und unterer Körperhälfte. Die drei Elemente, die den Tango begleiten, *hombre*, *mujer*

und Paar-Einheit stellen auch in Ruhe, unter den unterschiedlichen, simultan ausgeführten passiven Formen, Präsenz her.
Der energetische und physische Austausch in der Umarmung, den Dinzel „oberer Kreisbogen“ und „dramatischer Apparat“ nennt, hat die Form eines Kreises, geschrieben von Armen und Schultergürteln der beiden Körper.
Die Form der Schraube, eine Spirale des Individuums um seine eigene Achse, manifestiert sich im Tango in der Verschachtelung der beiden Torsi ineinander. Die beiden Körper sind tatsächlich nicht einander gegenüber positioniert, sondern in einer weichen Verdrehung ineinander integriert, wie zwei Teile eines Getriebes.
Wenngleich Linearität dem Tango überhaupt nicht eigen ist, finden wir die Form der Nadel in der vertikalen Spannung, als Grundhaltung des Individuums. Von außen beobachtet man eine starke Tendenz, in der Achse zu bleiben.
Die Wand dagegen ist eine dem Tango wirklich fremde Form, insofern sie für Trennung steht, während im Tango die Kommunikation beider Körper einer Paar-Einheit mit dem Raum ununterbrochen sein muss.
Jedes Individuum verfügt über eine eigene Form und eine charakteristische Haltung. Mit dieser Form und Haltung beginnen wir im Paar zu tanzen, womit die Präsenz des anderen uns beeinflusst und die neue Situation uns Änderungen auferlegt. Über den Körperkontakt mit dem Anderen werden einem die eigenen Haltungen bewusst, Oft - beinahe immer - wird es notwendig, sie zu ändern. In jedem Fall muss man sie dem realen Funktionieren des Tanzes anpassen.
Natürlich ist es schwierig, in der Dynamik des Tanzes individuelle Formen und Haltungen auszumachen und zu beschreiben - aber genau von diesen beiden Faktoren wird die Dynamik wiederum beeinflusst.
Der Tango ist ein Tanz, der es möglich macht, die Ruhe zu tanzen und sie sogar herzustellen.
Die Präsenz der Ruhe in einer Dynamik mag widersprüchlich erscheinen, doch das ist sie nicht. Das Außergewöhnliche beim Tango ist die Tatsache, dass er aus zwei Körpern einen macht, indem er zwei Körpern eine gemeinsame energetische Bewegung gibt. In der oberen Hälfte dieses gemeinsamen Körpers entsteht Ruhe, und in der unteren Hälfte Freiheit. Diese Präsenz von einander entgegen gesetzten Phänomenen innerhalb einer

Struktur macht aus dem Tango einen so schwer zu beschreibenden Tanz. Für Dinzel ist Tango teilweise Metaphysik, und es ist nicht möglich, ihn in Gänze mit materiellen Attributen zu beschreiben. Rodolfo zitiert oft diese besonderen Momente, in denen die beiden im Tanz vereinten Körper eine einzige Sphäre bilden, die im gleichen Moment aus Bewegung und aus Ruhe besteht. In dieser Sphäre muss man sich nicht mehr anstrengen für die Bewegung zu zweit, um Impulse und Reaktionen zu äußern, sondern es gibt nur noch die ganzheitlich intakte Kommunikation, oder besser: eine tiefe Achtsamkeit beider Seiten.

Vor dem Beginn der verbundenen Bewegung bilden die Beine eine vertikale Linie, die die Achse betont und den Boden als Basis hat. In dieser Anfangssituation hat das Becken die Rolle, die gesamte Aufstellung zu halten. Im Körperzentrum, dem Bereich zwischen Zwerchfell und Beckenboden, befindet sich ein dynamisches Energiezentrum. Um die Vertikalität zu erhalten ist es nicht notwendig, die Muskeln zu kontrahieren. Nicht Muskelspannung bringt Kontrolle, sondern das Aufrichten des Skeletts.

Im Körperzentrum befindet sich eine energetische und mit Muskelverbindungen gebildete Sphäre. Diese fließende Sphäre, die wir bereits im Vorfeld beschrieben haben, stabilisiert die Sphäre des oberen Kreisbogens und sorgt für eine völlige Bewegungsfreiheit in den Beinen. Wenn wir auf diese Art mit dem Körper umgehen, so fällt auch dies in den Bereich des in ästhetische Form umgewandelten Erbes der *gauchos*. Im Tango gibt es eine kontinuierliche Umwandlung der Formen in Ruhestellung. Ein Teil der Tango-Praxis kann als Manipulation des jeweiligen Partners gelesen werden: Die *mujer* mag manchmal wie eine vom *hombre* bewegte Marionette scheinen. Doch Achtung - wie im Leben, gibt sich auch im Tanz die Marionette nur scheinbar her für die Manipulation und das Spiel des Folgens. Die Realität der Marionette ist immer eine andere als die der Person, die sie bewegt. Offenbar ist diese Idee eine Provokation, und wir werden sehen, warum.

GAUCHO
so werden die Viehhirten der argentinischen Ebenen, der pampas, genannt; sie sind geschickte Reiter, deren Gewohnheiten der Vermischung von europäischer und indigener Kultur entsprungen sind.

Ü In den Improvisations-Seminaren werden unterschiedliche Möglichkeiten der Realitätsbeziehungen über das Spiel „*la muñeca de alambre*“ vorgestellt: Nach Art einer von Fäden gehaltenen Marionette stellt sich eine Person zur Verfügung,

von einem „Bildhauer" geformt zu werden. In dem von Rodolfo vorgeschlagenen Spiel gibt es keine Unterscheidung der Geschlechter, die Marionette kann ein Mann oder eine Frau sein und bewegt sich im Raum.
Dies ist eine perfekte Übung, mit deren Hilfe man die Statik des Körpers einzuschätzen lernt. Den Körper eines anderen zu bewegen ist nie so leicht, wie es sich der „Bildhauer" vorstellt. Man lernt in dieser Übung die Verantwortung für die Bewegung zu erspüren und die Rolle des Gleichgewichts und der Schwerkraft einzubeziehen, damit die Marionette nicht fällt. Nach der Paarübung wiederholt man das Marionettenspiel in der Gruppe. Es gibt mehrere Bildhauer, die jeweils diverse Marionetten bewegen können, und die Skulptur verändert sich dauernd. Sie entwickelt sich je nach Kreativität der Bildhauer. Dies ist ein Spiel mit der Realität von Material, Raum und Gestaltern. Man kann Formen geben, erhalten und sein.
In weiter fortgeschrittenen Übungen kann jeder entscheiden, welche Form er annimmt oder besser gesagt, welche Form er ist. Der erste in der Gruppe nimmt eine Position ein, als sei er das erste Teil einer allgemeinen Skulptur, die anderen nehmen nacheinander Positionen ein, indem sie sich auf die räumlichen Bedingungen einlassen, so dass das gemeinsame Erschaffen der Skulptur fortgesetzt und zu Ende geführt wird. Mit dieser Übung lernen wir laut Rodolfo, uns auf kreative Weise, aber ruhig, statisch, mit der Realität zu beschäftigen.
Die Struktur einer *Milonga* bedeutet kreatives Anpassen an die Realität des Partners, des Raumes und der anwesenden Paare, doch dies in ständiger Dynamik. Dinzel will zeigen, dass im Tango der *hombre* die *mujer* nicht manipuliert - weil jeder von beiden, ob er Impulse gibt oder ihnen folgt, den Gesetzen der Schwerkraft und der Realität des Raumes, in dem beide sich bewegen, unterliegt.

Über den Dialog in der Sprache und im Tanz

In unseren Unterhaltungen ist es Rodolfo und mir oft passiert, dass wir uns in Abschweifungen verloren haben, wobei Parallelen und Assoziationen aufgestöbert wurden. Unsere eigentliche analytische Aufgabe ist dabei spielerisch in die Ferne gerückt. Den Tango haben wir nie aus den Augen verloren, sind aber dennoch den vielen Bildern und Assoziationen gefolgt, die das Spiel mit den Worten aufgeworfen hat. So hat sich eine Melange aus Themen und Disziplinen ergeben, die unsere Phantasie und Kreativität

dann erneut stimuliert hat - der gleiche kreative Prozess, der sich auch in der Praxis des Tangos abspielt! Indem man von einer zur anderen wandert, finden sich immer wieder neue Strukturen. Die kreativen Bilder, die sich im Tanz zeichnen oder die uns von einem Lehrer suggeriert werden, unterstützen laut Dinzel einen gelungenen Lernprozess.
Die Art Bild, die dabei hilft, im Gleichgewicht zu bleiben, nennt Rodolfo „neutrales Bild".

> „Unser Geist braucht zum Improvisieren Hilfe".

Dinzel spricht vom Bild des Paares, als betrachte man es von außen, ohne jedes Detail:

> „Eine dunkle Silhouette, von der aus man zu improvisieren beginnt. Dieses „neutrale Bild" ist ein Stadium der kinästhetischen Wahrnehmung, das die mechanischen Modalitäten betrifft und mir zeigt, was physisch möglich ist. Daneben fordert die Improvisation ein tieferes Bewusstseinsstadium: Von den Bildern, die mit meinen Empfindungen verbunden sind, kommen die Impulse für neue Bewegungen."

Diese Bilder, die spontan entstehen, geben dem Tanz einen emotionalen Inhalt. Für Dinzel ist der Weg der Improvisation eben der, den das neutrale Bild des Paares und das Bewusstsein, das die Emotionen beinhaltet, gleichzeitig gehen.

Improvisation im Tango ist ein Dialog, er funktioniert wie eine Unterhaltung. Dinzel nennt Überschneidungen mit der linguistischen Theorie von Ferdinand de Saussure und zitiert das Schema der Konversation als Ort, wo dem Geist sich das, was wir hören, in Bilder umwandelt. Saussure nennt ein akustisches Bild, das ein Stadium des Denkens repräsentiert, „Signifikant": das, was man über etwas sagt. Der Signifikant entspricht in Rodolfos Augen dem „neutralen Bild" im Tango, der schwarzen Silhouette ohne Details.
Doch daneben gibt es auch ein persönlich gefärbtes Bild, das einem men-

talen Konzept entspricht, meine Erinnerungen, meine Erfahrungen beinhaltet. Saussure nennt dieses Bild „Signifikat". Dieses emotionale Bild, das uns zu verstehen erlaubt, was die andere Person im Lauf der Konversation fühlt oder assoziiert, ist analog zu sehen zum emotionalen Inhalt des Tanzes: das, was uns vermittelt, was unser Partner fühlt.
Bei de Saussure ist die Sprache nicht (nur) eine Funktion des sprechenden Subjekts, sondern auch das Produkt, das ein Individuum passiv aufnimmt. In einer Sprache konstruiert man den verbalen Dialog mit Signifikant und Signifikat, während wir im Tango das neutrale Bild und unser rezeptives Bewusstsein einsetzen. Im Tango wie in der Sprache mischen sich Signifikat und Signifikant und integrieren einander, was den kreativen Prozess bereichert. Im Tanz sind Subjekt und Objekt eines, Signifikat und Signifikant koexistieren in der gleichen Umgebung, dem Körper. Der Tänzer verliert nie das Bewusstsein für den eigenen Körper, und genau das ist die Quelle der größten Freude.

Auch in der DMT können wir zwei Konzepte finden, die an das Modell von Saussure erinnern. Das Körperschema und das Bild der physischen Wahrnehmung des eigenen Körpers, wie sie das Individuum besitzt: Es geht um die Fähigkeit, die es uns erlaubt, rechts von links und vorne von hinten zu unterscheiden. Bei einigen Patienten mit neurologischen Störungen oder weit entwickelten Psychosen kann dieses Schema beschädigt sein. Das Körperschema ist wie der Signifikant subjektiv. Dabei ist es aber von allen anerkannt und erkennbar - soweit wir von „gesunden" Personen sprechen. Das Körperschema ist somit unser physisches „neutrales Bild". Das Bild vom eigenen Körper enthält andererseits auch die Wahrnehmung unserer Gefühle bezüglich unseres Körpers oder einzelner seiner Bereiche. Physische Assoziationen, Erinnerungen, an Erfahrungen geknüpfte Empfindungen bilden die Wahrnehmung unseres jeweiligen Körperbildes. Oder: das physische „neutrale Bild" ist der Signifikant, das Körperbild der Signifikat. Ein leider typisches, extremes Beispiel: Viele Frauen, die an Anorexie leiden, haben ein gestörtes Körperbild. Sie betrachten sich als zu dick, obwohl sie untergewichtig sind. In diesen Fällen infiziert das beschädigte Körperbild andere Wahrnehmungssinne. Der Signifikat unseres Körpers verändert sich mit den emotionalen Assoziationen.

Indem man im Tango sich selbst über die Anwesenheit des Anderen wahrnehmen kann, ermöglicht dieser Tanz von seiner Struktur her eine Integration von Körperschema und dem emotionalen Bild, das wir vom Körper haben. Unser Exkurs in unterschiedliche Disziplinen zur Erforschung der Kommunikation macht deutlich, dass man den gleichen Prozess auf verschiedene Weise betrachten kann. Jeder Blick auf die Kommunikation bringt ein anderes Profil zum Vorschein. Um ein Phänomen zu beschreiben brauchen wir unterschiedliche komplexe Erklärungen, die unser Wissen vervollständigen.

Übung auf Seite 99 - ein Lösungsvorschlag:
Studium des Grundschritts, des Parts des *hombre*, hinsichtlich der Kategorien des Raumes, der Dimensionen und der Flächen.

0 - drei Dimensionen, als Intention in alle sechs Richtungen: hoch / tief, rechts / links, vor / zurück führen zur Abwesenheit von Bewegung;
1 - sagittale Fläche, zurück in die unteren Gliedmaßen gerichtet; Der obere Bereich des Körpers bewegt sich in der sagittalen Dimension und für die Torsion in der horizontalen Fläche;
2 - vertikale Fläche, beginnend von der Null, nach rechts;
3 + 4 - die Intention findet in der sagittalen Dimension Ausdruck, in den unteren Gliedmaßen; aber horizontal im Oberkörper, der sich leicht in Richtung des Partners zu bewegen beginnt;
5 - horizontale Fläche sowohl im oberen Bereich des *hombre* als auch im unteren Bereich der *mujer*, die kreuzt.
6 - horizontal und saggital
7 - vertikal, seitlicher Schritt nach rechts
8 - Schließen der Beine in der vertikalen Fläche bis zum Erreichen der Null in der Achse.

Kapitel V

Unipolarer und bipolarer Formfluss nach der Analyse von Kestenberg

↦

Nachdem wir das Wirken der Antriebe und die Beziehungen zum Raum betrachtet haben, kehren wir zurück zur Betrachtung des Körpers und seiner Bewegungen, insbesondere des Formflusses. Nach Kestenberg ist der innere Spannungsfluss dann bipolar, wenn er symmetrisch in zwei Richtungen verläuft und einen generellen Zustand oder ein generelles Bedürfnis des Individuums ausdrückt. Der unipolare Fluss läuft dagegen in eine Richtung und drückt die Modalitäten aus, unter denen wir unsere eigenen Bedürfnisse einem Objekt gegenüber, also in eine einzige Richtung, regeln.

> „Im bipolaren Formfluss (BFF) wächst oder schrumpft der Körper eindimensional symmetrisch und drückt ein generalisiertes Bedürfnis an die Umwelt aus." (Bender 2007, S.129)

> „Asymmetrisches Wachsen und Schrumpfen hin oder weg zu einem Objekt oder Menschen wird unipolarer Formfluss (UFF) genannt. Unipolare, d.h. einseitige Formflussveränderungen zeigen Gefühle von Anziehung zu einem angenehmen oder Ablehnung eines unangenehmen Stimulus und bilden eine wichtige Grundlage für Mobilität." (Bender 2007, S.138)

Nach Kestenberg hat das Wort „Bipolarität" keine negative Bedeutung, sondern zeigt im Gegenteil auf objektive Weise eine Seinsart des Individuums.

Im *Sistema Dinzel* gibt es die Idee der Bipolarität im Sinne eines Spiels zwischen zwei Polen unter konstruktiver Spannung nicht. Rodolfo legt eher Wert auf die Präsenz der drei Elemente, er favorisiert eine dynamische Spannung zwischen „drei Polen", bezieht sich damit auf die Paar-Einheit, die nicht Symmetrie darstellt, sondern eben aus drei Elementen gebildet ist: *hombre, mujer* und *tercer volumen,* das dritte Volumen. Bei Kestenberg heißt Bipolarität nicht Spannung zwischen entgegen gesetzten Kräften, sondern ein inneres Gleichgewicht, das sich in einer symmetrischen Form ausdrückt. Die Bipolarität zeigt die Seinsart einer Person, die sich in zwei Richtungen der gleichen Dimension integriert, daher stabil und ohne Widersprüche ist.

> Jedoch: „Im Tango gibt es keine Symmetrie, so, wie es sie auch im Menschen nicht gibt."
>
> *„En el tango no hay simetría, como tampoco hay simetría en el ser humano."*

Während die Eindimensionalität die Art des Handelns ausdrückt, zeigt jeder Mensch in der Zweidimensionalität seine Art des Daseins. In der Bipolarität dehnt sich der Körper aus, stabilisiert sich und findet Halt oder zieht sich zusammen, wird kleiner und schützt sich. Die erste Form, in der der bipolare Fluss sichtbar wird, ist die Atmung: Der Körper dehnt sich symmetrisch und zieht sich ebenso wieder zusammen, zeigt so nach außen Bedürfnis oder Ablehnung.

Die Bipolarität kann eindimensional sein (vgl. Kapitel IV zu den Dimensionen) oder die drei Dimensionen im Raum wieder vereinen. Ein integrierter Körper arbeitet und reagiert auf äußere Stimulationen, indem er seine Fähigkeit zur Veränderung und Anpassung zeigt, sich also zusammenzieht oder ausdehnt. Im Tango dehnt sich vor allem der Torso in die drei Dimensionen, und er tut dies symmetrisch. Die Fähigkeit, symmetrisch im Raum zu wachsen ist notwendig, denn sie stabilisiert und stützt unsere

Ausdruckskraft in der Kommunikation, sie hilft bei der Selbstbehauptung. Der Ausdruck unseres individuellen Seins und die Bereitschaft zur Kommunikation sind an den bipolaren Fluss gebunden. Das „offen Sein“ zeigt sich ganz konkret in der Ausdehnung im bipolaren Fluss. Die Fähigkeit, sich zusammen zu ziehen ist dagegen nötig, um unsere Energien wieder zu sammeln und das eigenen Zentrum zu finden, ohne, dass wir uns dafür mit dem Außen in Beziehung setzen müssen.

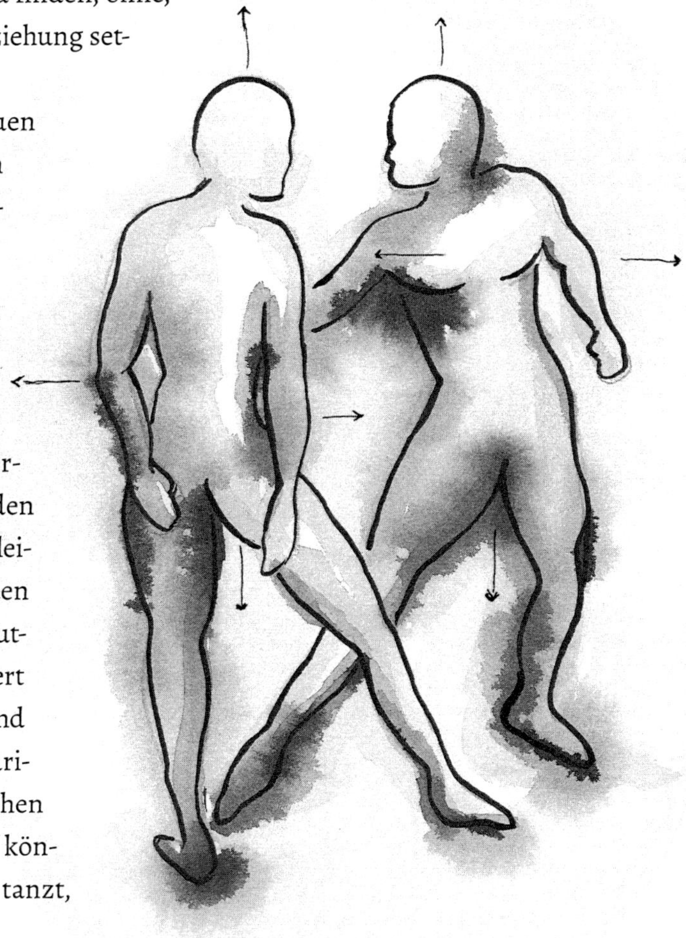

Im Tango erschaffen die beiden Individuen im Inneren der Paar-Einheit den bipolaren Fluss. Beide regulieren ihn jeweils individuell und vereinen sich mit dieser Haltung der Offenheit mit dem Partner. Dieser Tanz ist eine kontinuierliche Übung in Offenheit, sowohl anderen als auch sich selbst gegenüber. Wir beobachten dies in jedem Schritt: Die Energie sammelt sich, konzentriert sich auf den nächsten Schritt und darauf, vereint zu bleiben. Wenn der Körper in der Lage ist, den bipolaren Fluss in den drei Ebenen zu nutzen, wird die Bewegung im Raum integriert sein, weil sie über Vertikalität, Stabilität und eine flexible Mobilität verfügen kann. Variationen und Wechsel des Flusses geschehen unbewusst im körperlichen Alltag und können aber bewusst im Körper dessen, der tanzt, wahrgenommen werden.

Tango ist die Art von Beziehung, in der wir unser Sein, unsere Vitalität einsetzen und in erster Linie dem anderen zugewendet handeln. Sobald aber die Verbindung steht, erschaffen wir ein neues Sein. Das Paar ist ein neues agierendes Subjekt und ist das Resultat aus dem Willen beider, „*hombre y mujer*“, der zu einem Willen wird, der der Verbindung: *el vínculo*. Jedes Individuum, das sich dem Anderen nähert und mit ihm in Kontakt tritt, beginnt im eigenen Fluss zu tanzen, der sich je nach den Umständen

VÍNCULO,
wie Dinzel das spanische Wort gebraucht, bedeutet es gleichermaßen Bindung, Beziehung, Verbindung, aber auch Vereinigung.

von dem des Anderen unterscheiden wird. Es ist nicht immer möglich, gleich im Moment des Zusammenkommens mit dem Anderen ganz, offen und im bipolaren Fluss des Ausdehnens anzukommen, aber dies strebt man an. Den eigenen Fluss nach außen strahlen zu lassen bringt Stabilität, dynamisches Gleichgewicht und Sicherheit für sich selbst und den Partner. Doch auch dann, wenn einer von beiden den bipolaren Fluss zum Körperzentrum hin nutzt, das heißt, sich zusammenzieht, kann allein die Situation des vereinten Tanzens diesen Status verändern. Der Kontakt zwingt uns, uns zu öffnen, und dies ist eine der magischen Qualitäten des Tangos. Betrachten wir das Paar als Objekt der Analyse des Typs von Fluss - bipolar oder unipolar - sehen wir, dass im Tango sowohl *hombre* als auch *mujer* sich individuell im unipolaren Fluss bewegen - einer in des anderen Richtung. Es ergibt sich keine mathematische Summe, zusammen erzeugen sie aber mehr Energie als die einfache Summe aus beiden Teilen. Das neue Wesen, das Paar, hat einen bipolaren Fluss.

Im bipolaren Fluss, um dies zu wiederholen, gibt es keine Opposition, sondern es entsteht im Gegenteil Ruhe und Stabilität. Das Paar ist wie ein Brunnen, in dem zwei Wasserstrahlen sich in der Mitte treffen und gemeinsam mehr werden. Im Paar entsteht so eine Bewegungsstabilität, die nicht das Ergebnis von Symmetrie ist, sondern die Summe zweier verschiedener Kräfte, die in entgegengesetzte Richtungen laufen. Die beiden Komponenten des Paares können den bipolaren Fluss jederzeit annehmen und den unipolaren Fluss nutzen, um die Dynamik in der Vereinigung und die Verlagerungen im Raum zuzulassen.

❖ ❖ ❖

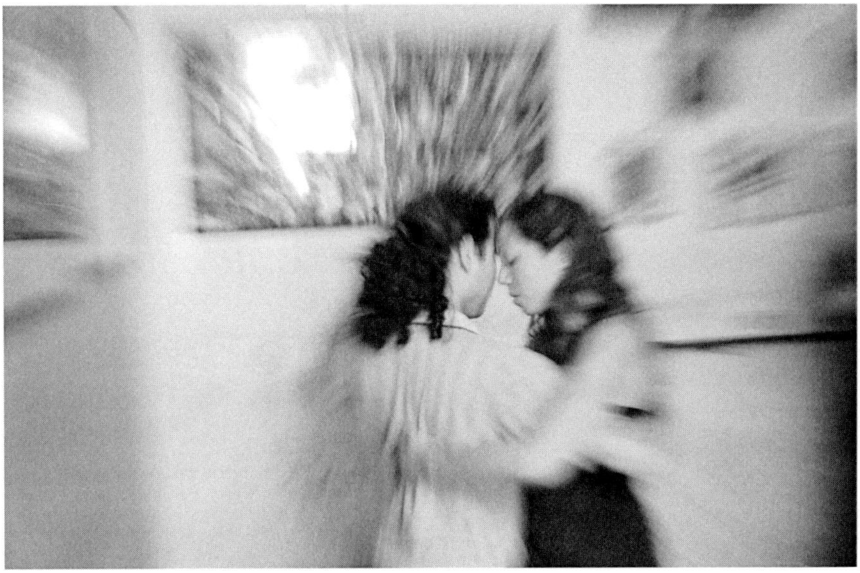

Das Paar. lm Estudio Dinzel 2010

Kapitel VI

Formen in Flächen

↦

Susanne Bender beschreibt neben den stillen Formen, die wir im auf Seite 136 behandelt haben, auch die Formen in Bewegung, in Richtungen und Flächen (Bender S. 173 ff.)
In der Analyse des Tangos werden wir besonders die Formen in Flächen betrachten. Diese Bewegungsformen sind eine Kombination aus bipolarem und unipolarem Fluss. Dem entsprechend beeinflussen sie die innere Stabilität und die Kommunikationsfähigkeit. Die Fähigkeit des Körpers, Kontakt aufzunehmen, indem er die eigene Form verändert und sie der Umgebung anpasst, ist Teil eines Prozesses, der Bindungen und Empathie erzeugt.
Es gibt sechs Formen in Flächen:

- einschließen und ausbreiten,
- sinken und steigen,
- zurückziehen und vorrücken.

Sie sind gebildet aus einem bipolaren Fluss, vor allem im Rumpf, und einem gerichteten unipolaren Fluss, der vom ganzen Körper bis hin zu seinen äußeren Gliedmaßen ausgeführt wird. Die Stabilität des bipolaren Flusses ermöglicht dem Körper die funktionale Anpassung an äußere Objekte.
In seiner Art, diese Dinge vom eher philosophischen als vom analytischen Standpunkt aus zu betrachten, stellt Rodolfo fest, dass die „Reise“ des Paares unipolar ist, mit einer Richtung im Raum, während das gegenseitige Halten in der Paar-Einheit bipolar ist.

Einschließen und Ausbreiten

Die „formende“ Bewegung des Einschließens erlaubt es, sich auf der horizontalen Ebene der Form eines Objektes anzupassen. Wer den bipolaren und unipolaren Fluss beim Einschließen des Objektes nutzt, demonstriert dabei zudem Aufmerksamkeit und Sorge und verfügt nicht einfach nur über das Objekt.

Dem ersten Eindruck nach mag die Umarmung als idealer Ausdruck der Form des Einschließens erscheinen, doch dies ist nicht ganz korrekt.
Die Form des Einschließens findet sich nur im geschlossenen Teil der Umarmung: Mit dem rechten Arm umschließt der *hombre* den Oberkörper der *mujer*, bekräftigt die eigene Form und bietet als Kontaktpunkt die nach vorne geöffneten Rippen seiner Seite. Mit dem linken Arm auf der offenen Seite nutzt er die Form des Ausbreitens. In der Umarmung finden gleichzeitig Geborgenheit und Öffnung statt, Achtsamkeit und Freiheit. In dieser Struktur begegnen wir der Aufmerksamkeit für das Paar und das Soziale, genauer gesagt für den Bereich des Sozialen, der Einfluss auf die Beziehung nimmt. Tango ist nicht nur der Tanz eines Paares, sondern er ist soziales Handeln. Die Existenz der Gemeinschaft, von der die Paar-Einheit umgeben ist, ist ein integrativer Bestandteil des Tanzes. Seine Struktur und seine Form schließen das Funktionieren der Gemeinschaft ein.
Der offene Bereich der Umarmung ist auch Ort des sogenannten dritten Volumens, das Dinzel definiert als Ort für die einander entgegen gesetzten Eigenschaften von beiden Komponenten, welche das Paar bilden, also *hombre* und *mujer*. Im dritten Volumen entfaltet sich physisch der offene Bereich für das dritte Element des Paares, man kann sagen: hier ist der soziale Raum der Umarmung. Auf der geschlossenen Seite ist der Kontakt eher intim, hier ist Verinnerlichung durch die Handlung des Einschließens möglich.
Die Art des Umarmens beeinflusst natürlich auch die Impuls-Typen. So wird aus dem oberen Kreisbogen ein Bereich kontinuierlich fließenden Austauschs der verschiedenen Informationen auf der Antriebs-Ebene: Zeit, Kraft und Fluss. In der Umarmung gibt es nur eine geringe Wahrnehmung des Antriebsfaktors Raum, weil dieser im Bereich der Umarmung physisch nicht sehr variiert. Die anderen Antriebe dagegen verändern sich permanent. Der Informationsaustausch ist jedoch für den Beobachter von außen nicht als Bewegung wahrnehmbar, sondern eher als Ruhe und Stabilität. Die Kräfte, die bei der Umarmung im Spiel sind, erzeugen keine sichtbaren Bewegungen, sondern solche, die nur zwischen den beiden Tänzern wahrnehmbar sind. Der Raum existiert wohl in allen drei Elementen: *hombre*, *mujer* und drittem Volumen, allerdings nicht in der Struktur der Umarmung, was den Tango als komplexes Untersuchungsobjekt erneut bestätigt.

> Mit Rodolfos Worten: „Er kann in der Form wechseln, in der Dimension, aber nicht in der Funktion seiner Teile. Die Variationen hängen von der Dynamik ab, die von anderen Faktoren bestimmt wird."
>
> *„Puede cambiar de forma y de dimensiones pero no la función de sus partes. Las variaciones dependen de la dinámica dada por los otros factores."*

Wir wollen noch einmal wiederholen, was Dinzel zur Dreiecksverbindung des Paares sagt: Das dritte Volumen existiert als Raum für den männlichen Teil der *mujer* und den weiblichen Teil des *hombre*, weshalb Rodolfo ihn als „dramatischen Raum" definiert. Dramatisch, weil er eine komplexe Dynamik der Rollen untereinander birgt, obwohl es vom physischen Standpunkt aus die Aufgabe der Umarmung ist, Stabilität und Geborgenheit zu geben. Im Tango geschehen Einschließen und Ausbreiten des unteren Körperbereichs, also der Beine, in Beziehung zu denen des Partners. Sie sind Kommunikationsmittel, dienen dem Austausch und dem Kontakt, sind aber abgesehen von Ausnahmen nicht eingegrenzt, funktionieren wie eine flexible Helix. Auch wenn wir die Beine in Ruhe betrachten, vertikal nebeneinandergestellt, sind sie in Wirklichkeit frei und schwingen, nur vom Boden gehalten. Im unteren Körperbereich, in den Beinen, dominiert der Ausdruck. Aus physischer Sicht tragen die Beine nur minimal zur Stabilität bei, funktionieren von der Intention her viel mehr im Sinne der Instabilität, die es braucht, um weiter spielen zu können. Laut Dinzel müssen wir die Instabilität suchen, um die Kommunikation zu erwecken und die Kreativität zu erhalten. Die expressive Funktion des unteren Körperbereichs steht auch für einen Bereich der Emanzipation von den sozialen Regeln. Wie auch Dubar und Hess in *„Les Tangomaniaques"* bzw. *„Le Tango"* betonen, ist der Tango die einzige öffentlich betriebene Aktivität, in der eine Frau es zulässt, dass ihr zwischenmenschliches Terrain besetzt wird.
Wenn wir uns dem Anderen zeigen, nutzen wir die Aktion des Ausbreitens. Sich im Raum zunächst mit der *mirada*, dem Blick, ausbreiten, dann über den Körper, ist vor allem eine Aufgabe für das soziale Gespür. Die Person

öffnet sich der Umgebung, bezieht Informationen über den Ort und erweitert ihren Horizont. Wir öffnen uns, um mit anderen unsere mentale und emotionale Haltung zu teilen. Die Tendenz eines Individuums, das bevorzugt die Form des Ausbreitens nutzt, kann man als eine Methode sehen, sich von sich selbst zu entfernen, den Kontakt zu sich selbst aufzubrechen. Im Tango üben wir Respekt und Aufmerksamkeit für den Raum des Anderen, das Ausbreiten ist somit niemals offensiv, heißt nicht, den Raum des anderen einzunehmen. Das Ausbreiten ist als soziale Haltung in der *Milonga* von großer Bedeutung, in der Beziehung zum Partner wechselt es sich aber mit längeren Phasen des Einschließens ab.

Die beiden Formen, Einschließen und Ausbreiten, bauen sich von unserer ersten Beziehung an auf, der von Mutter und Kind, und sind die Basis der Entwicklung der Fähigkeit zum Geben und Nehmen, zum Annehmen und Ablehnen. Die Kompetenzen des Einschließens und Ausbreitens beeinflussen unsere Möglichkeiten der Kommunikation. Das Trainieren des Abwechselns der beiden Formen schafft ein Gleichgewicht zwischen der Fähigkeit zur Sorge um die eigenen Bindungen und der, Beziehungen in der Gruppe zu haben. Beide sind wichtig für den Menschen.

Im Mechanismus des Tanzes sorgen das Einschließen und Ausbreiten für die Elastizität der Tänzer und machen so einen fließenden Tanz möglich. Beide Haltungen können sich in einer Figur finden. Ein typisches Beispiel ist das der *molinete*, einer Drehung beider Tänzer umeinander. Im ersten Teil dieser Figur breitet sich der Tänzer aus, macht Platz um dann sofort, als Reaktion auf die natürliche Dynamik der Bewegung, den Körper des Partners einzuschließen, indem er ihn durch seine Körperbewegung quasi umwickelt, so dass beide Körper sich ineinander schrauben.

Sinken und Steigen

Im Allgemeinen benutzen wir die Form des Sinkens, um zum Boden zurück zu kehren, nehmen dabei das Gewicht wahr, suchen Stabilität und zeigen, dass ein Prozess stattfindet.

Sowohl ein *taconeo*, also ein harter Schritt, der einen trockenen Laut mit dem Absatz macht, als auch die *parada* sind eindeutige Demonstrationen des Gewichts. Gewicht haben bedeutet auch symbolisch das Mitteilen der eigenen Existenz, der eigenen Entschiedenheit. Im Tanz wird so ein Rich-

tungswechsel oder ein neues Vorhaben betont - der Tänzer bestätigt seine Präsenz, indem er wieder auf die Erde kommt. Im Tango allerdings ist das Sinken mehr intentional als physisch, es passiert im Innern des Körpers des Tanzenden, dessen physische Höhe sich dabei nicht ändert. Es ist eine Art Pause, ohne ein Unterbrechen des Energieflusses, eine Art, dem Anderen zu zeigen, dass ein Wechsel bevorsteht. Das bietet die Möglichkeit, über die folgende Ausrichtung nachzudenken und sich dabei zu stabilisieren. In der unteren Körperhälfte bleibt immer ein dynamischer Kontakt zum Boden hin, der aber weniger ein Sinken in der Fläche ist, als ein Ziehen der Linie zwischen zwei Punkten, oben und unten, in der vertikalen Dimension. Ohne den Gebrauch der Fläche des Sinkens im Raum ist es auch nicht möglich, Begeisterung zu zeigen, es fehlt die Grundlage für Visionen mit ihrer Ausrichtung nach oben.
Die für den Tango charakteristische Vertikalität ist ein Moment der Inspiration und steht für die Ambition und die Fähigkeit, gesehen zu werden und sich den anderen zu präsentieren.
Die Form des Steigens ermöglicht Kreativität, die aber ohne die Fähigkeit des Sinkens riskiert, den Kontakt mit dem Boden zu verlieren. Der Tango ist in der Erde verwurzelt, so dass das Steigen während des Tanzes immer stabil ist.

Zurückziehen und Vorrücken
Das Zurückziehen kann in der DMT für die Beziehung zur Vergangenheit stehen. Symbolisch betrachtet repräsentiert das, was hinter uns liegt, unsere Rückseite, die vergangenen Erfahrungen. Erinnern wir uns an etwas, so wenden wir uns gedanklich und körperlich zurück. Ein vom ganzen Körper gemachter Schritt zurück, wie zum Beispiel im Grundschritt des Tangos, kann demjenigen, der ihn führt die Möglichkeit zum Nachdenken und Betrachten geben. Der Schritt zurück ist in diesem Fall die Einladung zum gemeinsamen Projekt. Für den aber, der eingeladen wird, die *mujer,* ist dieser erste Schritt einer nach vorne, in die Zukunft.
Bender stellt zudem fest, dass die Form des Sich-Zurückziehens typisch ist für die Trauerarbeit. Man sieht häufig in Schreckensmomenten den Gebrauch der rückwärtsgewandten sagittalen Fläche, mit plötzlicher Zeit. Anders beim Tango, wo der erste Schritt zurück vom *hombre* mit großer

Sorgfalt und Aufmerksamkeit geführt wird, mit klaren und nicht heftigen Bewegungen. Der *hombre* bewegt sich zurück als ob er schaue, was die Zukunft aus den vergangenen Erfahrungen macht.
Derselbe Schritt ist für die *mujer* ein Fortschreiten, während der Partner sich zurückzieht und dabei Raum lässt zum Agieren und Aufbau von Vertrauen.
Bei der Ausführung sehr vieler Funktionen kommt das Sich-Zurückziehen vor, auch nur in Teilbereichen des Körpers, um dem Anderen Raum zu geben und jegliche Anwendung von Kraft zu vermeiden. Dinzel betont die Notwendigkeit, etwas aufzugeben, damit in der Improvisation Neues entstehen kann.

> „Im Improvisationstanz steckt immer der Tod, damit eine andere Pflanze wachsen kann."

> *„En la danza de improvisación siempre hay muerte para que nazca otra planta."*

Das unbegrenzte Vorrücken ist eine Zuwendung zur Zukunft hin, ein Ausdruck von Verlangen und Kontakt. Dem Paar kann das Abwechseln, das sich Zeigen im Vorrücken und Zurückziehen helfen, in Momenten der Krise oder der Ambivalenzen Vertrauen zu gewinnen.
Im Tango sieht man diese Bewegungen eher in den Dimensionen als in den Flächen. Sich in der sagittalen Fläche zu sehr zurückzuziehen, würde ein Verlassen der eigenen Achse bedeuten, was aber nur in außergewöhnlichen Situationen geschieht - wie zum Beispiel bei der *volcada,* einer Neigung der Achse der *mujer,* die durch das Zurückgehen des *hombre* veranlasst wird.
Die Formen in Flächen sind auf besondere Weise kulturell beeinflusst. Man kann in verschiedenen Ländern Unterschiede feststellen, ebenso in sich kulturell oder sozial voneinander unterscheidenden Kreisen. Vor allem aber gibt es Unterschiede darin, welche Bewegungen als „typisch männlich" oder „typisch weiblich" gelten.

Die Möglichkeit, sich im bipolaren Fluss größer oder kleiner zu machen ist eine Basis, um Vertrauen in den ersten Lebensphasen aufzubauen. Die

Möglichkeit, den Objekten eine Form zu geben, wie auch die, die Form der Objekte in unserer Umgebung anzunehmen, wird von einer inneren Haltung gestützt. Das Gleiche passiert beim Tango: Sich mit dem eigenen Partner in der Umarmung wohl fühlen und den Raum miteinander teilen zu können sind die vorrangigen Bedingungen, um Vertrauen aufzubauen. Im Paar nimmt das Individuum die Form des Anderen an, nimmt aber auch gleichzeitig Einfluss auf diese. Ebenso nimmt das Paar als neues Subjekt Impulse aus der Umgebung und von den anderen Paaren auf und formt den Raum, der es umgibt. Diese Fähigkeit, sich auf den Anderen und den Raum zu beziehen, führt zu Wohlbefinden.

Im menschlichen Heranwachsen bleiben diese Eigenschaften auch mit der Entwicklung der emotionalen und motorischen Kompetenzen erhalten. Es sind genau die höher entwickelten, in der zeitlichen Reihenfolge zuletzt ausgebildeten motorischen Kompetenzen, die die präzise ausgerichteten Bewegungen hervorbringen und den Objekten in der Umgebung Form verleihen: das Dirigieren und das Formen. In der Analyse von Laban wird dieser Bewegungstyp *shaping* genannt.
Laut Susanne Bender bauen sich die entsprechenden Kompetenzen konzentrisch auf den archaischeren und elementareren Kompetenzen des bipolaren und unipolaren Flusses auf (Bender 2007, S.194). Ein Mensch, der in seiner Entwicklung Störungen und Traumata ausgesetzt war, verfügt nicht über die solide Basis innerer Stabilität, die sich in einem wirksamen Abwechseln des bipolaren Flusses ausdrückt. Wer in einem gewalttätigen Umfeld Traumata erfahren hat, kann oft die eigenen Bedürfnisse nicht erkennen oder beschreiben. Das Erfahren von Impulsen und die Kontakte der ersten Lebensjahre beeinflussen unser Selbstvertrauen - eine Basiskompetenz, die notwendig ist für jede Beziehung zu unseren Nächsten.
Isolation, Kontaktarmut und die wiederholte Erfahrung von Ablehnung bewirken eine fundamentale Vertrauensarmut, die das Sozialverhalten beeinträchtigt. In diesem Sinne ist der nonverbale Kontakt mit der Mutter die Basis unserer späteren Sozialkompetenz. Wer diese Art fundamentalen Vertrauens nicht aufgebaut hat, kann auch im Erwachsenenalter auf körperlicher Ebene Schwierigkeiten damit haben, den eigenen Körper Objekten in der Umgebung anzupassen und sich in den Formen in Flächen zu bewegen.

Eine traumatisierte Persönlichkeit kann den eigenen Mangel oft nur auf konfuse und allgemeine Weise ausdrücken, ohne dabei das Objekt ihrer Bedürfnisse oder ihrer Ängste konkretisieren zu können. Auch werden dann die Schwierigkeiten der anderen oft nicht gesehen, und man ist nicht in der Lage, Bedürfnisse oder Grenzen anderer zu erfassen. Personen mit einer extremen familiären Situation, in Fällen von Missbrauch oder psychischer oder physischer Gewalt, haben keine Möglichkeit zu lernen, die eigenen Grenzen zu zeigen und zu verteidigen. Physisch zeigt sich dies in der Unfähigkeit, Grenzen im Raum aufzuzeigen, das heißt, sich in Formen und Richtungen zu bewegen. Wer nicht die Möglichkeit hatte, eine gesunde Nähe auszuleben und den eigenen Körper zu entwickeln, kann nicht vertrauensvoll nach außen agieren und hat eine unter Umständen sehr schwache innere Struktur. Diese Defizite lassen einen tiefen Kontakt nicht zu, das Fehlen der Erfahrung von Grenzen führt vielmehr zu einer Angst, sich in Beziehungen zu verlieren.

Der Tango kann in den Primärkontakten und der Kommunikation in den ersten Lebensjahren entstandene Defizite kompensieren. Die Ausübung des Tangos legt das Zeigen der eigenen Grenzen zu Grunde und leitet dazu an, diese flexibel zu halten. Verschiedene Beziehungsformen bezüglich des Raumes und des Partners können einander abwechseln. Die Übungen geschehen immer in einem geschützten Umfeld. Kraft und Spannung sind reguliert, es gibt keinen Zwang, aber eine Einladung zur gemeinsamen Bewegung.
Auch auf der diagnostischen Ebene kann der Tango Ungleichgewichte aufzeigen, die man durch bewusstes Training und durch die Reflexion der eigenen Praxis korrigieren kann. Der Tango zeigt andere Möglichkeiten auf, alternative Kontakt- und Kommunikationsformen. Der Tango modifiziert auch alle übrigen alltäglichen Handlungen. Im speziellen Fall der Formen in Flächen kann er nicht nur sich wiederholende unbewusste Muster aufzeigen, sondern kann auch Defizite in der Bewegung im Raum oder in der Art der Kontaktaufnahme aufzeigen. Dies ist möglich, weil der Tango ein Tanz mit einer tiefgehenden Verbindung der beiden Körper untereinander ist. Das Training kann Muster aufbrechen und Mängel kompensieren und bietet dabei gleichzeitig die Möglichkeit, Vertrauen zu entwickeln. Einzig

im Vertrauen zum Anderen in Einheit mit der Wahrnehmung der eigenen Grenzen werden zwischenmenschliche Beziehungen möglich. In einem gesunden Zustand bietet sich die Möglichkeit, Aktionsmuster im Raum und Beziehungsmuster gegenüber dem Anderen umzuwandeln. Diese Art der Flexibilität wie auch das Trainieren der Realitätsbetrachtung, in festgelegte Umgebungsparameter eingefügt, sind typische Charakteristika der Tangopraxis. Dinzel definiert diese Qualität als „gesunde Instabilität".

> „Im Tanz verspürt man nicht den Willen, nur eine einzige Form zu realisieren. Im Spiel muss man bereit sein, dem Anderen zuzuhören, von hier aus eine Aktion umzusetzen. Man hat nie die Sicherheit, es wirklich zu realisieren, so dass die ganze psychologische Haltung dazu neigt, beweglicher zu werden. In Form von Rigidität zeigt man ein Ungleichgewicht und markiert damit das Problem des Individuums, nicht das der Verbindung."

Auf der anderen Seite ist es in einer Tangolektion nötig, bei der Korrektur besonderes Augenmerk auf die Mängel in der Verbindung und nicht auf die des Individuums zu legen. Wenn man die Verbindung berichtigt, berichtigt sich das Individuum von selbst. Der Tango bietet sowohl technische Lösungsansätze als auch Möglichkeiten der Reflexion über Verbindungsstörungen. Mit der Korrektur vermittelt man solange Instrumente zur physischen Veränderung der Form, bis die Schüler bemerken, wie sie eine Art Distanz entwickeln und lernen und sich selbst als die auf verschiedene Weisen zu gestaltende Form zu betrachten. Die Emotionen, die beim Tanz aufkommen, wirken sich nicht nur auf die dynamischen Informationen aus, sondern öffnen alle expressiven wie kommunikativen Kanäle, weil sie die Wahrnehmung erweitern.
In diesem Sinne kann der Tango als eine Tür zum Unterbewusstsein betrachtet werden.

❖ ❖ ❖

Kapitel VII

Qualität des Spannungsflusses in den Antriebsvorläufern

↦

Bender beschreibt die Antriebsvorläufer (oder Vorantriebe) als das, was sich physisch während eines Lernprozesses abspielt oder dann, wenn wir unsicher sind, nicht scheitern wollen, befürchten zu fallen oder uns selbst oder einem anderen zu schaden. (Bender 2007, S.31 ff.) Die Vorantriebe sind von Kestenberg bei der Betrachtung der psychophysischen Entwicklung eingeführt worden. Das Nutzen eines Antriebsvorläufers drückt den Versuch aus, die umgebende Welt mit einer inneren Spannung zu verändern. Der Versuch, unsere innere Aufmerksamkeit zu kanalisieren, um nach außen zu agieren, mag als Widerspruch erscheinen, zählt aber zum allgemeinen Verhalten. Im Tango ist der innere Antrieb ebenso wichtig, wie die eigene Handlungsfähigkeit zu bewahren. Die Spannung nach innen hilft, die Entschiedenheit konstant und lebendig zu halten. In der Improvisation versucht man, Vertrauen in die eigenen Intentionen und Wünsche zu haben, ohne das Ergebnis hinsichtlich eines zuvor festgelegten Aktionsschemas herabzusetzen.

Zu Beginn muss sich das Individuum wie bei jeder anderen Aktivität konzentrieren. In dieser Phase scheint es einen gebundenen Spannungsfluss zu haben. Die Antriebsvorläufer verschwinden, um einem freien Fluss Raum zu geben, wenn die Bewegungen automatisch werden, also im Laufe der Praxis. Wir beobachten den freien Fluss in der Bewegung als Antriebselement, wenn man Vertrauen in eine Aktion gewinnt, wenn also die Dynamik im selben Moment effizient und beweglich ist. Im Alltag begegnen einem die Antriebsvorläufer als Mechanismen der Verteidigung oder im Falle unangenehmer Gefühlslagen. Ist eine Person aufgebracht, aggressiv oder ängstlich, will sie diese Impulse verbergen und versucht, sie zu kontrollieren, womit sie die Aufmerksamkeit auf sich selbst richtet. Diese Gefühle der Unsicherheit und der Angst im Handeln entfernen das Individuum von der eigenen Aktion.

Zur Erinnerung und Wiederholung: Die **Antriebe** wirken sich auf die Dynamik und den Impuls der Bewegung aus und stellen die innere Beteiligung des Subjekts dar. In den Antriebsvorläufern ist diese Beteiligung weder stark noch vollständig.

RAUM:	INDIREKT	-	DIREKT
KRAFT / GEWICHT:	SANFT / LEICHT	-	STARK / SCHWER
ZEIT:	ALLMÄHLICH	-	SCHNELL
FLUSS:	FREI	-	GEBUNDEN

So wie die hier aufgelisteten Antriebe, so unterscheiden sich auch die **Antriebsvorläufer** durch ihre Faktoren:

RAUM:	FLEXIBEL	-	BAHNEND
KRAFT / GEWICHT:	VORSICHTIG	-	VEHEMENT
ZEIT:	ZÖGERLICH	-	PLÖTZLICH

Im Faktor Raum treffen wir auf flexible und bahnende, in dem von Intensität / Gewicht auf vorsichtige und vehemente Elemente. Im Faktor Zeit begegnen uns die Attribute zögerlich und plötzlich.
Bei den Antriebsvorläufern ist der Fluss immer gebunden.

Im Tango scheinen sich bei erfahrenen Tänzern manchmal die Antriebsvorläufer zu zeigen. Dinzel vermutet, dass diese Impulse bei den Tänzern nicht Zeichen der Unsicherheit sind, sondern Eigenschaften, die als expressive Elemente eingesetzt werden:

> „Manchmal zeigen wir uns zunächst zögerlich, um der folgenden Bewegung mehr Kraft zu verleihen und eine größere Entschiedenheit zu demonstrieren. Dies macht den Tanz ausdrucksvoller und ist eine bewusste und freiwillige Entscheidung des Tänzers."

Im Prozess des Erlernens von Tango kann es die Chance geben, mittels Wiederholung und Erfahrung die Verteidigungsstrategien abzulegen, die sich in den Antriebsvorläufern manifestieren. Sie drücken Momente der Unsicherheit, Angst und mangelnden Verantwortung aus. Sie belegen eine Art der Entkoppelung von der Realität oder auch Verlust der Kraftkontrolle. Das Unbehagen, das sich in den Antriebsvorläufern ausdrückt, kann im Laufe des Tanzes überwunden werden, kann aber natürlich auch wieder zum Vorschein kommen. Sie können sogar auch zum typischen Ausdrucksmittel werden, stellen nicht unbedingt für jeden ein Hindernis im Tanz dar. Für Dinzel, der den Tango als bewusstes Erforschen von unsicheren Situationen betrachtet, sind die Antriebsvorläufer eine kreative Reaktion auf Unbehagen und Unsicherheit. Jedes Problem ist eine neue Möglichkeit zum kreativen Handeln.

Im Faktor Raum verbergen sich zwei gegensätzliche Varianten der Antriebsvorläufer: bahnen und flexibel sein. Man verhält sich bahnend, wenn man das Objekt, das man schützen will, fixiert, ohne dabei einen Punkt wirklich genau zu betrachten. Man widmet also einem Objekt eine Art direkter und einseitiger Aufmerksamkeit, ohne es dabei effektiv unter die Lupe zu nehmen. Dieser Impulstyp hilft uns dabei, die Beziehung zum Objekt zu bewahren, Informationen zu trennen und zu ordnen und sich nicht ablenken zu lassen. Das kanalisierende Bahnen hilft dabei, einen inneren Prozess in Gang zu halten. Man kann diese Haltung als Verteidigungsmechanismus sehen, mit dessen Hilfe sich unangenehme Bedürfnisse und Empfindungen isolieren lassen und man sich gedanklich sammeln kann. Ein Bild für diese Art Antriebsvorläufer ist das von jemandem, der einen Punkt an der Wand fixiert und es gleichzeitig nicht schafft, dem Blick seines Gegenübers zu begegnen. Wir finden diesen Typ des Umgangs mit Raum häufig beim Tango, hin und wieder beobachtet man eine spezielle Art und Weise, einen undefinierten Punkt zu fixieren, gleichsam ins Leere zu starren. Diese Haltung kann von der Aufmerksamkeit für das angestrebte Ziel zeugen, kann aber auch ein Zeichen dafür sein, dass man das Paar schützen, dabei aber dem umgebenden Raum weiter Beachtung schenken will. Das Bahnen drückt sich im Fixieren eines Punktes in der Außenwelt aus, während man in Wahrheit aber nach innen fokussiert.

Eine Person wird als flexibel definiert, wenn sie die Dinge mit wenig Spannung betrachtet, mit indirekter Aufmerksamkeit, ohne wirklich zu beobachten. Auf diese Weise versucht man, immer empfänglich zu sein für neue Impulse und sich den Bedürfnissen der anderen anzupassen. Der als flexibel bezeichnete Antriebsvorläufer hilft dabei, die Beziehungen zwischen Objekten und Sachverhalten zu verstehen, wird aber zum Hindernis, wenn man etwas zum Abschluss bringen möchte. Als Verteidigungsmechanismus nutzt man ihn zur Konfliktvermeidung, um unangenehme Themen zu umgehen oder etwas Begonnenes nicht abzuschließen. Im Tango brauchen wir diese Art der Flexibilität, um kreativ zu bleiben und nicht repetitiv zu sein, was aber nicht die einzige Eigenschaft dieses Spannungsvorläufers ist, der mehr eine Haltung als eine konkrete Aktion ist.
Im Tango ist es wichtig, eine komplexere Form der Präsenz zu erzeugen, als sie diese Polarisation zwischen bahnen und flexibel sein darstellt: Man müsse klar ausgerichtet und gleichzeitig flexibel sein, sagt Rodolfo. Der Tango ist charakterisiert durch die Koexistenz der Fähigkeit, eine Richtung einzuhalten einerseits, und der Notwendigkeit, flexibel zu bleiben andererseits. Der Tänzer schafft es, die Aufmerksamkeit auf einen Punkt zu richten und so die Reise des Paares umzusetzen, ohne dabei den Raum um sich herum zu vergessen. Das „Schauen ohne zu schauen" ist typisch für den Tango, und diese Eigenschaft, den Blick auszurichten, ohne sein Augenmerk auf etwas Bestimmtes zu werfen und dabei alles andere zu vergessen, sorgt dafür, dass der Raum des Paares geschützt wird. So werden für die Ziele des Tanzes unwichtige Details ausgeblendet, man selektioniert, bleibt flexibel und aufmerksam, ohne sich von Überflüssigem ablenken zu lassen.

Vehemenz und Vorsicht gehören zum Faktor Kraft / Gewicht. In seinem ersten Lebensjahr ist das Kind völlig in der Phase der Entdeckung der Welt und erwirbt Vertrauen in seine Umgebung. Im zweiten Jahr beginnt es, die Umwelt zu beeinflussen, sich für andere Menschen zu interessieren und eigene Vorhaben auszuführen, womit es seine Kräfte misst. Es ist die Zeit der Anstrengung und der Vehemenz, in der als Spannungsmoment eine noch nicht demonstrierte Intention Ausdruck findet.
Mit diesem Impulstypen sind auch Begeisterungsfähigkeit und Überzeu-

gungskraft verbunden. In dieser Phase beginnt das Kind, die Bedeutung der eigenen Ziele unter Beweis zu stellen und lernt, Frustrationen zu bewältigen. Die Vehemenz wird als Verteidigung gegen das Gefühl der Verwundbarkeit und Aggression gebraucht. In den Prozessen der Identifikation mit einem Angreifer können sich Aktionen dieses Typs des Antriebsvorläufers manifestieren.

Wenn man etwas mit besonderer Aufmerksamkeit belegen will, nutzt man eine niedrige, mit Leichtsinn einhergehende Intensität. Die Wirkung ist künstlich: Man nimmt die Absicht wahr, leicht zu sein, ohne innere Überzeugung, bleibt vorsichtig. Der milde oder vorsichtige Vorläufer ist eine Art, keine Tiefe zu erlangen, oberflächlich zu bleiben, wie wenn man Dinge lernt, ohne sie zu verstehen. Schüler, die nicht den Mut haben, wirklich Schritte zu machen - das gilt auch für den Tango - bleiben sanft, versuchen fortlaufend Schritte, ohne je die notwendige Tiefe und Entschiedenheit zu erreichen.

Dieser Vorläufertyp hilft, aggressive Reaktionen zu verbergen: Man möchte keinen engen Kontakt aufbauen, keine tiefgehenden Empfindungen verspüren, noch möchte man etwas lernen durch wirkliches Verarbeiten. Die Anwendung des Vorläufers der Vorsicht hilft dabei, nichts aufs Spiel zu setzen. Diese künstliche Art, leicht zu sein bringt Momente der Unsicherheit hervor und zerstört die Kommunikation. Wenn man im Tango den Kommunikationskodex nicht versteht, neigt man vielleicht einerseits zu übermäßiger Feinfühligkeit oder andererseits zu ausgeprägter Gefügigkeit, die Signale führen jedenfalls nicht zum Ziel. In den ersten Stadien des Tango-Lernens zeigen sich die Eigenschaften beider Antriebsvorläufer, der Vehemenz und der Vorsicht. Am Anfang ist es normal, dass man auch nicht zweckmäßige Formen der Bewegung einsetzt. Mit der Praxis lernt man allmählich die eigenen Kräfte, Gewicht und Impulse zu regulieren, so dass die Vorläufer schließlich zu Antrieben werden.

Für Dinzel ist Vehemenz beim fortgeschrittenen Tänzer ein Zeichen für Unreife, sie findet ihren Ausdruck in Energie ohne innere Sicherheit. Andere Tänzer, die nicht vehement sein wollen, wählen die andere Seite, die der übertriebenen Aufmerksamkeit, wobei sie beim Versuch, feinfühlig zu sein letztlich alles in der Angst machen, sie könnten jemanden verletzen. Übungen zur Kraftregulierung helfen dabei, die Präsenz dieser Vorläufer zu korrigieren und einen richtigen Mittelweg zwischen Vehemenz und Vorsicht zu finden. Wenn ein Individuum auf vom Partner vorgeschlagene Veränderungen der Geschwindigkeit, der Ausbreitung und Richtung mit Ruhe und Sicherheit reagieren kann, so lernt es, sich den aktuellen Umständen anzupassen. Die eigenen Kräfte zu dosieren verhindert den Einsatz von Gewalt, und Probleme wegen unerwarteter Bewegungssequenzen lösen sich auf natürliche Weise.

Im dritten Lebensjahr beginnt das Kind, die Zeit zum eigenen Vorteil und je nach Lust zu nutzen: Es lernt zu warten oder warten zu lassen, es weiß genau, dass es etwas „jetzt" will, beginnt aber dabei, die Zeit zu nutzen, indem es das eigene Spiel genießt. Diese Wahrnehmung von Zeit als reinem Spaß, die dem Spiel eigen ist (*gastar el tiempo gozando del juego*) ist für Rodolfo Dinzel ein Charakteristikum des Tangos.
Der Vorläufer der sogenannten „plötzlichen Zeit" (oder auch beschleunigten oder eiligen Zeit) gibt dem Tänzer ein Gefühl der Schnelligkeit, aber nicht der Sicherheit bezüglich der Zeit: Er wird es nicht schaffen, Herr über die Zeit zu sein, weil er überraschend eilig wird beschleunigen müssen. Die Menschen, die diesen Impuls nutzen, scheinen immer auf der Flucht zu sein, scheinen mehr von der Notwendigkeit als von einer inneren Motivation getrieben. Diese Eile kann im Tango unter Umständen mit Schwindel einhergehen, bedeutet also eine Situation der Instabilität.
Eigentlich kann aber laut Dinzel eine Reaktion über einen plötzlichen Impuls dem Paar oft mehr Stabilität verleihen. Auch der typische Impuls, der in einer instinktiven Antwort oder in einem improvisierten Ereignis liegt, kann eine überraschende Veränderung sein. In dieser Art der Vorläufer fehlt allerdings die Entwicklung, es fehlt die Möglichkeit eines Prozesses stufenweisen Verstehens. Betrachtet man sie als Instrument der Verteidigung, so hat die Eile die Funktion, Gefahren zu verhindern oder vorher zu sehen. Daher ist sie ein im Tango oft notwendiger Mechanismus.
Der entgegen gesetzte Mechanismus ist das Zögern: Indem wir zögern, verlangsamen wir und verändern die Spannung. Zögern heißt nicht nur, reflektiert zu sein, sondern auch, Entscheidungen aufzuschieben, die Zeit nicht für Aktion, sondern für ein Verschieben zu nutzen. Verlangsamen dient dazu, sich Zeit zu nehmen, Pausen einzulegen und zu lernen, Schritt

für Schritt vorzugehen. Zögern ermöglicht es, Luft zu nehmen, uns den Zielen nicht in zu großer Hast zu nähern. Der Vorläufer des Zögerns zeigt sich, wenn man Angst hat, sich einem Konflikt zu entziehen versucht oder eine direkte Konfrontation vermeiden will. Im Alltag zögern wir, um impulsive Ergebnisse in Entscheidungsprozessen zu vermeiden. Im Tango aber spendet ein Aufschieben oftmals Sicherheit, eine Art *Aplomb,* was den Anschein von Indifferenz erwecken mag.

Im Allgemeinen rufen die Antriebsvorläufer beim Betrachter Faszination hervor und besitzen maximale Ausdruckskraft. Der Vorläufer plötzlich im Faktor Zeit hilft hauptsächlich dabei, das Spiel lebendig zu halten, ohne dabei Vehemenz einzusetzen, und birgt die Möglichkeit zur Korrektur. Manchmal müssen wir überraschende Lösungen finden, besonders wenn wir mit unerwarteten Ereignissen konfrontiert sind.

Kapitel VIII

Kategorie Körper, die psychomotorischen Verbindungen im Tango

↦

Jeder Mensch hat seine Präferenzen und Angewohnheiten im Gebrauch der verschiedenen Körperteile. Nicht immer ist eine Vorliebe zweckmäßig für die Bewegung, wenngleich sie ein Ergebnis der kulturellen Gewohnheiten darstellt, der Lebenserfahrungen, der Nachahmung von Mustern sowie der physischen Struktur und der alltäglichen Aktivitäten.

Bei vielen Personen kann man Blockaden in den Bewegungen oder den Verbindungen der einzelnen Körperbereiche untereinander, beziehungsweise Besonderheiten der Körperstruktur beobachten. Manchmal folgen Ober- und Unterkörper sowie rechte und linke Körperhälfte unterschiedlichen Bewegungsmustern: Unterschiedlichen Raumbeziehungen oder Geschwindigkeiten, Unterschieden im Spannungsfluss. In einigen Körperbereichen kann man Formen von Gefühllosigkeit oder Entkoppelung ausmachen. Bestimmte Körperzonen nicht mehr zu spüren oder zu dissoziieren, geschieht häufig in Fällen von psychophysischen Traumata. Alle Teile unseres Organismus sind mit der Psyche und den Emotionen verbunden, und verfügen über eine symbolische Funktion, die von persönlichen Erfahrungen, kulturellen Einflüssen und physischen Abläufen abhängig ist. Eine Störung in einer bestimmten Zone kann ein Symptom dafür sein, dass die Funktionen in diesem Körperbereich auch auf emotionaler und psychischer Ebene gestört sind.

In der expressiven Theaterarbeit wie auch im Tanz steht jeder Körperteil für eine besondere Spannung und Lebenskraft: Diese sorgen für den Ausdruck im Körper des Schauspielers oder Tänzers und repräsentieren seinen Charakter. Das alltägliche physische Trainieren hilft, die Bewegungen jedes einzelnen Körperbereiches zu kontrollieren, zu isolieren und zu erweitern und die technischen und expressiven Kapazitäten zu verbessern.

Auch der Tango-Tänzer muss das Instrument seines Ausdrucks pflegen, den Körper trainieren, seine Fähigkeiten und sein Repertoire erweitern und die Flexibilität erhalten. Die ersten Trainingseinheiten gelten beim Tango den Füßen: Der Wahrnehmung der Fußsohle, der Entwicklung der Elastizität der Muskeln, der Kraft und der Flexibilität. Das Bewusstsein für die Beziehung zwischen Fuß, Knie und Beckengelenk ist die grundlegende Basis der Praxis.
In den Texten von Dinzel heißt der Unterkörper „expressiver Apparat“ und meint Füße und Beine. Im oberen Bereich finden wir den „dramatischen Apparat“. Hier stellen sich die drei Volumen dar - vielmehr die beiden Torsi und das dritte Volumen, wovon wir bereits sprachen. Letzteres gibt laut Dinzel dem Paar in Form des offenen Bereichs der Umarmung szenisches Gewicht.

> „Jeder Ausdruck der Arme erhält durch das existenzielle Drama der Triade Bedeutung.“

Es ist, als ob die Beine die Spannung des oberen Bereichs dekomprimierten. Das dritte Volumen ist der Ort, an dem sich der weibliche Teil des *hombre* und der männliche Teil der *mujer* ausdrücken können. Im unteren Bereich, dem expressiven Apparat, finden wir sowohl den Raum für Vereinnahmung als auch den für Freiheit.
Der Körper ist im Alltag, wenn auch unbewusst, nicht nur von den eigenen Gefühlen beeinflusst, sondern auch von den vorausgesetzten sozialen, familiären und gefühlsmäßigen Erwartungen. Wie oft glauben wir, unsere physischen Bedürfnisse ändern zu müssen, um uns dem anzupassen, von dem wir glauben, dass es die anderen von uns erwarten? Oder einfach, um den anderen zu gefallen?
Laut Dinzel passiert es auch im Tanz, dass wir im Gedanken handeln, die anderen würden bestimmte Figuren und Stile sehen wollen. Dies, so betont er, ist ein soziales Verhalten, das aber nicht die Realität des Tanzes abbildet. Wir hören auf, wir selbst zu sein, um vermuteten Erwartungen anderer zu entsprechen.

Sicher findet sich das Verändern eigener Bewegungsmuster und postulierter Gewohnheiten am Anfang von jedem Lernprozess, in jeder Disziplin. Doch dieses anfangs hilfreiche Verhalten sollte nicht zur Gewohnheit werden. Sich daran gewöhnen, nicht man selbst zu sein, die eigenen Bedürfnisse zu ignorieren, ist eine der ungesunden Folgen autoritärer Erziehungsweisen. So riskieren wir, im Tanz wie im Leben, uns von einem authentischen Bereich unserer selbst zu entkoppeln. Nach Alice Miller („Das Drama des begabten Kindes", sowie in ihren folgenden Veröffentlichungen) passen wir unsere Wahrheit der Außenwelt an. Um die Liebe und die Sicherheit vom Neugeborenenalter an nicht zu verlieren, lernen wir, unsere Erwartungen, Wünsche und unsere Art zu sein dem anzupassen, was andere wollen. Oder noch schlimmer, wir versuchen so zu sein, wie wir glauben, dass andere wollen, dass wir seien. Als Erwachsene wiederholen wir diese Strategien, die uns in der Kindheit das Überleben sichern.
Dies ereignet sich auch im Tanz und stellt einen Moment des Ungleichgewichts dar. Was ist real? Und was ist real an dem, was jeder einzelne darstellt? Eine Tanzform beherrschen heißt, diese beiden Dinge trennen können: Den eigenen authentischen Tanz von dem Tanz, der sich den anderen darstellt und beeinflusst ist von dem, was sie sich von uns erwarten.
In der pädagogischen Arbeit ist es wichtig zu wissen, dass es problematische Techniken gibt, die Ergebnis der Darstellung sind, aber weder real noch physisch sind. Im Tango (nicht im Show-Tango, sondern im populären Tango, der ein Tanz der Verbindung und Kommunikation ist) versuchen wir immer, unseren physischen Strukturen treu zu bleiben. Es ist ein Tanz, in dem man nicht den anderen, dem Publikum, einem Freund gefallen muss. Es geht vom ersten Moment an darum, eine authentische Verbindung zu finden, die es uns erlaubt, etwas zu erschaffen. Diese Authentizität ist nicht immer von den allgemeinen oder kulturellen körperlichen Voraussetzungen her gegeben, und es ist auch keine ausschließlich physische Authentizität, wie wir im Weiteren noch erfahren werden. Die Authentizität ist die physische Kraft in der Verbindung eines Paares, sie entspricht oftmals nicht den sozialen Regeln oder widersetzt sich ihnen sogar.
Sie ist eine nach innen gerichtete Authentizität und Aufmerksamkeit.

Wir kehren zurück zur Betrachtung der Körperbereiche in der Tanztherapie: Bender (2007, S.227) beobachtet, dass die **Füße** die überwiegende Zeit Bodenkontakt haben, das Körpergewicht tragen und Stabilität wie auch Mobilität garantieren. Sie müssen beweglich sein für Veränderungen. Diese Kombination aus Flexibilität und Stabilität findet sich in der anatomischen Struktur des Fußes wieder, einem Geflecht aus Gelenken. Diese Struktur verteilt das Körpergewicht, indem sie es an den Boden weiterleitet, gibt uns Auskunft über die Stabilität des Untergrunds und setzt diese Informationen um in unzählige kleine Muskelbewegungen. Der Fuß ist kein sehr großes Körperteil, aber er gibt unserem Gang Kraft und Eleganz. Die Füße haben eine fundamentale Funktion für unser körperliches Gleichgewicht.

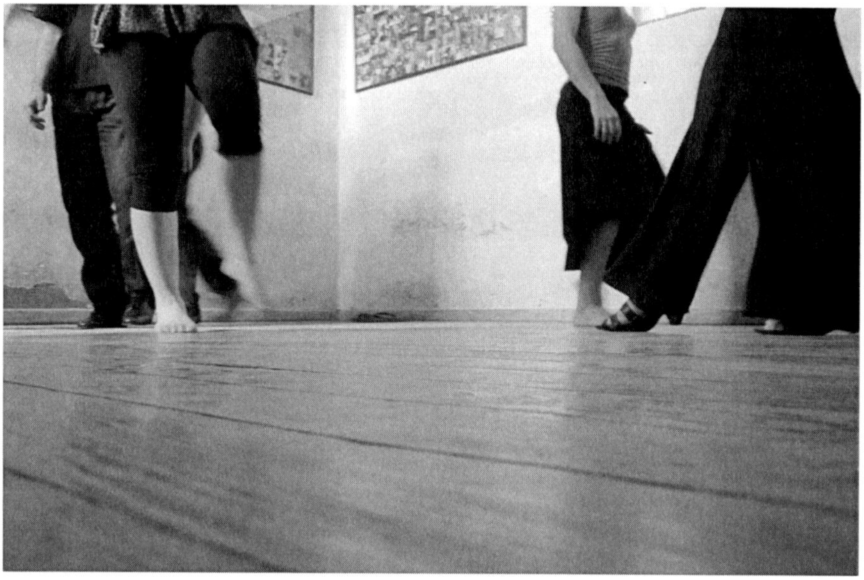

Fußarbeit beim Seminar über Bartenieff Fundamentals und Tango. Estudio Dinzel 2011

Jeder Kontinent und jede Kultur verbindet mit den Füßen eine unterschiedliche Symbolik. Im Westen sind - oder waren - sie peinlich und ein Grund zur Scham, werden normalerweise in Schuhen versteckt. Dagegen bleiben sie in anderen Kulturen nackt und ihre Sensibilität wird trainiert, um sie zum rituellen Objekt werden zu lassen - man denke an die Temperaturunempfindlichkeit, die es braucht, um über brennende Kohlen zu laufen. Der Fuß kann auch ein Instrument der Verführung sein. In symbolischer

Funktion, aus ästhetischen Gründen und auch, um die Macht des Mannes über die Frau zu unterstreichen, wurden in einigen asiatischen Ländern ihre Füße deformiert, indem sie mit Binden verschnürt wurden, so dass die Frauen nicht mehr gehen konnten.
Im Tango ist der Fuß Teil des expressiven Apparates, ist nicht nur ein Instrument, um sich gemeinsam fortzubewegen, sondern vor allem eine Quelle des Spiels. Die Füße der milongueras sind mit hohen, glänzenden, nicht unbedingt bequemen Schuhen geschmückt. Auch die Männer tragen Absatz. Wenngleich er bei den Frauen höher ist, so ist doch in beiden Rollen der Absatz von Bedeutung bei der Gewichtsverlagerung auf den Fußballen. Legt man das Körpergewicht auf die Ferse, werden von dort aus weitere Bewegungen möglich, und man holt sich Energie für den Beginn des Schritts. Im Tango legt man aber das Gewicht hauptsächlich auf den vorderen Bereich des Fußes.
Die Studien zur Anthropologie des Theaters nach Eugenio Barba ergeben, dass das Gewicht des Schauspielers nach vorne, eben auf den Fußballen gelagert ist, um die Beweglichkeit zu verbessern.
Selbst die Art, in der viele Figuren des Tangos benannt werden, kommt von der Aktion des Fußes her. Zum Beispiel kann in der Figur des *lápiz* der Fuß gleich einem Stift auf dem Boden malen oder schreiben. Andere Figuren beziehen ihren Namen vom Bild, das der Fuß umreißt, zum Beispiel schreibt er bei der *ocho* eine Acht.
Die Füße der beiden Tänzer nähern sich einander an und entfernen sich wieder voneinander, sie bewegen sich zusammen und berühren sich so, als seien sie Hände, verschränken sich, befühlen den Boden und den Partner. Diese Art, den Fuß zu benutzen und damit seine allgemeine Funktion abzuwandeln ist außergewöhnlich. Wenn man Teile des Körpers auf unkonventionelle Weise aus expressiven Gründen nutzt, so nennt man dies auch in der Theateranthropologie „außergewöhnlich", *extracotidiano* nach Barba. Für die alltäglichen Bewegungen verteilt man das Gewicht gleichermaßen auf drei Punkte des Fußes: die Ferse, die Extremitäten des vorderen Bereiches der Fußsohle sowie den Fußballen. Diese drei Punkte bilden ein Dreieck. Im Tango aber setzt man vorwiegend auf dem Fußballen auf, um so die Dynamik zu halten. So verlagern sowohl *hombre* als auch *mujer* das Gewicht nach vorne und modifizieren damit das Dreieck. Diese individu-

elle Instabilität bietet in Wirklichkeit beiden Tänzern mehr Freiheit, weil es sie einander annähert und ihnen die Suche nach mehr Gleichgewicht auferlegt. Die Reaktionsfähigkeit des auf dem Fußballen belasteten Fußes wird sich vergrößern, und die Antwort auf die gegenseitigen Impulse wird schneller erfolgen. Die Verlagerung auf den vorderen Bereich des Fußes bringt im Tango mehr Möglichkeiten, sich an Veränderungen anzupassen und der Kreativität Raum zu geben.

Die Beine erlauben dem Körper, sich im Raum zu bewegen und dabei stabil zu bleiben. Im metaphorischen Sinne ist die Verwurzelung mit emotionaler Stabilität verbunden. Die Beine erlauben es uns, einen stabilen Punkt zu verlassen, um einen anderen zu finden.
In vielen Sprachen gibt es Beispiele für die Beziehung zwischen der Stabilität der unteren Gliedmaßen und der emotionalen Stabilität (vgl. Bender 2007, S. 226). Im Deutschen werden viele Worte, die ihren Ursprung im Wort „stehen" haben, metaphorisch gebraucht: auf eigenen Beinen stehen, selbstständig, Widerstand... Für Bender impliziert das „...stehen" in einem Wort einen kommunikativen Prozess des Verbindens verschiedener Elemente oder des Sehens von Verbindungen zwischen den Dingen, also die Fähigkeit, eine Sache zu bewerten. Im Spanischen fragt man *„¿Cómo estás?"* („Wie stehst Du?") oder *„¿Cómo andás?"* („Wie gehst Du?"), um zu erfahren, wie es jemandem gesundheitlich, emotional oder arbeitsmäßig geht.
Das Gehen ist eine Art, zu sein, zu funktionieren und ist Ausdruck unseres Zustandes.

> „Mit den Füßen und den Beinen machen wir die Zeichnungen des Tangos, und diese sind die imaginären Reisestrecken"

so Dinzel, der den Begriff der „Reise" häufig als Metapher für den Tango benutzt.
Die Figuren sind das, was sich in der Beziehung zwischen dem Weg, den wir uns vorgenommen haben und der Realität im umgebenden Raum abspielt. Wir sagen „imaginäre" Strecken, weil es im Tango kein vorprogrammiertes Wegenetz gibt und die Linien vom Betrachter und nicht vom Akteur des Tanzes gezogen werden.

In der Beziehung der Bewegung der vier Beine untereinander, die über die Umarmung transportiert wird, ist Ruhe notwendig und zweckdienlich. Wir erinnern uns, dass Tango Verbindung ist und nicht im Verlauf der Linien besteht, die man von außen sieht. Man kann im Tanz das von der Linie generierte Konzept brechen und eine Art neuer Proportion herstellen.

> Die richtige Proportion zu suchen ist aber laut Dinzel falsch: „Proportion ist ein geschlossenes Konzept, als wolle man dem Tanz eine Konfektionsgröße geben. Es schränkt ein. Man muss das Konzept aufmachen und eine neue Zeichnung erschaffen. Dieser kreative Akt provoziert einen Zustand großer Freude. Alle Tänzer streben diesen Zustand in Form einer individualisierten Zeichnung an."

Für Dinzel entzieht sich der Tango der Wiederholung, um der Eventualität zu begegnen. Jeder Weg ist personalisiert und kann „eventuell" geschehen. Erneut im Widerspruch zur allgemeinen Auffassung repräsentieren die Beine im Tango nicht Stabilität, haben nicht die Aufgabe, für Stabilität zu sorgen, sondern die, Ungleichgewicht, personalisierte Formen und ständige Veränderungen zu suchen.

Der Kopf wird typischerweise mit abstraktem Denken assoziiert, obwohl doch der überwiegende Teil der Wahrnehmungssinne - sehen, schmecken, riechen und hören - seine Organe genau dort hat (vgl. Bender 2007, S. 224). In der westlichen Kultur ist der Kopf unbedeckt, die Haare sind ein Grund für Bewunderung und ein Zeichen von Schönheit. In anderen Kulturen werden die Haare als ein so starkes Signal der Verführung gesehen, dass die Frauen aufgefordert oder verpflichtet sind, sie zu bedecken. Die Haare zu verlieren ist für viele Männer ein Drama.
Das Gesicht zeigt eher intime und differenzierte Gefühle mit Hilfe seiner verschiedenen mimischen Ausdrucksmöglichkeiten. Im Tango allerdings bleibt das Gesicht fast verdeckt. In der Schule von Dinzel orientiert die *mujer* sich in der Ausrichtung ihres Gesichtes an der Blickrichtung des *hombre*. Dies geschieht, weil die Aufmerksamkeit abgelenkt würde und der

Blick in eine Richtung außerhalb der Beziehung gelenkt wäre, würde sie über die Schulter des *hombre* blicken. Es würde der *mujer* nicht gestatten, sich dem Anderen komplett anzuvertrauen. Rodolfo sagt, dies wäre, als vertraue man den Körper dem Anderen an, nicht aber die Seele: *„tenés mi cuerpo pero no mi alma“*. Verändert man die Position des Kopfes nach innen oder nach außen, so verändert sich das Empfinden der Verbindung. Wenn die beiden Blicke auf der offenen Seite der Umarmung in die gleiche Richtung führen, hat die gebildete Verbindung mehr Intimität. Indem sich die linke Schläfe der *mujer* an die rechte des *hombre* lehnt, wird erstere nicht vom äußeren Raum abgelenkt. Der Blick und die Aufmerksamkeit dessen, der führt, werden abwechselnd innerhalb und außerhalb der Verbindung sein. Wer in der Rolle des *hombre* tanzt, muss darauf achten, wohin er geht, kann dabei gleichzeitig nach innen schauen, aber immer in Richtung des offenen Bereichs des oberen Kreisbogens.

Der Akt des Sehens ist grundlegend für jede Beziehung und ihre Entwicklung, doch der Sehsinn ist eher auf der Ebene des Denkens anzusiedeln. Für den Tango und den Tanz im Allgemeinen ist unser Denken zu langsam, weshalb man versucht, andere Sinne fort zu entwickeln. Es ist kein Zufall, dass in den *Milongas* meist kein starkes, sondern diffuses Licht ist. In der Rolle der *mujer* mit geschlossenen Augen zu tanzen ist ein häufiges Phänomen, es ist nicht nur ein Zeichen des Vertrauens in den Partner, sondern lässt uns unseren eigenen inneren Raum besser wahrnehmen. Wenn man einen Sinn ausschaltet, den des Sehens zum Beispiel, erweitern sich die übrigen Sinne. Diese Aufmerksamkeit nach innen bedeutet beim Tango für beide die Möglichkeit, zahlreiche kinästhetische Fähigkeiten zu entwickeln und zu erweitern. Die Kinästhesie ist die muskuläre Sensibilität, die es uns ermöglicht, motorische Aktivitäten über die räumliche Wahrnehmung der Position unserer Körperteile zu regulieren. Die Kinästhesie reguliert die Nachrichten, die der Körper während der Bewegung an das Nervensystem sendet. Sie ist eine Logik der Sinne. Diese Sensibilität der Selbstwahrnehmung nimmt Einfluss auf unsere Haltung und reguliert das Gleichgewicht und die notwendige Koordination, um den Körper zu bewegen. Anders gesagt, handelt es sich um den Bewegungssinn. Diese Art der Empfindung, die

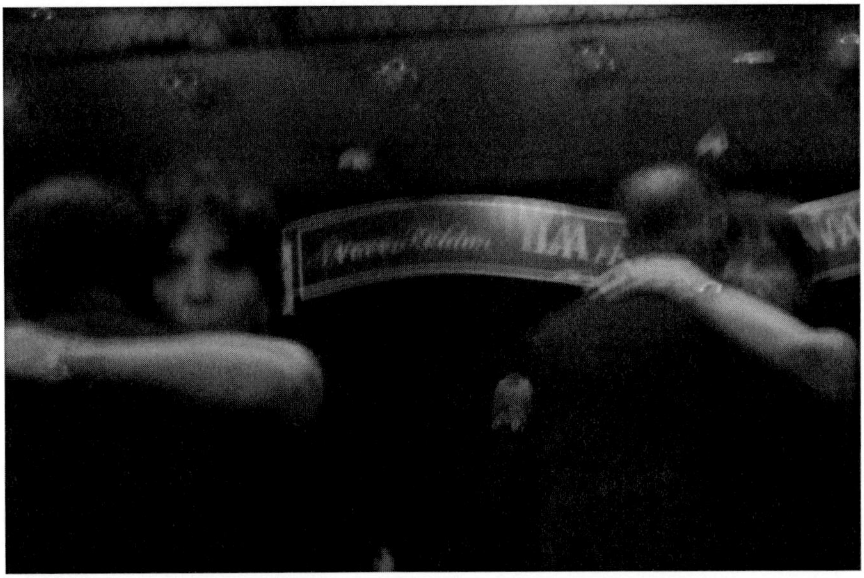

Diffuses Licht bei der Milonga „La Argentina“, Buenos Aires 2011.

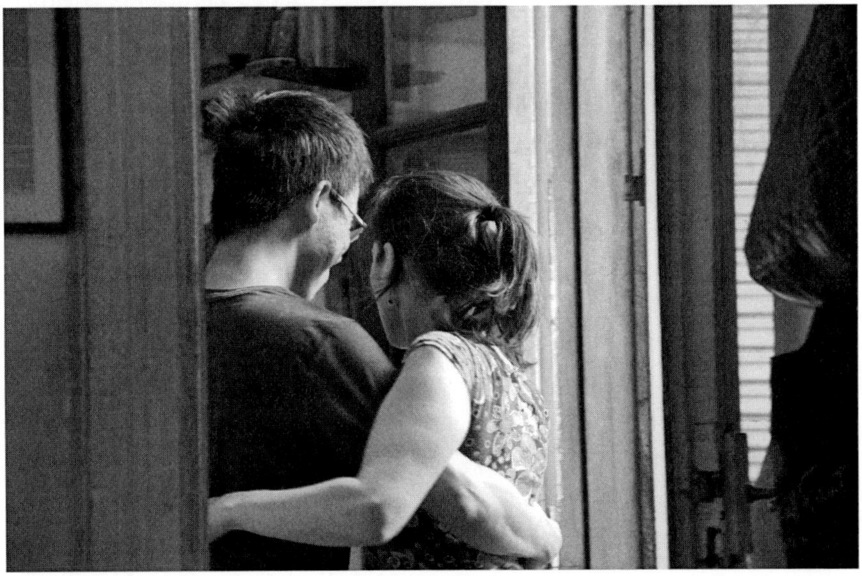

Beiden Blicke führen auf der offenen Seite der Umarmung in die gleiche Richtung, Estudio Dinzel 2010.

jeder von seinem eigenen Körper und besonders von dessen Bewegungen hat, ist verbunden mit einer Sensibilität der Eingeweide, also sämtlicher Wahrnehmungen dessen, was im Inneren des Körpers passiert (im Englischen spricht man von *interoceptive*, vgl. Craig 2003). Im Innenohr sind Neuronen angesiedelt, die für die Wahrnehmung der Bewegung und für den räumlichen Orientierungssinn verantwortlich sind. Andere Rezeptoren der Muskelspannung beeinflussen unsere Haltung. Diese Rezeptoren ermöglichen die Sensibilisierung unserer Selbstwahrnehmung. Die neuesten neurowissenschaftlichen Studien sind bemüht, bisher scheinbar unerklärbare Phänomene zu erklären, so zum Beispiel unser aller Fähigkeit, die Intention einer von einem Außenstehenden ausgeführten Aktion zu erahnen, indem wir ihn einfach nur beobachten. Es gibt Neuronen, die uns nicht nur die Bewegung eines anderen erfassen (bzw. innerlich „simulieren") lassen, sondern auch die Empfindungen, die daraus hervorgehen könnten. Diese Offenheit, die Empfindungen anderer zu teilen ist mit der Aktivierung besonderer Neuronen verbunden und ist die Basis für die Entwicklung unserer empathischen Fähigkeiten.

Die Theorie der Spiegelneuronen versucht zu erklären, wie diese Prozesse im Gehirn ablaufen. Die italienischen Wissenschaftler Giacomo Rizzolatti und Leonardo Fogassi haben - durch einen Zufall - herausgefunden, dass einige Arten von Neuronen, die sich während der Ausführung einer Bewegung aktivieren, dies auch dann tun, wenn sie beobachten, wie die gleiche Bewegung von jemand anderem ausgeführt wird. Beobachtet ein Individuum ein anderes während einer Aktivität, aktiviert sich eine Neuronengruppe, die im prämotorischen Cortex sitzt - die Spiegelneuronen. Diese Entdeckung impliziert, dass wir die Fähigkeit zu einer Bewegung entwickeln können, indem wir deren Ausführung durch einen Artgenossen beobachten. Auf cerebraler Ebene realisiert der Betrachter die gleiche Aktion wie der Betrachtete, in beiden Gehirnen werden die gleichen Arten neuronaler Verbindungen aktiviert. Der Beobachter imitiert und reflektiert die Aktion des Anderen, er „spiegelt" sie. Die Neurowissenschaft versucht, die Fähigkeit zur Imitation und zur Empathie mittels der Erforschung dieser Neuronenaktivitäten zu erklären. Durch Empathie sind wir in der Lage zu fühlen, was der andere fühlt (vgl. Bauer 2006), uns in ihn hineinzuversetzen. Dies findet bei allen unseren Aktivitäten statt, ist aber

besonders wichtig in therapeutischen Settings: In der DMT oder auch in der Methode der *Authentic Movement* ist dies wichtig zu wissen.
Beim Tango-Tanz hat der Einzelne oft den Eindruck, zu fühlen, was der Andere fühlt, oder Teile seines Körpers zu spüren, zu denen er gar keinen Kontakt hat. Da ist nicht nur das Gefühl für die Bewegung, sondern auch das innere Bild der Bewegung in der Verbindung. Wir haben die Möglichkeit, die beiden Körper als Einheit und gleichzeitig den Körper des Anderen als von unserem getrennt zu spüren.
Im *Sistema Dinzel* muss die Position des Kopfes eine funktionale und harmonische Beziehung zum Rumpf eingehen. Die beiden Häupter kommunizieren auf der Suche nach dem Gleichgewicht, wenngleich sie auch nicht in direkter Berührung miteinander sind. Der mögliche Kontaktpunkt ist die Schläfe.

AUTHENTIC MOVEMENT
Anfang der 60er Jahre von Mary Starks Whitehouse in den USA entwickelte Disziplin, mit deren Hilfe man im Beisein zweier oder mehrerer Zeugen die Verbindung mit dem Unbewussten über spontane Bewegungen sucht.

> „Viele machen den Fehler, den Kontakt über die Stirn zu suchen. Im Allgemeinen sucht man diese falsche Stellung, um den Blick nach unten auf die Beine richten zu können."
>
> *„Muchos se equivocan y colocan el hueso frontal, esto es erróneo. En general se provoca esta mala colocación para poder espiar hacia abajo, hacia las piernas."* (Dinzel, S. 54)

Der Punkt, an dem die beiden Köpfe zusammenkommen ist der höchste Punkt der gemeinsamen, von beiden Körpern gebildeten Struktur. Dinzel nennt sie *„arco de medio punto"*. Der zentrale Bereich dieses Bogens ist der Kontaktpunkt der beiden Köpfe, gleich einem Scheitelstein ein Punkt, an dem sich die Spannungen entladen.

Wir haben schon erwähnt, dass im Tango der Sehsinn mehr nach innen als nach außen gerichtet ist, man versucht nicht so sehr, die Bewegung des Paares von außen zu betrachten, sondern die Selbstwahrnehmung zu erweitern. Und genau aus diesem Grund gibt man im Tango den Sinnen, die am nächsten verwandt sind mit dem Denken, wie dem Sehen, weniger

Gewicht, um so die Aufmerksamkeit auf die innere Betrachtung der Bewegung zu konzentrieren, diese von innen heraus zu spüren. Während des Tanzens fokussiert man keinen bestimmten Punkt, weil man das periphere Sehen nutzt (vgl. das Kapitel IV über den Antrieb Raum), so dass man die Anwesenheit der anderen Paare eher fühlt als sieht, um nicht zusammenzustoßen. Gleichzeitig spürt man immer die Präsenz des Partners - man weiß nicht genau, was er tut, doch man nimmt seine Bewegung wahr:

> „Ich kann einen neuen Moment erschaffen," so Rodolfo, „weil ich mir des Bildes meiner Position bewusst bin und ein Gefühl dafür habe, wo ich herkomme, aufgeladen mit Trägheit, Beschleunigung oder Kraft. Von hier aus, mit diesem Bild und diesem Gefühl ausgestattet, bin ich in der Lage, meine Bewegung zu skizzieren."
>
> *„Puedo crear un movimiento nuevo porque tengo la conciencia por imágen de cómo estoy y la sensación de dónde vengo con la carga de inercia, aceleración y esfuerzo. A partir de ahí, puedo tomar mi línea de movimiento."*

Es ist eine neue Art des Sehens, die mit dem Kontakt der beiden Körper miteinander anfängt.

CABECEO
eine leichte seitliche Kopf bewegung in Richtung der Person, mit der man tanzen möchte.

Im *Tango Argentino* sind der Einsatz kleiner Bewegungen des Kopfes und der Mimik von großer Wichtigkeit. Am Beginn des Tanzes erfolgt der *cabeceo*. Also die Einladung mittels einer leichten Neigung des Kopfes und der anschließenden Annahme oder Ablehnung dieser Einladung. Früher konnte es passieren, dass kleinere Variationen dieses Kopf-Neigens während des Tanzes mit Ablehnung oder Unterwerfung verwechselt wurden. Heute ist der Kodex nicht mehr ganz so streng, aber es gibt im Tanz auch weniger Varianten dieser Bewegung. Die Kopfbewegungen müssen dem gerade Getanzten dienlich sein. Viele Tänzer wirken dann wenig ausdrucksstark, aber sehr streng, nutzen in Wahrheit aber gerade den Kopf, um sich zu stabilisieren und mit der gemeinsamen Bewegung fortzufahren.
Dies ist eines der vielen Beispiele dafür, wie der Tango sich gegen offizielle

Übereinkünfte sträubt: Wir denken nicht mit dem Kopf, sondern nutzen ihn, um uns zu stabilisieren, während die Bewegung des Körpers das „Denken“ übernimmt - und dieses Denken ist die Wahrnehmung unserer selbst in Bewegung. Hinsichtlich der Tradition des *cabeceo* erklärt Dinzel, es sei eine für die *porteños* typische Art des Sehens (im Spanischen meint *„porteño“* allgemein den „Hafenbewohner“; mit *porteños* werden die Einwohner von Buenos Aires bezeichnet). Auch hier handelt es sich um ein Erbe aus dem Kampf mit Blankwaffen, mit Messern:

> „Man zeigt nicht mit der Nasenspitze an, wo man gerade hinschaut. Man lässt die Augen umherschweifen, um zu beobachten, was man will.“
>
> *„No se apunta con la nariz lo que se mira. Se utiliza la rotación de los ojos para observar lo que se desea.“*

Im Tanz kann der *hombre* die Augen nicht schließen, aber er kann den Blick senken und dabei den Raum dennoch im Griff haben. Die *mujer,* die sich in der Umarmung sicher fühlt, kann sich wie im Schlaf (*llevar dormida*) führen lassen - tatsächlich aber bringen die geschlossenen Augen andere Sinne zum Erwachen, so dass man eine höhere Bewusstseinsstufe erreicht.

Wenn wir uns mittels des Kopfes ausdrücken können, so Susanne Bender (2007, S.225), so fühlen wir im **Rumpf** die Emotionen. Vom Hals bis zu den Genitalien geben wir der Wut, der Angst, der Aggressivität, der Unsicherheit Raum. Der größte Teil der Gefühle lokalisiert und manifestiert sich in Form von Kontraktionen oder Nachlassen der Spannung in der Brust oder dem Abdomen. Der Rumpf ist wie ein abgeschlossener Kern. Das Phänomen, den Rumpf oder die in ihm geborgenen Organe nicht zu spüren, ist ein Symptom psychosomatischer Erkrankungen oder Störungen. Leider ist es oft mit einem schmerzhaften Prozess verbunden, sich wieder an unseren lebendigen Kern zu erinnern: den Rumpf, den Ort des Selbst. Ein klassisches Beispiel: Viele traumatisierte Menschen vermeiden es, sich

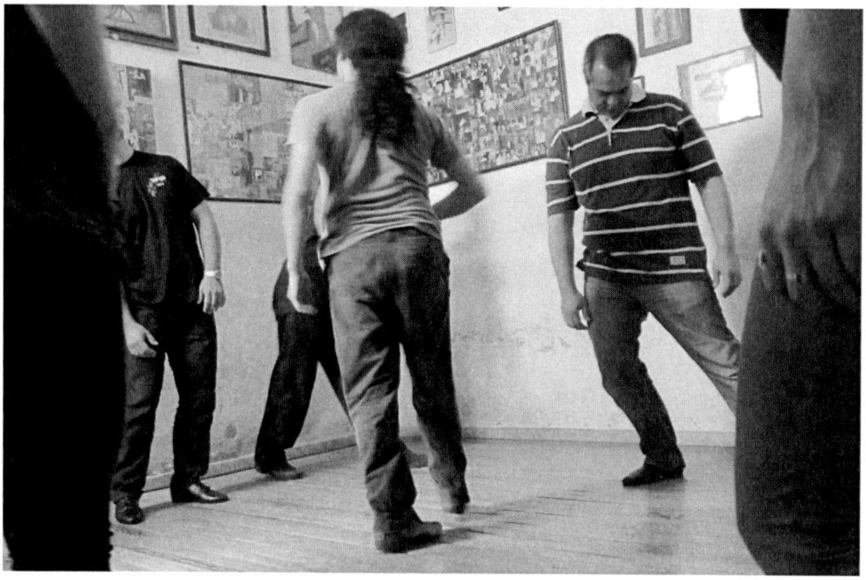

Rumpfbewegungen, Seminar über Bartenieff Fundamentals und Tango im Estudio Dinzel 2011.

mit den traumatischen Ereignissen auseinanderzusetzen, indem sie ihren Rumpf betäuben und blockieren. Doch genau diese mangelnde Auseinandersetzung provoziert mit der Zeit chronische physische Beschwerden in Form von extremer Verkrampfung oder Schwächung der inneren Organe.

Der Rumpf ist Sitz der lebenswichtigen Organe - der Reproduktionsorgane, des Verdauungsapparats, des Herzens, der Lungen. Mit der Atmung findet hier ein Energieaustausch zwischen dem Körper und seiner Umgebung statt. Über die Atmung und den Blutkreislauf sind wir im ständigen Austausch mit unserer Außenwelt, indem wir umwandeln, was wir empfangen und wieder abgeben, was wir nicht mehr brauchen. Man kann sagen, dass der Rumpf das Zentrum unserer Vitalität ist. Der obere Bereich der Brust auf Höhe des Brustbeines ist für Dinzel das „Zentrum der Persönlichkeit". Den religiösen Traditionen in Indien zu Folge sitzt hier das Chakra des Herzens, das uns die Sicherheit zum Leben gibt, den Mut und die Verantwortung. Das Herz-Chakra regelt alle anderen Chakren und befähigt uns, Empathie zu empfinden, Akzeptanz und Verständnis für andere aufzubringen.
Doch es ist nicht hier, im Herz-Chakra, wo im Tango die beiden Kör-

per der Paar-Einheit Kontakt haben. Der direkte Körperkontakt findet zwischen dem nach vorne gerichteten Brustbein der *mujer* und den unteren Rippen des *hombre* statt. Dinzel spricht von diesem Punkt als dem „Null-Punkt", *punto cero*: die Rippen unter dem Brustmuskel des *hombre* öffnen sich zu der *mujer* hin, die ihm das Brustbein zuwendet. Im Kontakt dehnen sich beide zum jeweils anderen hin aus, und zwar eher nach unten hin vom Zentrum der Persönlichkeit her gesehen, also dem direkten Kontakt beider Körper. Dieses Persönlichkeitszentrum im Körper, das Brustbein, ist in beiden Rollen immer aktiv und hilft uns, dauernde Präsenz herzustellen. Es ist der Bereich, der nach außen für das Bild des *Aplomb* sorgt, dieser Sicherheit und Abwesenheit von Angst im Handeln, die für den Tango typisch zu sein scheint.
Bemerkenswert ist: Was nach Folklore im Tango aussieht, findet sich in der Natur wieder! Viele Tiere zeigen ihre Dominanz, indem sie den Brustbereich ausdehnen. Wenn diese Zone aktiv ist, zeigt man nicht nur Kraft, sondern man erwirbt auch ganz konkret mehr Sicherheit. Im Tango sind die beiden Rümpfe verbunden, miteinander verknüpft und umeinander gewickelt. Vom Rumpf her wird geführt und von dort aus werden die Impulse gesendet. Vom Rumpf strahlt die Intention aus und hier empfängt man die Signale. Dies ist eine sehr intime Art der Kommunikation zwischen zwei Lebewesen, archaisch und lebendig, nicht verbreitet im alltäglichen Leben. Den Rumpf auf diese Weise zu gebrauchen aktiviert emotional und physisch.

Die **Hände** und **Arme** sind diejenigen Körperteile, mit denen wir auf eher offene und direkte Art mit der Welt in Kontakt treten. Wir manipulieren Objekte, bewegen sie, fassen sie an und lassen sie wieder los, wir halten etwas fest mit den Händen, geben die Hand zur Begrüßung oder um eine Übereinkunft zu besiegeln. Die Hände helfen uns, etwas besser auszudrücken, wenn wir unsicher sind, etwas zu beschreiben, wenn uns die Worte fehlen oder zu unterstreichen, was wir sagen. Vor allem in den romanischen Kulturen spricht man mit den Händen, mehr als im angelsächsischen Raum. Wenn die Kommunikation der Hände und Arme durch die Bewegung und Aktivität des Rumpfes unterstützt ist, erhalten unsere Aktionen mehr Überzeugungskraft. Man kann manchmal an den Händen sehen, dass eine Person unsicher ist. Im Tango nutzt man die Hände nicht zum Kommunizieren, der dauernde Gebrauch der Hände kann sogar stören oder unpassend wirken.

Auch hier findet sich wieder ein Unterschied zur sozialen Konvention, der sich aber nicht wie ein Widerspruch anfühlt, sondern wie die Bestätigung, dass es die Verbindung zwischen den beiden Körpern ist, die in diesem Tanz zählt. Wir kommunizieren nicht mit einem Objekt, sondern wir handeln in der Verbindung von zwei Einheiten, weshalb es im Tango keine Manipulation gibt. Wir manipulieren den Anderen nicht, sehr wohl aber halten wir ihn, und dies gilt für beide Rollen.

Der Inhalt überträgt sich im Tango über den Körper. Wir wiederholen, was Rodolfo sagt:

> „Das Wann und das Wie können sich über die Arme mitteilen, doch das Was - das überträgt sich über den Rumpf."

> *„El cuándo y el cómo se pueden trasmitir con los brazos, nunca el QUE. Ésto se trasmite con el torso."*

Im Alltag teilen wir durch die Arme Solidarität, Freundschaft, Aufmerksamkeit oder Schutz mit. Im besten Falle sind wir schon als Kinder in Umarmung aufgewachsen und behütet worden, und in der Umarmung tanzen wir Tango. Der traditionelle Tango impliziert eine geschlossene Umarmung, dieses Einschließen erschafft einen Raum des Teilens und der Kommunikation. Zwischen den beiden Rümpfen findet die tiefste und intimste Kommunikation statt - wir erinnern uns, dass der Rumpf der Ort der individuellen Gefühle ist, die der Kommunikation des Tanzes ihren Stoff geben.

HORMA
ist im *Sistema Dinzel* der Teil der Umarmung, der im Inneren der beiden Körper zwischen dem Brustbein der *mujer* und der rechten Körperseite des *hombre* einen Abdruck gleich einem Schuhleisten (spanisch: *horma*) formt.

Im *Sistema Dinzel* wird die Umarmung als von getrennten Bereichen gebildet beschrieben: Rodolfo nennt die energetischen, muskulären Spannungen und den Fluss, der zwischen den beiden Körpern abläuft, oberen Kreisbogen. Der „Leisten", (*la horma*), ist der Raum, den wir selbst umfassen, und der „Null-punkt" (*punto cero*) ist der Punkt, an dem sich die beiden Körper miteinander verflechten. Rodolfo sieht in dieser Art des

vielschichtigen Kontaktes zwischen den beiden Körpern die natürliche Charakteristik des Tangos.
Der obere Kreisbogen ist der Teil der Umarmung, wo der Spannungsfluss sich in einem kommunikativen Spiel jeweils abwechselt. Obwohl stabil in der Erscheinung, ist im Tango die Umarmung ein dauernder Fluss an Impulsen und Reaktionen. Wegen ihrer Halt gebenden Funktion und weil sie ein Ort des Schutzes und des permanenten Austausches ist, bildet die Umarmung für viele das am stärksten therapeutische Element des Tangos. Dieser Tanz ermöglicht es uns, in die Arme einer idealen Mutter zurückzukehren, wieder das Gefühl zu haben, um nichts kämpfen zu müssen, weil alles schon gegeben ist, mit einer direkten Kommunikation ohne Worte. Sicher ist ein Teil des Tangos die Reproduktion dieses Zustandes: Wir werden verstanden und verstehen unsererseits, wir sind geschützt und geben selbst Schutz - und dies alles, ohne dass verbale Kommunikation nötig wäre. Eine solche Umarmung erneut zu empfinden gibt vielen Menschen, die verlassen wurden, missbraucht wurden oder andere schwere Konflikte erlebt haben, die Gelegenheit, das Erlebte aufzuarbeiten.
Dinzel sagt, jede Frau könne tanzend eine Form finden, das Mutter-Thema zu lösen. Im dritten Element des Paares, dem dritten Volumen, dem offenen Bereich der Umarmung also, finden sich nach Rodolfos Auffassung der Konfliktstoff beziehungsweise die Themen von Interesse. Im Tango-Tanz ist dieser Raum für unsere verborgenen Anteile reserviert, das Weibliche des Mannes und das Männliche der Frau, sowie die Schatten, die die vergangenen Konflikte geworfen haben. Außerdem erlaubt uns der Tango, im Spiel des Tanzes, diese Themen auf andere Weise aufzuwerfen, als es in der Realität geschehen würde oder geschehen ist. Es ist, als erlebe man Dynamiken von Beziehungen neu, in anderer Form. In diesem Sinne ist Tango Therapie.

Sicher wollen oder können nicht alle Tänzer über die Umarmung der Aufarbeitung von Erlebtem begegnen, doch ist dies etwas, das letztlich unbewusst abläuft. Wir sollten auch nicht vergessen, dass für manche die Umarmung unbehaglich oder sogar bedrohlich sein kann. Der Gedanke, dass jeder eine Umarmung auf natürlich-vertrauliche Weise teilen kann, entspricht leider nicht immer der Realität. Im realen Leben vieler Menschen sind Nähe und Körperkontakt nicht üblich, sondern im Gegenteil eher mit traumatischen Erfahrungen verbunden. Der Tango kann dem, der ihn als Form eines praktischen Wegs zur inneren Entwicklung nutzt, die Fähigkeit vermitteln, den Kontakt auf andere Weise zu erleben, indem er Reaktions- und Verhaltensmuster ändert und frühere Traumen durch Aufmerksamkeit und Liebe überwindet.

Susanne Bender unterscheidet in der Beobachtung der Bedeutung des kulturellen und emotionalen Einflusses zwischen **Vorder- und Rückseite** des Körpers (2007, S.229). Sie beschreibt die Vorderseite als den bewussten Bereich, über den wir uns präsentieren und wo wir unsere Gefühle ansiedeln. Es ist der Bereich, den wir im Spiegel leichter betrachten können, unsere soziale Seite, die wir beeinflussen können. Unsere Rückseite steht dagegen für das, was wir nicht beeinflussen können, auf gewisse Weise unsere unbewusste Seite. Es ist nicht leicht für uns, unsere Hinterseite zu betrachten und wir haben keine genaue Vorstellung davon, wie sich unsere Figur von hinten gesehen darstellt. Vielleicht auch dieses Abstandes wegen wird unser Rücken zum Ort, der unserem Unbewussten vorbehalten ist - und es braucht schon einen Hexenschuss, damit wir uns seiner erinnern. Die Wirbelsäule, die wir als „hinten" liegend empfinden, verläuft in Wirklichkeit mitten im Körper. Auch sprachlich betrachtet ist das, was wir lieber „hinter uns lassen" oft etwas, das wir nicht wirklich wahrhaben wollen. Es ist ein Bild für nicht integrierte Bereiche unserer Persönlichkeit, Vergangenes, das nicht verarbeitet ist.
Auch hier zeigt Tango das, was normalerweise nicht zu sehen ist. Die Vorderseiten der beiden Rümpfe, die wir im Alltag den anderen zuwenden, ist im Tango der innere Bereich der Paar-Einheit. Die Vorderseiten der Torsi sind in Kontakt miteinander, während man die Rückseiten von außen sehen kann. Vielleicht hat auch deshalb der Tango den Ruf eines traurigen, sogar düsteren Tanzes, historisch mit zwielichtigen Orten in Verbindung gebracht: Wir zeigen im Tango genau den Teil von uns, der normalerweise verborgen, privat ist. Das Unbewusste, die negativen Gefühle, Wut und Angst, primäre Bedürfnisse können sich dem, der von außen die Hinterseiten der Tänzer sieht, stärker darstellen, während wir für die Kommunikation mit dem Partner unsere

Vorderseite anbieten, die offene, bewusste Seite.
Im Tango kommt dem Raum, den der Andere füllt, eine größere Bedeutung zu als seiner Oberfläche, denn dieser Raum sagt etwas aus über seine Tiefe, die sich mit der des Partners zur gemeinsamen Tiefe summiert. Auf diese Weise wird die Hinterseite der *mujer* zur Vorderseite des *hombre* und umgekehrt. Ein weiteres Mal entsteht in der Gemeinsamkeit eine andere Körperwahrnehmung. So erschafft man nicht nur eine veränderte Wahrnehmung von „vorne“ und „hinten“, sondern es wird ein neuer Prozess eingeleitet: Der Wechsel der Sichtweisen lässt uns das Spiel des Tanzes als angstfreie Konfrontation mit unseren dunklen Bereichen erleben.
Das Rückwärtsgehen der *mujer* schafft eine besondere Situation, einen besonderen Eindruck. Auch in Übungen der DMT sorgt das Rückwärtsbewegen für ein Wiedererwachen der Aufmerksamkeit und Konzentration und damit des Vertrauens. Man lernt, den Fuß auf ungewohnte Weise aufzusetzen, beginnt mit dem Fußballen statt mit dem Absatz. Man lernt auch, mit der Angst vor dem, was wir nicht sehen zu spielen und die Unsicherheit gegenüber dem, was wir nicht kennen zu überwinden. Man erwirbt einen anderen Blick auf die Außenwelt, wir nehmen unseren Körper mehr über den Blick nach innen wahr als über unsere Bewegungsrichtung. Im Raum rückwärts zu gehen wird betrachtet als ein Zurückgehen in die Vergangenheit. Kinder und Erwachsene nehmen das Rückwärtslaufen aber schnell wahr als lustiges Spiel, das für eine veränderte Wahrnehmung sorgt. Die Funktionen verschiedener Körperteile zu wechseln, ist ein Spiel, das die Entwicklung von Phantasie und Kreativität fördert, uns ungewohnte Assoziationen liefert. Außerdem bleiben wir durch das Rückwärtslaufen verbunden mit dem Ort, von dem wir fortgegangen sind - was im Tango heißt: Wir bleiben mit unserem Partner verbunden.

Auch zu beobachten, auf welche Weise **die linke und die rechte Körperseite** interagieren und sich ausdrücken, kann interessant sein. Aus Sicht der Neurowissenschaft unterscheidet sich die jeweilige Dominanz der Hirnhälften in den unterschiedlichen neurologischen Abläufen (vgl. hierzu auch Bender 2007, S. 233 f.). Demzufolge ist die rechte Hirnhälfte hauptsächlich beim Hervorbringen spontaner Bewegungen aktiv, bei denen Vertrauen im Spiel ist und die emotional motiviert sind. Sie organisiert auch die räumlichen Bewegungen und die Orientierung im Raum. Die linke Hirnhälfte ist dagegen überwiegend für erlernte, nicht instinktive Bewegungen zuständig, wird zum Beispiel aktiv, wenn wir die Bewegungen eines anderen nachahmen oder reflektieren müssen. Die linke Hälfte dominiert im Falle der freiwilligen Wiederholung einer Bewegungssequenz, aber auch bei der Ausführung symbolischer Bewegungen wie in der Pantomime. Im Körper überkreuzen sich diese Funktionen, so dass wir vereinfacht feststellen können, dass die linke, mit der rechten Hirnhälfte verbundene Körperseite unsere emotionale Seite ist, während die rechte, mit der linken Hirnhälfte verbundene Seite als rationaler oder eher exekutiv betrachtet werden kann - sie führt gestellte Aufgaben aus.

In der Umarmung verflechten sich die beiden Parts miteinander. Die *mujer* bietet der linken Hand des *hombre* ihre rechte Hand an. Wenn wir dieser Theorie folgen wollen, dann vertraut derjenige, der in der Rolle der *mujer* tanzt, dem Anderen seine eigene rationale Seite an, und wer führt nutzt die emotionale Seite, um die Richtung der Bewegung, nicht aber ihren Inhalt anzuzeigen. Der rechte Arm des *hombre* hält sicher den Körper der *mujer*, die sich rückwärts bewegt und nicht sehen kann, wohin sie die Füße setzt. Wer führt, orientiert sich mittels seiner emotionalen Seite im Raum und nutzt die rationale Seite, um Halt zu geben.

Es ist auch aus therapeutischer Sicht interessant, diese Theorien zu nutzen, um die jeweilige Einbeziehung der rationaleren oder emotionaleren Seite in unsere Aktionen zu betrachten. Die Möglichkeit zu haben, sich selbst oder andere zu schützen, indem wir unsere emotionale Seite aktivieren, kann in vielen Situationen eine hilfreiche Ressource sein, die überlebenswichtig sein kann. Gleichermaßen kann die Möglichkeit wichtig werden, sich mittels unserer eher logischen und rationalen Seite im Raum zu bewegen.

Nehmen wir die Kampfkünste als Beispiel, so gibt in der Technik des japanischen Schwertkampfes die rechte, „rationale“ Hand die Richtung an, während die linke Hand die Kraft beisteuert. Im Falle eines Schlages mit dem Schwert dirigiert der Verstand die Richtung, während das Gefühl und der Instinkt die Kraft regulieren. So entstehen Sicherheit und Kontrolle. Im Kampf müssen wir auf unseren Instinkt vertrauen, um dem Schlag die angemessene Intensität zu geben und nutzen unseren Verstand, um den Schlag in die richtige Richtung zu lenken.

Im Tango nutzen wir, wie gesagt, die Funktionen jeweils umgekehrt: Den emotionalen Teil zu nutzen, um die Richtungen zu vermitteln heißt, dem Instinkt zu vertrauen, wenn es um Orientierung im Raum geht. Der Halt, den der rechte Arm gibt, ist dagegen das Ergebnis einer bewussten Struktur und einer rationalen Entscheidung. In der Paar-Einheit empfängt der linke, also „emotionale" Arm der *mujer* in einer geschlossenen Umarmung die Richtungsangaben direkt über den Rumpf des *hombre*. Wer folgt, kann mit der rechten Hand Widerstand zeigen, sich festhalten um den Kontakt zu behalten und die Spannungswechsel zu kompensieren, so dass der Kommunikationsfluss aktiv bleiben kann. Beide Parts kompensieren sich in der Beteiligung ihrer beider Bereiche, vermischen sich zu einem Energiefluss, weshalb es schwierig ist, die Funktionen der beiden Rollen voneinander zu trennen. In der Paar-Einheit verschmelzen Verstand und Emotion dank eines ununterbrochen fließenden Austauschs von Impulsen und deren Beantwortung.

Im Tango herrscht eine starke Trennung zwischen dem **Oberkörper** bis zur Gürtellinie und dem **Unterkörper**. In der Beschreibung von Bender ist es die Aufgabe des Unterkörpers, Stabilität zu geben, damit man sich im Raum bewegen kann und das Gleichgewicht behält. Der untere Bereich unseres Körpers ist unsere Stütze und stellt unsere Wurzeln dar. Er wird auch als eine schützenswerte Intimzone betrachtet, besonders im Bereich der Genitalien und auch dem der Füße. Im Oberkörper dagegen befinden sich die lebenswichtigen Organe, neben den Sinnesorganen vor allem Herz und Lunge. Es ist der Teil des Körpers, den man intensiver wahrnimmt, weil er offener zugänglich ist und er der Kommunikation, der Aktion, der Konfrontation und der Fähigkeit, sich zu behaupten dient. Häufig bedeutet eine Dissoziation von Ober- und Unterkörper eine Störung und ist Zeichen einer gestörten Integration der jeweiligen Funktionen. Manchmal findet die Kommunikation keine solide Basis im Unterkörper, oder aber der Unterkörper ist sehr robust, aber der Oberkörper erscheint schwach und energielos. Diese Art der Integrationsstörung findet sich im physischen Erscheinungsbild, sie kann sich aber auch in Form von Bewegungsmangel oder Koordinationsproblemen innerhalb eines der beiden Bereiche oder zwischen ihnen aus-

drücken. Manchmal lässt sich eine deutliche Abkopplung beobachten. Im Tango gilt die sogenannte Dissoziation zwischen Ober- und Unterkörper aber eben nicht als Koordinationsproblem oder Symptom körperlicher Entfremdung, sondern ist im Gegenteil funktionales Element in der Bewegung der Paar-Einheit. Was normalerweise die Funktion des Unterkörpers ist, die Sorge um die Stabilität der Beine, ist im Tango die Aufgabe der Umarmung. Die scheinbare Bewegungsarmut im Oberkörper ist eine innere Ruhe, eine Frucht des ununterbrochenen Austausches von Impulsen, Antworten und miteinander kooperierenden Kräften. Ober- und Unterkörper sind nicht in Dissoziation voneinander isoliert, sondern vielmehr über die Körpermitte integriert. Wir haben bereits erwähnt, dass Dinzel dieses Körperzentrum als eine Sphäre der Amortisation bezeichnet, die oben und unten vereint. Sie entspricht dem, was in der fernöstlichen Kampfkunst *dan-tien* genannt wird, Quelle lebenswichtiger Energien, die sich zwei bis drei Zentimeter unterhalb des Bauchnabels befindet. In diesem Bereich befinden sich komplexe Muskel- und Bänderketten, die den Beckenboden mit dem Zwerchfell verbinden. Die Muskelkette, die in diesem Bereich aktiv wird ist der Iliopsoas. Dieser Muskel, der das Zwerchfell mit verschiedenen Beckenbereichen verbindet, vom letzten Brustwirbel bis zum Trochanter ist nicht nur für unsere Haltung und Beckenbewegung verantwortlich, sondern für die Gesundheit unseres ganzen Organismus. Der Iliopsoas, Sitz des sogenannten Lumbalgeflechts, ist auf jeden Fall mit den inneren Organen und dem vegetativen Nervensystem verbunden. Einige Gelehrte, die der *Somatic Movement* verbunden sind, wie Liz Koch, heben zudem die Verbindung dieser Muskelkette zum ältesten Areal unseres Gehirns hervor. Für diese Fachleute sind unsere Überlebensinstinkte zutiefst in unserem Zentrum verwurzelt, das heißt, im Bereich des Iliopsoas. Wenn wir also von unserem „Bauchgefühl" sprechen, ist dies nicht nur eine Redensart, sondern es kann ihm eine konkrete Erklärung in Form unserer inneren Verbindungen zugrunde liegen (vgl. Koch 2012).
Der Unterkörper von der Gürtellinie abwärts zur Fußsohle ist für Dinzel der ausdrucksstärkste Körperbereich im Tango. Unten Ausdruck und oben Stabilität. Außerdem ist die Dissoziation zwischen unterem und oberem Körperbereich im Tango nicht ein psychisches Phänomen, sondern das Ergebnis bewussten und koordinierten Isolierens, mittels dessen der Tanz

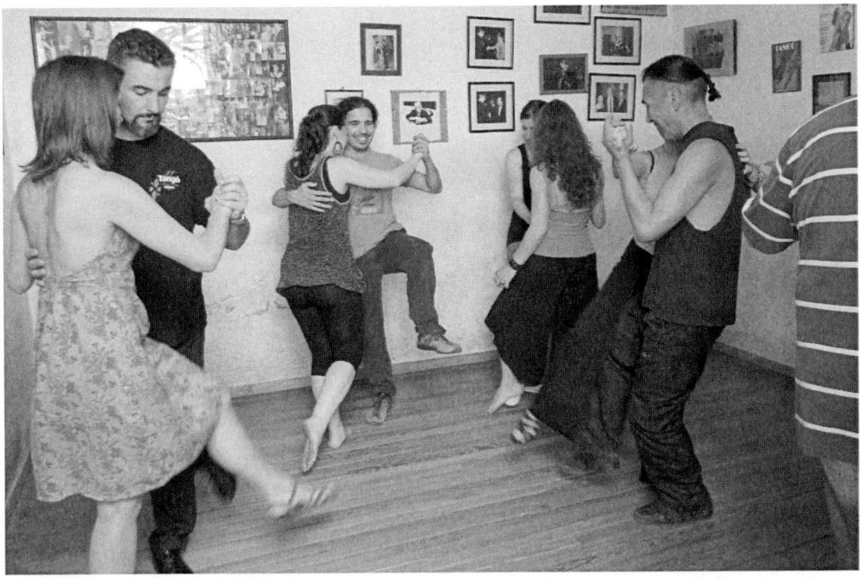

Die Beine spielen, Seminar über Bartenieff Fundamentals und Tango. Estudio Dinzel 2011.

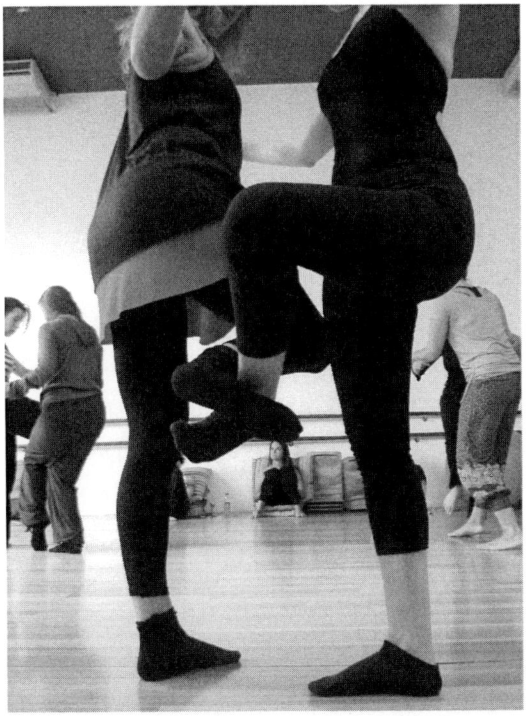

Die Beine spielen, Seminar über Bartenieff Fundamentals und Tango. Institut für Tanztherapie, Brecha, Buenos Aires 2011.

elegant und gekonnt realisiert werden kann. Wie der *Lunfardo* findet also auch der Tango wieder einmal in der Inversion der Zuordnung von Funktion seine besondere Form des Ausdrucks und des Seins.

Man kann den Tango als Tanz zweier **Wirbelsäulen** betrachten: Die des *hombre* und die der *mujer* bewegen sich parallel. Die Wirbelsäule ist als individuelle Achse das Zentrum der Bewegung, der Aktion und des tiefgehenden Kontaktes. Im Tango ist das Rückgrad stabil, mag geradlinig wirken, ist aber in Wirklichkeit flexibel und wird gestützt. Um diese flexible Stabilität zu erreichen, sind die Muskeln um die Wirbel herum - also wieder der Iliopsoas - in Aktion: Sie ermöglichen die Neigung der Wirbelsäule, die sie lebendig, flexibel und vor allem reaktionsfähig für schnelle Richtungswechsel macht.
Es ist, als habe die Wirbelsäule in ihrer vertikalen Spannung den sie umgebenden Raum „im Auge", um so dem Körper seine Richtung zu geben. Auch, wenn die anderen Bereiche des Körpers anders reagieren - die beiden Wirbelsäulen sind in der Paar-Einheit stets miteinander verbunden. Manchmal verstärken die Beine der *mujer* die Informationen, die von der Wirbelsäule des *hombre* kommen, doch die beiden Wirbelsäulen agieren während des Tanzes eben gemeinsam. Das Rückgrat sorgt beim Tango-Tanz für Stabilität und bleibt dabei doch flexibel, weder muss es sich verbiegen noch versteifen.
In den Bewegungen der Wirbelsäule finden sich auch die „Formen in Flächen" wieder, allerdings in reduzierter Ausprägung. Die Wirbelsäulenbewegungen des *hombre* sind von außen quasi nicht wahrnehmbar und übertragen sich über die Wirbelsäule der *mujer* bis zu deren Beinen. Einer stabilisiert die Wirbelsäule um die Bewegung zuzulassen, der andere führt diese aus. Die Stabilität ist niemals eine Versteifung der Wirbelsäule, sondern im Gegenteil ein Vorgang fließenden Ausgleichens zwischen Kraft und Gleichgewicht. Die Ebene der Kommunikation, also die horizontale Fläche, ist die im Tango am meisten genutzte. Als es das Wort „Tango" noch nicht gab, weder seine Form noch deren Beschreibung, sprach man von *corte y quebrada*, das heißt „Unterbrechung und Bruch", welcher als Bruch der Achse zu verstehen ist, also ein seitliches Biegen der Wirbelsäule. Mit der Entwicklung des Tangos und der seiner verschiedenen Stile sind die

quebradas in der vertikalen Fläche, das heißt zur Seite und sagittal, vor und zurück, nur als Pose für ein Finale geblieben, oder um in Momenten der Ruhe die Verbindung zu betonen.

> „Es ist wie eine Liebkosung, ohne Gewicht", sagt der Tänzer Máximo Villalba.
>
> *„Es como una caricia sin peso."*

In dieser Art des künstlichen Akzents neigt sich in der Pose mehr die gesamte Struktur als nur die Wirbelsäule. In der Tat ist im Tango - Rodolfo betont dies - ein Neigen der Wirbelsäule in der sagittalen Fläche als Fehler zu betrachten.

Das Neigen der Wirbelsäule in der sagittalen Fläche kann allgemein auch vom Gebrauch des unipolaren Flusses begleitet sein, zum Beispiel, wenn wir uns in unangenehmen Situationen befinden. Wenn es im Tango vorkommt, kann es somit ein Zeichen von Unbehagen sein und also Entfremdung bedeuten. Die drei Flächen der Bewegungen im Raum sind eigentlich gewahrt und kontrolliert von der Aktion der Paar-Einheit. Viele Tänzer stoßen auf Probleme mit der Wirbelsäule, wenn die Kräfte und Gewichte im Kontakt miteinander nicht gleichmäßig und ausgewogen sind. Man braucht viel innere Kraft zum Tango tanzen.

Dysfunktionale Haltungen gehen von der Wirbelsäule aus und sind häufig ein Zeichen für ein mangelndes Einvernehmen mit den eigenen Emotionen. Ein leidender Gefühlshaushalt äußert sich in Verkrampfungen oder körperlicher Schwäche. Die Wirbelsäule gewinnt über den Kontakt an Sensibilität und funktioniert als emotionaler Gradmesser.
Durch den Tanz kann man die Wirbelsäule stärken, weil man die Muskeln kräftigt oder auch, weil die Flexibilität der Gelenke größer wird. Doch das bedeutet nicht, dass es hier um eine allein physische Übung geht, sondern vielmehr auch um das Praktizieren einer inneren Haltung, innerer Kraft und Flexibilität.
Im Tango macht die innere Haltung die Qualität des Tanzes aus. Die Ges-

CORTE Y QUEBRADA
Elemente, die ihren Ursprung in dem improvisierten Tanz haben, der in der Mitte des 19. Jahrhunderts entstanden ist und sukzessive den Tango hervorgebracht hat. Eine präzise Beschreibung seines Ablaufs liegt bis heute nicht vor, wahrscheinlich aber war es ein Nacheinander von abrupten Unterbrechungen (*corte* heißt auch: Schnitt) und Posen mit extremer Schrägstellung der Achse (*quebrar* bedeutet (zer) brechen). *Corte y quebrada* galten wegen ihrer Sinnlichkeit als „unanständige" Elemente des Tangos.

ten, als äußerliche Bewegungen, sind optional, sie verändern nicht die Struktur der Paar-Einheit in Bewegung. Im Tango bewegen wir uns von innen heraus und nutzen die Körperachse für die Kommunikation. Ohne dass Worte zum Einsatz kommen, können sich so zwei unterschiedliche innere Haltungen in Kontakt zueinander bringen. Symbolisch anschaulich wird das durch beiden Wirbelsäulen in gemeinsamer Bewegung.

❖ ❖ ❖

Kapitel IX
Der therapeutische Effekt des Tangos

↦

In der bisherigen Analyse und bei dem Versuch, angemessene Kategorien für die Interpretation des Tangos zu finden, sind wir bereits auf Beispiele für eine mögliche Anwendung dieser Kunstform in einem therapeutischen Kontext gestoßen. Die Künste für therapeutische Zwecke zu nutzen, ist nur scheinbar neu: Musik, Tanz und visuelle Künste sind seit dem ersten Erscheinen unserer menschlichen Spezies auf diesem Planeten Teil des alltäglichen Lebens. Sie sind von Bedeutung für das Überleben und erfüllen essentielle Bedürfnisse der Mitglieder einer Gemeinschaft. Das menschliche Bedürfnis, sich auszudrücken, gibt es von jeher, und vieles von dem, was heute als künstlerisches Ereignis betrachtet und bewahrt wird, war einmal zutiefst mit dem alltäglichen Leben verbunden: Objekte, die mit Totenkult zu tun haben, Gegenstände des Haushalts, rituelle oder zur Religionsausübung genutzte Dinge. Ebenso sind Musik, Literatur und Tanz ureigene Bedürfnisse von Männern und Frauen.

In den primitiven Kulturen war der Tanz immer dann präsent, wenn der Zusammenhalt der Gruppe bestätigt werden musste. Rituelle Tänze begleiteten Ereignisse von großer sozialer Bedeutung: Vor einem Kampf führte man Tänze auf, um Mut zu machen und die nötige Kraft zur Verteidigung des eigenen Territoriums zu beschwören. Man tanzte zum Abschied der Toten oder um die Vereinigung eines neuen Ehepaares oder die Geburt eines Kindes zu feiern. Die Tänze und Prozessionen für die Fruchtbarkeit der Felder sind über die griechische Mythologie in unsere christlichen Traditionen eingeflossen. Tänze, um uns den Regen geneigt zu machen, kommen in sehr vielen Kulturen vor.

Die Abfolgen heute praktizierter Volkstänze und auch musikalischer Rhythmen stammen oft von ritualisierten Bewegungsabläufen aus der Arbeitswelt ab, einer Art Übung gleichsam. Ähnliche Bewegungen wiederholen sich in unterschiedlichen Kulturen, so in den schamanischen Riten, die es einzelnen hervorgehobenen Personen einer Gemeinschaft erlauben, sich

mit höheren, göttlichen oder kosmischen Gewalten in Verbindung zu setzen. Zittern, springen, kreisen, durch die Bewegung Himmel und Erde miteinander verbinden, bleiben als überliefertes Erbe in den Bewegungsformen der populären primitiven Tänze erhalten.
Solche Tänze als „Volkstänze" und „primitiv" zu bezeichnen, ist eigentlich unangemessen. Vom heutigen Standpunkt haben sie vielmehr eine genau so integrative Funktion wie auch die Tanz- und Bewegungstherapie. Die DMT hat sowohl in der individuellen Therapie wie auch in der Gruppenarbeit das hauptsächliche Ziel, die abgekoppelten Bereiche unseres Seins zu integrieren. Unerwartete Veränderungen im Verlauf unseres Lebens oder die versäumte Aufarbeitung schmerzhafter Erfahrungen können den Kontakt zu unseren authentischen Gefühlen und essentiellen Bedürfnissen stören. Eine so versäumte Integration zeigt sich in psychophysischen Blockaden, körperlichen Symptomen und psychischem Unbehagen.

Eine der Aufgaben vieler Volkstänze ist die Integration des Individuums in die Gruppe. Die Gemeinschaft stellt sich einem schwierigen Ereignis und überwindet es, indem sie ein Ritual mit gemeinsamen Bewegungen zelebriert. Der Tanz akzentuiert und lenkt in Situationen von besonderer Wichtigkeit für die Gruppe deren Aufmerksamkeit. Die rituelle Wiederholung baut eine Verbindung zwischen den Mitgliedern einer Gemeinschaft neu auf und stärkt sie. Die zelebrierten Ereignisse sind nicht nur für die Existenz eines, sondern für die aller Mitglieder der Gemeinschaft wichtig. In der aktuellen Gesellschaft ist Kunst zu einem komplexeren Phänomen geworden - für die meisten Menschen ist sie etwas, das von den existentiellen Problemen getrennt zu betrachten ist und im Bereich der Unterhaltung anzusiedeln ist. Die Grenze zwischen Unterhaltung und Kultur scheint sich zunehmend zu vermischen. Die Künste sind zum Teil zu etwas Überflüssigem geworden, eine Spielwiese für die Intellektuellen und Kultivierten und zugleich kommerzielles Massenprodukt. Kunst, Musik, Tanz und Literatur, obgleich immer noch existentiell für das menschliche Leben, sind käuflich und ver-käuflich. Dies stürzt denjenigen, der die Künste konsumiert, wie auch den, der sie produziert in profunde Widersprüche. Wie oft lesen wir Kritiken, bevor wir eine Ausstellung oder eine Aufführung besuchen? Wir vertrauen uns dem Expertenurteil an, bevor wir ein Ticket erwerben. Einige von uns sind derart abgekoppelt vom eigenen Gefühl, dass sie Kritiken brauchen, um zu erkennen, ob eine Theateraufführung, ein Gemälde oder ein Musikstück wertvoll ist. Diese Art der Entfremdung von unseren Emotionen ist zusammen mit dem Delegieren der entsprechenden Verantwortung einer der Preise, die wir für unseren wirtschaftlichen Fortschritt, die industrielle und wissenschaftliche Entwicklung und eine rationale Weltsicht zu zahlen haben. Die Realität, in der wir leben, ist zutiefst von diesem Mangel an emotionaler Verbundenheit beeinflusst.

Immer noch werde ich von überraschten Menschen gefragt, was DMT sei und wie sie funktioniere. Das Wort „Therapie“ wird eher mit Wissenschaft als mit Kunst assoziiert. Manch einer belächelt die Idee, durch Tanz zu heilen. Einige sehen nicht in die Vergangenheit und kennen offenbar auch nicht ihre Gegenwart, wenn sie sich nicht vorstellen können, dass der Einfluss der Kunst-Therapie wissenschaftlich erwiesen ist. Sogar einige Künstler selbst wollen den therapeutischen Aspekt ihres eigenen Tuns nicht sehen, und betrachten die Verbreitung der Kunst als Therapie mit Skepsis. In der DMT ist man gerade dabei, ein wissenschaftliches Fundament und eine erkennbare und vermittelbare Struktur zu erarbeiten. Sie durchläuft eine Phase der verbalen Reflexion über die gelebte Erfahrung von Bewegung, ohne dabei die Verbindung zu den Ritualen, die sie hervorgebracht haben, aufzugeben.

Eine Tanztherapeutin arbeitet im klinischen Kontext mit Psychotherapeuten und Ärzten zusammen. Ihre Arbeit unterstützt die eines Teams von Therapeuten und wird selbst von einem medizinischen Umfeld gestützt. Das Ziel der DMT ist es, eine bewusste Integration der emotionalen, physischen und rationalen Anteile zu erreichen und zu festigen. Auf diese Weise, in diesem nicht länger kulturellen oder kommerziellen, sondern heilenden Kontext, ist der Tanz zurückgekehrt zu seiner Rolle als integrierender Bestandteil des Lebens und als Spiegel für unsere inneren Bedürfnisse und emotionalen Schwierigkeiten.

In vielen Therapieformen, auch in der Psychoanalyse, ist der Lernprozess eine wichtige Komponente. In der aktuellen Gesellschaft ist es notwendig, die Selbstwahrnehmung, die Wahrnehmung der eigenen Person, der eigenen Bewegungen, der eigenen Muster und Gefühlsregungen zu erlernen. Schule und Gesellschaft erziehen uns nur wenig zu dieser Art der Wahrnehmung. Die Schule lehrt uns selten, Vertrauen in die eigenen Gefühle zu haben und sie auf respektvolle Weise zum Ausdruck zu bringen, sondern hält uns eher dazu an, uns äußeren Strukturen anzupassen und innerhalb dieser Strukturen zu funktionieren, ohne die Wahrnehmung unserer selbst mit einzubeziehen.

Betrachten wir den Tango vor diesem Hintergrund und bedenken seine Wurzeln und den Kontext, in dem er sich entwickelt hat, so können wir uns seine heilende und integrierende Funktion bereits vorstellen. Wie schon oft erwähnt, so wächst und entwickelt sich der Tango im multikulturellen Kontext, was sich in seinen komplexen Rhythmen und unterschiedlichen musikalischen Einflüssen ausdrückt - wie auch in der ästhetischen Form des Tanzes. Im Tango finden wir sowohl afrikanische Wurzeln als auch die verschiedener europäischer Länder, asiatische Elemente genauso wie die, welche der Kultur der argentinischen Felder entstammen. Der Tango entwickelte sich zwischen Personen die, kaum von allen Teilen der Welt in einem unbekannten Land angekommen, auf der Suche nach Lebensraum waren in einer Situation der Armut, Unsicherheit und emotionalen Verlassenheit. Der Tanz entstand als Form, sich zu treffen und neues Terrain zu schaffen, um die eigene Existenz zu behaupten - aber auch, um neue Verbindungen aufzubauen.
Die skandalöse Nähe zum Körper des anderen, seinen eigenen intimsten Bereich mit dem eines Partners zu teilen, ist für den einzelnen Tänzer die Bestätigung seiner menschlichen Existenz und des Willens, zu leben - trotz der Opfer und erlittenen Verluste. Das pathetische Leiden des Tangos ist nicht nur Stereotype, sondern existentieller Bestandteil des Tanzes.
Halt, Kontakt und durchaus auch den Druck des Körpers des anderen zu suchen, sind menschliche Ur-Bedürfnisse.

Wie können wir in einem so melancholischen Tanz Heilung finden?
Nun, auch ohne Hilfe eines Tanztherapeuten heilten sich die ersten Tango-Tänzer selbst von den Erfahrungen der Entbehrung: Indem sie Kontakt suchten und Situationen des Wohlfühlens, des Spiels schafften und eine soziale Umgebung bildeten, die Sicherheit bot. Man kann also gewissermaßen feststellen, dass der Tango schon als Therapie entstanden ist. Für die Menschen, die den Verlust eines Teiles ihrer Identität erlitten hatten,

Heimat und ihnen zugewandte Menschen verlassen hatten, war der Tanz in den Armen eines anderen Menschen eine Art, den eigenen existentiellen Schmerz zu sublimieren.
Wenngleich der Tango als charakteristisches Element die Beziehung hat, so ist er meiner Meinung nach doch viel mehr als eine Paartherapie, wie viele ihn sehen. Er ist vielmehr die Chance, auf die eigenen Bedürfnisse zu hören, eigene Möglichkeiten auszubilden, einen anderen Bewusstseinsgrad wahrzunehmen und sich ihm zu öffnen. Der Tango ist, wie viele Arten der Meditation, ein Arbeiten an der Achtsamkeit und am Bewusstsein für sich selbst und die Welt.
Eine der Fähigkeiten, die sich in der Tango-Praxis am stärksten ausbilden können, ist die der **Aufmerksamkeit für den Raum**. In dem aggressiven Kontext, in dem der Tango entstanden ist, steht er für das Bedürfnis des Menschen, neuen Raum für die Existenz zu erobern, sich selbst zu behaupten und lebensnotwendige Verbindungen zu schaffen. Der Tango hilft dabei, die Fähigkeit des Teilens von Raum und Empfindungen auszubauen. Für dieses Teilen wie auch für das Tanzen des Tangos brauchen wir ein tiefes Gefühl von **Vertrauen**. Ohne das Vertrauen in den Anderen, beziehungsweise mit der Angst vor jedem Schritt ist es nicht möglich, Tango zu tanzen - von dem wir wissen, dass er auf einem Ungleichgewicht aufgebaut ist. Sich mit dieser Situation des Ungleichgewichts auseinanderzusetzen, erzieht den Tänzer zu einer erweiterten Frustrationstoleranz.
Im Tango schult man die Fähigkeit des **Zuhörens**: In der Paar-Einheit ist es auf jeden Fall wichtig, der Musik, besonders aber dem eigenen Partner zuzuhören. Die Impulse, die vom *hombre* oder der *mujer* kommen, und das gegenseitige Zuhören sorgen dafür, in einer harmonischen Bewegung vereint zu bleiben. Man trifft die Entscheidungen gemeinsam, ohne Zuhören gibt es keine Kommunikation. Beim Tanzen des Tangos lernen wir nonverbal, wirkungsvoll und tiefgehend zu **kommunizieren**.
Der Tango lehrt uns, in unserer **Achse** zu bleiben, die für Stabilität, Selbstsicherheit und ein starkes, solides Zentrum steht. Die Wahrnehmung der Achse hilft uns zudem, den Richtungssinn auszubilden und uns im Raum zu orientieren. Die eigene Achse zu spüren, heißt, unsere vertikale Position nicht als Anstrengung oder Spannung, sondern auf entspannte Weise zu empfinden. Im Tango muss man entspannt und flexibel bleiben, um stets

für neue Bewegungen offen zu sein und das gemeinsame Gleichgewicht zu behalten.

Dennoch bleibt das Bild des Tangos für den, der ihn nicht selbst erfährt, mit Strenge verbunden. Was man von außen beobachtet, entspricht nicht dem, was man in der inneren gemeinsamen Realität der beiden Körper verspürt. Der Tango ist das genaue Gegenteil von Strenge und Steifheit: Er ist **Flexibilität** und die Fähigkeit, **Kräfte fein abzustimmen**.

Wir lernen im Tango auch, die Außenwelt, das heißt: die Anderen, aber auch unseren Partner, anders zu sehen, mit anderen Mitteln. Im Tango kann man die Fähigkeit entwickeln, einen Weg zu wählen und ihm zu folgen. Es ist wichtig, unsere **Entscheidungen** und unseren Standpunkt klar zu kommunizieren, ohne Unsicherheit, aber im Bewusstsein, dass unser Weg immer der Realität angeglichen werden kann, was sowohl für den *hombre* als auch für die *mujer* gilt.

Das alles bietet in verschiedenen Kulturen und Kontexten die Möglichkeit, Probleme in der Beziehung, mit der Selbsteinschätzung oder der Kommunikation zu kompensieren. Tango bringt Defizite zum Vorschein.

Wenn ein Mann im Tango die Möglichkeit findet, Entscheidungsfreude zu demonstrieren und damit Männlichkeit verbindet, dann deshalb, weil der Tanz das Defizit in eben dieser Fähigkeit, Entscheidungen zu treffen und mitzuteilen sichtbar macht. Wenn manche Frauen es nicht schaffen, sich führen zu lassen, weil sie nicht genügend Vertrauen in den Anderen haben, so finden sie dies im Tango konkret heraus und können im Tanz ihr Verhaltens- und Reaktionsmuster verändern, indem sie Vertrauen schenken und erwerben können. Das Gleiche geschieht hinsichtlich eines mangelhaften Orientierungssinnes oder eines Mangels an Verantwortung.

Tango ist mehr als der stilisierte Geschlechterkampf oder eine Art und Weise, Weiblichkeit oder Männlichkeit zu betonen. Die erotische Komponente des Tangos hervorzuheben ist kein Fehler, wenn man einschließt, dass die vorrangigen Konnotationen von Eros die eines kreativen Impulses und einer natürlichen Kraft sind. Eros ist nicht nur ein Symbol für das physische Verlangen, sondern ist geboren worden als das aus den kosmischen Kräften hervorgehende Licht:

> „In der „Theogonie" („Die Geburt der Götter") des griechischen Poeten Hesiod (7. Jh. v. Chr.) ist Eros seit Beginn des kosmogonischen Prozesses der Entstehung der Welt präsent: er repräsentiert die Kraft der Zeugung und Fortpflanzung. Auch wenn vom Dichter nicht beschrieben, so ist er sowohl zwischen den natürlichen Elementen als auch unter den Göttern, deren Vereinigung er anstrebt, aktiv. Eine wichtige Rolle spielt Eros auch in den „Theogonien", die dem mythischen Sänger Orpheus zugeschrieben werden: Hier ist er der Sohn der Nacht und des Windes, der aus einem silbernen Ei geboren wurde und Flügel aus Gold hat. (...)" (übersetzt aus Di Marco 2005)

Eros meint also mehr als nur die sinnliche Liebe. Diese Zuschreibung ist mit einem späteren Mythos verbunden, wie Platon ihn im *„Symposion"* verwendet. Als Sohn der Aphrodite ist Eros zum Kulturgut geworden.
Im Tango ist die Erotik im kreativen Potential des Tanzes und in seiner Beziehung zu natürlichen Kräften zu suchen. Hierin drückt sich eine Vitalität aus, die sowohl der Realität verbunden ist als auch der Möglichkeit, mit jedem Tanz etwas Neues zu erschaffen. Auch aus anderen Gründen es ein Missverständnis, Eros auf die geschlechtliche Beziehung zwischen Mann und Frau zu reduzieren: Eros wurde besonders als der Beschützer der Liebe zwischen Männern gesehen, während Aphrodite die heterosexuelle Liebe schützte.
Die erotische Komponente des Tangos existiert ohne Zweifel und ist extrem intensiv, insofern wir die Beziehung zum Anderen mittels des Körpers lernen - oder besser: wieder erfahren und erleben. Wie in den Armen unserer Eltern lernen wir, durch Bewegung und den Fluss der Spannungen und Richtungen zu kommunizieren. Wir lernen über den Tanz, uns zu verstehen, indem wir uns im Anderen spiegeln. In der Reflexion der Person, die vor uns steht, bestätigen wir unsere eigene Existenz. Vereinfacht ausgedrückt ist die erotische Komponente des Tangos keine andere als die, die es uns ermöglicht hat, uns als Neugeborene mit unseren Eltern zu verbinden.

❖ ❖ ❖

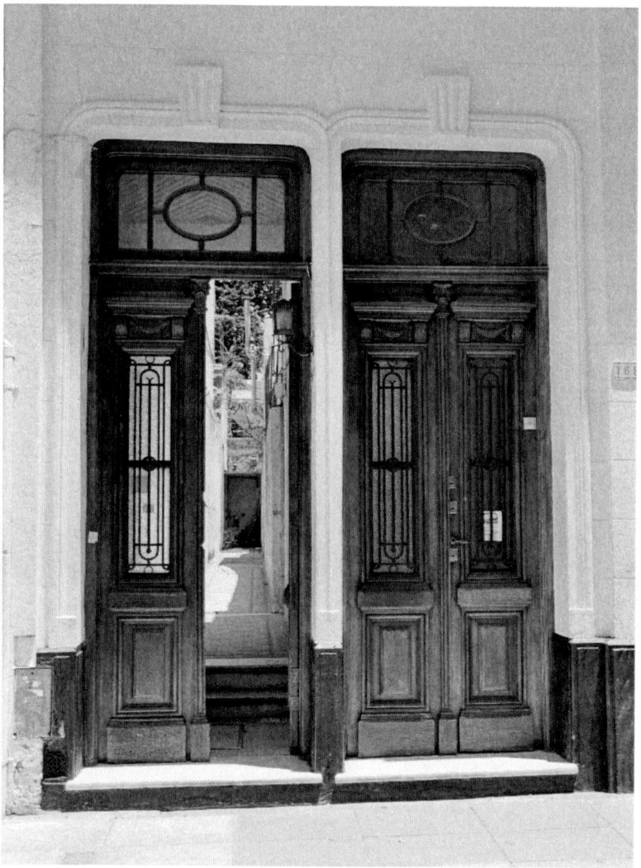

Estudio Dinzel, Jufré 160, Buenos Aires, 2010

Kapitel X

DMT und Tango

↦

Erfahrungen aus einer forensisch-psychiatrischen Klinik

Auf den folgenden Seiten werden einige Beispiele für einen möglichen Einsatz des Tangos in einem therapeutischen Kontext beschrieben. Wegen seines umfassenden Wirkungsspektrums kann der Tango in den verschiedensten Kontexten und klinischen Fällen adaptiert werden. Viele Menschen mit psychischen Problemen haben ihre Beziehungsstörungen bereits in frühem Alter entwickelt, indem sie Missbrauch und Fehlfunktionen in gestörten Familienverhältnissen erlebt haben. Solche Störungen können sich in unterschiedlichen Formen von Gewalt, sozialer Inkompetenz und asozialem Verhalten ausdrücken.

Auch der Tango entstand, wie wir gesehen haben, in einer Phase des Missstandes. Die Immigranten drücken ihre beklemmende Sorge, ihre Hoffnungslosigkeit und Wut aus und sublimieren sie in Form eines Tanzes, der sich im Folgenden harmonisch weiterentwickelt und schließlich die ideale Ausdrucksform für das Pflegen einer festen Verbindung wird. So wird der Tango zum Mittel der Selbstbehauptung, der Kommunikation, des Existierens - zu einer Art der Befreiung. Das Band, das in der Paar-Einheit entsteht, repräsentiert die Verbindung auch in der Gemeinschaft, wird so zu einem Element der menschlichen und sozialen Entwicklung und der kulturellen Befreiung.

In einer forensisch-psychiatrischen Klinik werden Patienten mit einer psychiatrischen Indikation und / oder Drogenabhängigkeit behandelt, die in Folge ihrer Erkrankung oder unter Einfluss von Drogen oder Alkohol Straftaten begangen haben. Persönlichkeitsstörungen, Schizophrenie oder Intelligenzminderung sind die häufigsten Diagnosen, wobei die Delikte vielfältig sind. In ihrer Kindheit waren nahezu alle Patienten einer Realität des physischen oder psychischen Missbrauchs, einem Mangel an Kommunikation und dem Fehlen der nötigen Förderung ihrer Entwicklung ausgesetzt. Wenn Kinder ohne Nähe und ohne Liebe aufwachsen, entwickeln sie sich leider allzu oft zu Erwachsenen voller Ablehnung und mit großen Beziehungsproblemen. Häufig wiederholen sie als Erwachsene die Gewalt, die sie als Kinder erfahren haben.

Jeder Tanz verändert etwas, je nach dem Kontext, in dem er stattfindet. Er kann seine Form verändern, die Empfindungen der Tänzer oder die Wahrnehmung der Umgebung, er kann neue Räume offenlegen. Dies ist die wichtigste Voraussetzung, derer man sich bewusst sein muss, wenn man mit Menschen mit starken Störungen und in geschlossenen Anstalten wie diesen Kliniken arbeitet.

Der Halt gebende Raum, im Tango typisch für den Raum zwischen der Paar-Einheit und der sozialen Umgebung, erlaubt es dem Individuum, seine Selbst-Wahrnehmung als Gefangener zu ändern. Der Tango ist - wir erinnern uns - eine Möglichkeit zur Freiheit. Es ist beinahe peinlich, „Freiheit“ in einer forensischen psychiatrischen Einrichtung zu erwähnen. Auch die kreativen Therapeuten, die mit Musik, Kunst und Tanz arbeiten, spielen eine Rolle im Vollzug, urteilen über die Patienten: Sie protokollieren schriftlich die Therapie-Stunden, das Verhalten und den Umgang mit den Maßnahmen. Auf Basis dieser Ergebnisse, die man von allen Therapeuten eines Teams zusammenträgt, entscheidet sich, in welchem Maße der einzelne Patient „frei“ sein darf. Einerseits also wird der Patient besonders von uns kreativen Therapeuten dazu ermuntert, sich frei und authentisch auszudrücken, andererseits werden seine Äußerungen innerhalb eines Systems von Haft und Kontrolle beurteilt. Es gibt keine Lösung für diesen Widerspruch, er bleibt systemimmanent, und man ist sich dessen auf beiden Seiten bewusst.

Aus diesem Grund braucht es mehr Zeit als in therapeutischen Kontexten ohne den forensischen Aspekt, bis Therapeut und Patient eine offene, auf Vertrauen gründende Beziehung erreichen.

Herr H.

Herr H. ist ein Patient mit Störungen der Sexualpräferenz, der wiederholt pädophile Straftaten begangen hat. Im Jahr 2010 ist er seit über sechs Jahren im stationären psychiatrischen Vollzug.

Bewegungsanalyse:
Häufiger Einsatz indirekter Bewegungen, hohe Muskelspannung in den Gliedmaßen, schwacher räumlicher Orientierungssinn und ausgeprägtes Unvermögen, sich in eine bestimmte Richtung zu bewegen;
Weitere Diagnosen und körperlicher Zustand:
Der Patient leidet an Bluthochdruck, Erregbarkeit und Atemproblemen. Seine physische Struktur ist groß, zur Fettsucht neigend.

Herr H. zeigt ein gefügsames, konziliantes Wesen, ist harmoniebedürftig und vermeidet Konfliktsituationen. Im Falle der Konfrontation mit Konflikten stellt er sich diesen nicht, sondern entzieht sich der Begegnung oder verdrängt das Problem. Schon die physische Statur des Patienten, seine Neigung zur Fettsucht kann eine Art der unbewussten Strategie sein, keine Verbindung zur eigenen Mitte und zu seinem tieferen Inneren zu haben. Für Patienten mit Störungen, deren Ursprung in der frühen Kindheit liegt und die ihrerseits u. U. Missbrauch erfahren haben, erweist es sich im klinischen Kontext als sehr schwierig, an der Wahrnehmung der eigenen Mitte zu arbeiten. Die Körpermitte (Rumpf, Wirbelsäule und Abdomen) ist, wie wir wissen, der Ort, an dem sich Emotionen manifestieren und verkapseln. Sind die Emotionen negativ, weil Traumen durchlebt wurden, an die man sich oft nicht einmal mehr erinnern kann, neigt man dazu, diese Mitte zu schützen. Indem man die Wahrnehmung in der Rumpf-Region verhindert, will man sich selbst vor unangenehmen Gefühlen bewahren. Das Zentrum zu schützen beziehungsweise so zu isolieren, bedeutet aber in vielen Fällen eine Blockade lebenswichtiger Funktionen wie der Atmung, äußert sich in Spannungen und der Abkopplung von Gefühlen wie im Falle des Sensibilitätsverlustes. Es geht dabei darum, gar nichts zu fühlen, um so eben auch nichts Unangenehmes zu fühlen. Manche Menschen, wie Herr H., schützen sich durch Fettleibigkeit, andere auch, indem sie mit Fitnessübungen Muskeln aufbauen. Diese Tendenz, das Körperzentrum nicht zu spüren, ist nicht nur für Personen mit Störungen typisch. Auch gesunde Menschen sind es nicht gewöhnt, sich vom Körperzentrum ausgehend zu mitzuteilen und zu bewegen und es so in die eigenen Aktivitäten mit einzubeziehen. Die Ablösung von der eigenen Mitte scheint ein verbreiteter und unmittelbarer Weg zu sein, sich zu schützen. In Notfällen kann dieser Weg durchaus sinnvoll sein kann, kann aber auch zu einer systematischen Selbstentfremdung in unangenehmen Situationen führen. Denn gerade in schwierigen Situationen ist es wichtig, seine Intuition zu gebrauchen und sich mit der eigenen Mitte zu verbinden. Ein Mangel an dieser Verbindung bedeutet Dysfunktionalität.

Therapieverlauf

Der Patient nimmt einige Monate lang an einer Gruppentherapie teil, um schließlich zur Einzeltherapie überzugehen. Die Begegnungen beginnen 2007: wöchentlich, mit einer viermonatigen Unterbrechung, für einen Zeitraum von zweieinhalb Jahren.

Nach einem Jahr des Arbeitens an der Körperwahrnehmung, physischen Aktivierung, Rollenspielen von Konfliktsituationen und Maßnahmen zur Minderung der Spannung biete ich dem Patienten das Erlernen einfacher Salsa-, später Tangoschritte an. Herr H. übernimmt die unterschiedlichen Rollen des Führens und Folgens. Er hat vorrangig Probleme, den Rhythmus zu hören und umzusetzen. In kurzen Salsa-Sequenzen beginnt er zu erfahren, wie man Kontakt mit einem Partner aufnimmt und wieder beendet: Anfassen und loslassen.

Mit diesen Übungen wird sein Spannungsfluss allmählich freier, weniger verkrampft. Nach diesen ersten Erfahrungen mit Partner-Bewegung schlage ich vor, zum Tango über zu gehen und beginne, indem ich den Grundschritt vormache. Während die Salsa eine Art Leichtigkeit in der Beziehung bietet, nicht bindend ist, verpflichtet der Tango den Patienten dazu, den Körperkontakt zu halten und Verantwortung für die aufgebaute Beziehung, „für die Verbindung“, *el vínculo*, wie Dinzel sagen würde, zu übernehmen. Anfangs üben wir die Schritte ohne direkten Körperkontakt, schaffen dann eine Verbindung über Objekte, zum Beispiel Bälle, um anschließend verschiedene Variationen einander abwechseln zu lassen. Der Kontakt baut sich langsam auf, bis hin zur offenen Umarmung.

In der Salsa werden die Bewegungen des Beckens betont, was beim Patienten anfangs Verlegenheit hervorruft und es für ihn schwierig macht, sich entspannt und fließend zu bewegen. Im Tango gibt man den Schritten über das Brustbein die Impulse und nutzt es als Kontaktpunkt in den Übungen. Um die Energie im oberen Brustbereich physisch zu aktivieren, platziere ich einen Gummiball am Brustbein, zwischen seinem und meinem Körper, mit dem Ziel, dass er den Kontakt mit dem Ball und darüber indirekt den zu mir nicht verliert. Geht der Kontakt verloren, zieht sich das Brustbein also zurück, fällt der Ball.

Die Arbeit mit Tanz verlief hier nicht kontinuierlich und strukturiert wie eine Tanzstunde, sondern wurde in der Regel von Herrn H. gewählt, um sich zu entspannen, sich von der Anspannung des Lebens in der Klinik oder des Verlaufs seiner Psychotherapie abzulenken. Der Tanz diente auch dazu, den Patienten körperlich zu aktivieren, seine Vitalität zu fördern und seine Koordination zu verbessern.
Nachdem beide Tanzformen erprobt worden waren, wurde entschieden, die Tango -Aktivitäten zu vertiefen. Parallel lassen Übungen, die von Pilates© und Cantienica© inspiriert sind, den Patienten die Präsenz der Körpermitte und der eigenen Achse erfahren. Indem er sich in der eigenen Achse bewegt ist er in der Lage, mit einer anderen Person die Bewegungsrichtung zu teilen und die Bewegung zu führen. Dieses Spüren einer Mitte scheint für Herrn H. fremd und neu zu sein. Für Beziehungskonflikte in unterschiedlichen Situationen habe ich ihm Instrumente wie das einer bewussten Atmung an die Hand gegeben, mit deren Hilfe er es schafft, in Stress- und Spannungsmomenten ruhig zu bleiben. Indem wir in konstruktiver Weise die Symptome des Bluthochdrucks und der Atemprobleme angegangen sind und so ein neues Körperbewusstseins erarbeitet haben, hat der Patient allgemein mehr Sicherheit erlangt. Das Praktizieren der Paartänze hat seine Fähigkeit des Improvisierens, ohne über die Schritte nachzudenken, entwickelt. In der Improvisation führt und folgt Herr H. jeweils abwechselnd. Wenn er mich führt, sind seine Impulse sehr sanft und erscheinen mir entspannt. An einem bestimmten Punkt während einer dieser Improvisationen teilt er mir mit, er spüre, dass ich ihn führe, während ich im Gegenteil ganz klar den Eindruck habe, ihm zu folgen.

Mir kommt sofort der Gedanke, dass es das ist, was mit seinen Opfern geschehen ist. Auch Herr H. hat sofort diese Assoziation: Seine Empfindungen beim Tango sind die gleichen wie diejenigen, die er hatte, wenn sich ihm die Kinder näherten. Im Laufe seines therapeutischen Prozesses war er noch nicht so weit, seine Beziehungen mit Kindern als Delikt zu betrachten. Herr H. hat niemals körperliche Gewalt über seine Opfer ausgeübt und hat stets betont, die Kinder haben ihn „aufgesucht".
Beim folgenden Treffen bestätigt Herr H., die geschilderte Parallele erkannt zu haben und dass er vorhabe, in der individuellen Psychotherapie mit seinem Psychologen daran zu arbeiten.

Zusammenfassung

Was der Patient durch die Erfahrung des Tangos in der DMT auf physischer Ebene erreichen kann:

- Aktivierung (der Patient tendiert zur Fettleibigkeit und übt keinerlei Sport aus);
- neue Wahrnehmung und Aktivierung vergessener oder inaktiver Körperbereiche: Becken, Wirbelsäule, Brustbein;
- Prüfung seines physischen und mentalen Gleichgewichts;
- Ruhe und Gelassenheit üben durch Atemregulierung.

Auf psychodynamischer Ebene kann beobachtet werden:

- Kommunikation bedeutet auch Kontakt und Klarheit bei der Richtungswahl;
- Man kann unterschiedliche Variationen von Verbindungen und Kontaktformen ausprobieren;
- Einer anderen Person eine Bewegung vorzuschlagen, bedeutet Verantwortung, genauso, wie das Erhalten der Verbindung Verantwortung bedeutet;
- Führen und folgen ist nicht immer als klare Rollenteilung zu verstehen;
- Der Patient kann die Wahrnehmung und Wirkung seiner physischen und emotionalen Mitte auf positive und aktive Weise entwickeln, was vorher nicht möglich war; Im Gegenteil hatten sich bisher seine Gefühle in Form von Unbehagen, Bluthochdruck, Atem- und Darmproblemen manifestiert;

- Er lernt, die eigenen Aktionen und Richtungen verantwortungsbewusst zu steuern.

Erfahrung mit einer Patientengruppe mit Intelligenzminderung und verschiedenen Störungen der Impulskontrolle

Ziele:

- Erfahrung eines gesunden körperlichen Kontaktes, der nicht gewaltvoll, sondern klar und befriedigend ist;
- Die Wirkung von Bewegung im Spiel von Führen und Folgen erfahren;
- Die Freiheit der Bewegung, obwohl man in Kontakt mit einem Partner und mit der Musik ist;
- Non-verbale Kommunikation, das Aktivieren anderer Formen von Intelligenz im Bereich räumlicher und zeitlicher Wahrnehmungen.

Die Gruppe arbeitet von 2006 bis 2012 zusammen. Die erste Erfahrung war die Erarbeitung einer Theateraufführung einer von den Patienten erfundenen Geschichte unter Verwendung von Masken und diverser Improvisationstechniken bei der Entwicklung.

Die Gruppe trifft sich ab 2008 zwei Mal pro Woche, wobei ein Tag der Entwicklung und den Proben des Stücks gewidmet ist und von der Musiktherapeutin Isabella Schöne unterstützt wird. Das zweite wöchentliche Treffen ist Wahrnehmungsübungen, freien und angeleiteten Bewegungen, physischer Aktivierung beziehungsweise, je nach Bedarf, Entspannungstechniken gewidmet. Tango und Salsa sind Teil der Vorschläge zur physischen Aktivierung der Patienten, sie sollen die Koordinationsfähigkeit sowie die Wahrnehmung ihrer selbst und der Umgebung fördern.

Eine tiefgehende Reflexion der erlebten Erfahrungen, wie sie in der Psychotherapie mit Patienten ohne geistige Behinderung angestrebt würde, um so die Verbindung zwischen körperlich und emotional Erlebtem herzustellen, ist hier nicht möglich. Das Hauptziel ist es, Hospitalisierung, also Schäden der langen Heimunterbringung, der diese Patienten ausgesetzt sind, zu vermeiden. Außerdem versucht man, die Lebensqualität über ein Weiterentwickeln der Sensibilität, durch befriedigende Erfahrungen und Erfolgserlebnisse zu steigern.

Die Erfahrungen mit Tango sind nicht kontinuierlich, aber dennoch intensiv. Die Musik gibt den Patienten eine Struktur und Halt und erlaubt es ihnen gleichzeitig, sich zunächst frei im Raum zu bewegen, dabei verschiedenen Rhythmen zu folgen und zu improvisieren. Während beim Folgen und Führen ohne Berührung Aufmerksamkeit und Konzentration gesteigert werden, haben die Patienten, wenn sie Objekte wie Gummibälle oder Stöcke benutzen, die Möglichkeit, ihre Muskelkräfte zu regulieren und ihre aggressiven Impulse zu steuern. Die Vorgabe, sich nicht zu verletzen wird immer respektiert. Der Kontakt mit einem Partner, auch der über ein Objekt, führt immer zu Verlegenheit, die sich in Lachanfällen ausdrückt. Die Aufgabe, im Körperkontakt zu bleiben, hat umfangreiches Üben und das wechselseitige Eingreifen der Therapeuten notwendig werden lassen. Für diese Patienten ist der auf gesunde und geregelte Weise erlebte Kontakt, wie auch die Erfahrung der Synchronität nicht nur befriedigend, sondern ist Teil eines überraschenden und neuen Prozesses. Das Zuhören, das Respektieren von Regeln und die Befriedigung beim Ausüben einer gemeinsamen Aktivität wie der des Tanzes sind nicht zu unterschätzende Ergebnisse.

Tango mit einer Frau mit postnataler Depression

Frau S. ist im Jahr 2011 39 Jahre alt, lebt in einer stabilen Beziehung, hat drei Kinder, zwei Söhne im Alter von 17 und 11 Jahren und eine Tochter von unter einem Jahr.

Nach der Geburt des dritten Kindes ist Frau S. nicht in der Lage, es zu stillen, was bei ihr eine starke Depression auslöst, die sich trotz verordneter Antidepressiva bereits seit Monaten hinzieht. Nach Monaten des Verschlechterns der Situation, anhaltender Schlaflosigkeit, der Unruhe und der Zukunftsängste sucht sie meine Hilfe. Ich biete ihr die Arbeit mit Tango an, was sie annimmt.

Schon die Tatsache, dass die Patientin es schafft, aus dem Haus zu gehen, um zum „Unterricht" zu kommen, ist ein Erfolg. Wir treffen uns morgens, und S. muss gegen ihre Wein-Attacken ankämpfen, die sie in den letzten Monaten daran gehindert haben, sich auch nur um die einfachsten Dinge des Lebens zu kümmern. In der ersten Sitzung spüre ich, wie ihre

Energie Richtung Boden sinkt. Auch ihr Blick ist nach unten gerichtet, die Augen bleiben sechzig Minuten lang mehr oder weniger geschlossen. Schon bei den ersten Schritten und mit der Umarmung fühle ich, wie ihr Gewicht mich nach unten zieht, wie sie sich an mich klammert. Während des Tanzes hat sie die Augen oft geschlossen und weint. Sie sagt, sie könne sich nicht konzentrieren und denke immer an dieselben Dinge: zum Beispiel, dass sie eine schlechte Mutter sei, weil sie nicht stillen könne, wie sie es müsste und es sich vorgestellt habe.

Nach einigen individuellen Übungen zur Verbesserung der Haltung und der Muskelspannung lade ich sie dazu ein, mich zu führen, und dann, mir zu folgen. Wir wechseln die Rollen mit einfachen Schritten, Gängen. Als ich sie auffordere, ihr Brustbein zu mobilisieren, um mich zu führen, wird sie sich bewusst, dass sie Körpermitte und Brust nicht spürt. Ihre Traurigkeit wächst und sie weint, weil sich das Gefühl des Defizits auch in diesem Fehlen von Energie und Sensibilität wiederholt. Ohne die Übungen zu unterbrechen, mache ich ihr klar, dass das „Fühlen, nicht zu fühlen" der erste Schritt zur Veränderung ist.

Beim zweiten Treffen erzählt sie mir, dass sie es nicht schaffe, während ihrer Psychotherapie von ihrer Mutter zu sprechen, wenngleich sie mit ihrer Therapeutin sehr viel rede, und auch mir gegenüber zeigt sie einen fast ununterbrochenen Redefluss. In dieser Sitzung arbeiten wir mehr an der Fähigkeit, dem Schritt eine klare Richtung zu geben und an der notwendigen Spannung, um mit dem anderen zu kommunizieren. Um die Bewegung zu spüren, erhöht S. die Muskelspannung und setzt Kraft ein. Indem ich diese Tendenz, die auch als Quelle dient, noch betone, fordere ich sie heraus und lade sie zu einem Kampf ein: wir spielen, dass wir uns umher stoßen. Sie soll einen gesunden Ausdruck ihrer Aggressivität finden. Wie viele depressive Patienten transformiert S. ihre Wut und Aggressivität in Traurigkeit und Selbstzerstörung. Dieser Intuition folge ich in dem Gedanken, sie ihre Wut ausdrücken zu lassen, und suche nach einer akzeptablen Möglichkeit, diese in Aktion umzuwandeln. Wir haben viel gelacht während des Kampfes.

Beim dritten Treffen bittet mich S., vor dem Tanzen zu reden, und erzählt mir von ihrer Kindheit: Ihre Mutter kümmerte sich nur im praktischen Sinne um sie, ernährte sie hauptsächlich, hat ihr aber nie Liebe oder emoti-

onales Verständnis gezeigt. Sie berichtet, ihre Mutter habe ihre Arbeit aufgeben müssen, um sich nach ihrer Geburt um sie zu kümmern, was ihr viel Frust bereitet habe. S. hat einen dauernden Liebesmangel verspürt, fühlte sich nie wirklich geliebt, weil die Mutter immer ausschließlich mit materiellen Bedürfnissen beschäftigt war. Nun erkennt sie, dass die versäumte Möglichkeit, ihrer ersten Tochter ihre Milch zu geben, diese Depression provoziert hat. Sie fürchtet, auch für sie seien materielle Bedürfnisse übermäßig wichtig. Sie scheint zu begreifen, dass sie Gefahr läuft, den Fehler ihrer Mutter zu wiederholen, was sie überrascht und erschreckt. Nachdem sie diese Zweifel ausgesprochen hat, schaffen wir es, in dieser Sitzung mehr Schritte zu machen: Ich bringe ihr bei, die *ocho* sowohl zu führen als sie auch in der Rolle der *mujer* zu tanzen.
Die Zeit scheint schneller zu vergehen als in den anderen Stunden. Wir sprechen davon, zusammen in einer *Milonga* tanzen zu gehen, und am Ende, beim Hinausgehen, sagt sie: „Ich bin nicht meine Mutter."

In jedem therapeutischen Prozess und bei jeder Art des Lernens gibt es Momente der Frustration, weil wir an unsere Grenzen geführt werden. Um neue Handlungsmuster zu erlernen, müssen wir uns dessen, was fehlt, bewusst sein sowie der Ressourcen, die wir anzapfen können, um es zu erlangen. Auch die Therapie ist ein Lernprozess: Wir lernen, von uns selbst vernachlässigte Bereiche zu aktivieren, Schmerz und Trauer zu überwinden. Frau S. bewegt sich und mich in der Therapie, ihre Bewegung zeigt Wirkung, lässt sie ihre eigene Kraft spüren. S. lernt, die Kraft zu haben, in ihrem eigenen Leben und für ihre eigene Familie zu kämpfen - gegen das Gefühl der Ohnmacht und die unterdrückte Wut.

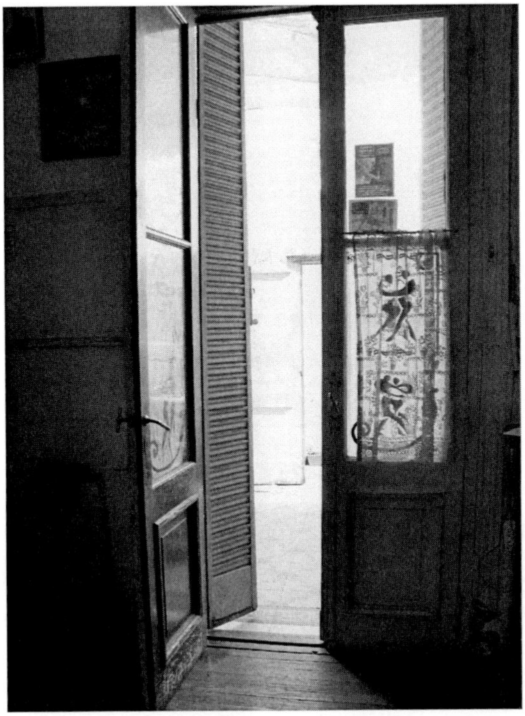

Immer eine offene Tür

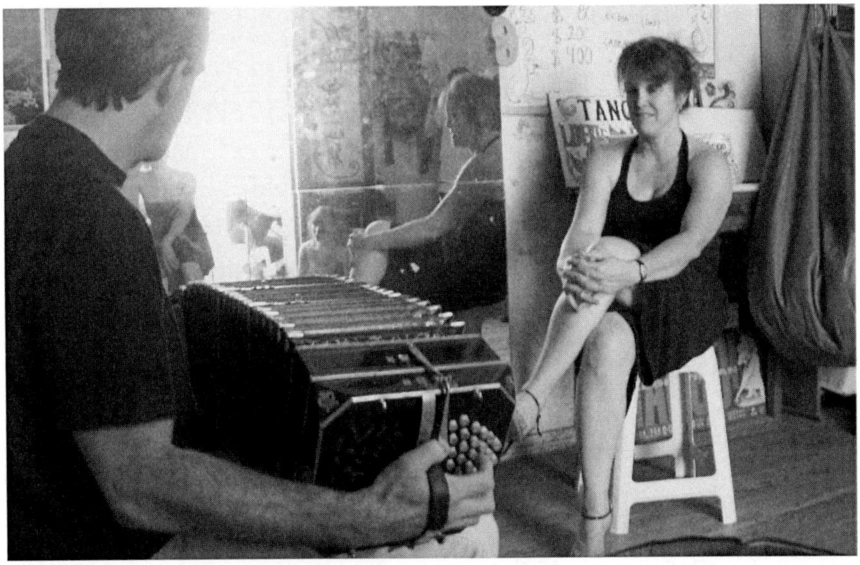

Die Zeit im Estudio, 2010

Zwei Geschichten von der Wirkung des Tangos in der physischen Rehabilitation

Rosa

Im Jahr 2010 ist Rosa ca. 50 Jahre alt und arbeitet als Tangolehrerin im *Estudio Dinzel*. Zudem unterrichtet sie Tango für Parkinson-Patienten in Kliniken sowie für Menschen mit Down-Syndrom in den Integrationsgruppen der von Rodolfo und Gloria Dinzel gegründeten Tango-Universität *Centro Educativo del Tango de Buenos Aires* (CETBA). Als sie noch in Bolivien lebte, im Alter von einundzwanzig Jahren, hatte Rosa ein erstes Aneurysma erlitten - ein zweites einige Jahre später in Argentinien.

Wegen der anormalen Erweiterungen von Blutgefäßen musste Rosa sich einer Operation unterziehen, als deren Folge eine Hemiplegie blieb, ein motorisches Defizit der rechten Körperhälfte, mit Lähmungen und spastischen Auswirkungen. Laut den medizinischen Prognosen würde dies der bleibende Zustand sein. Rosa hat sich nicht entmutigen lassen, hat begonnen, regelmäßige Übungen zu absolvieren und mit der Zeit gelernt, dank ihres starken Willens mit der Hemiplegie zu leben.

Während einer Europa-Reise sieht sie während einer Aufführung ein Paar, das Tango tanzt und ist davon so fasziniert und beeindruckt, dass sie beschließt, zurück in Argentinien sofort mit dem Lernen des Tanzes zu beginnen.

Natürlich bildet der Tango zunächst vorwiegend ihre Defizite und Dysfunktionen ab: evident werden vor allem die extreme Verkrampfung des rechten Armes sowie ihre deutliche Instabilität. Durch den Tango, die Bewegung und den Kontakt mit dem Tanzpartner konnte Rosa die Verkrampfung mit größerer Klarheit wahrnehmen, und in der Folge lernen, den Arm beim Tanzen zu entspannen. Ein Tänzer, den sie im Tango-Kurs kennen lernt, schlägt ihr vor, sich im CETBA einzuschreiben.

Es ist das Jahr 2001, bald wird die ökonomische Krise ausbrechen, die Argentinien erfassen wird und unter anderem den *corralito*, die Beschränkung des Bargeldumlaufs, mit sich bringt. Das Land durchläuft eine dramatische Phase, viele Menschen fürchten um ihre Zukunft. Rosa tritt angesichts der Unsicherheiten in das CETBA ein und erhält drei Jahre später ihr Diplom als Tangolehrerin. Natürlich sind mit dem Diplom ihre Probleme mit dem rechten Arm nicht einfach verschwunden, aber es hat sich ihre Haltung und die Wahrnehmung ihrer Krankheit verändert. So macht Rosa mit dem Tanzen weiter, und ihr Motto heißt seit Jahren: Lernen, lernen, lernen. Ihre Leidenschaft wird fast zur Abhängigkeit, und sie findet Wege, so viel wie irgend möglich zu tanzen. Am Ende des letzten Studienjahres ist ihr die Arbeit mit einer Gruppe von Patienten, die am Morbus Parkinson erkrankt sind, angeboten worden. Nach einer anfangs besorgten und wenig überzeugten Phase wird ihr schnell klar, dass ihr Beitrag für die Teilnehmer immer wertvoller wird: Sowohl ihre Kollegen als auch die Patienten erwarten sie jede Woche ungeduldiger und sind von Mal zu Mal zufriedener. Diese Erfahrung hat Rosa offenbar dabei geholfen, auch über ihre eigene Behinderung nachzudenken. Durch ihre Kompetenzen als Lehrerin hatte sie wohlgemerkt die Möglichkeit, gleichzeitig zu lehren und zu lernen. Der Tango hat ihr geholfen, konstruktiv mit ihrer Krankheit umzugehen, den eigenen Körper dank des Kontaktes zu einem anderen Körper als durchaus funktionstüchtig zu erfahren.

Ihre Erfahrung als Tänzerin und Lehrerin und die als Mensch, der unter Hemiplegie leidet, konnte anderen Menschen mit Behinderungen dabei helfen, damit zu leben und so Beschwerden lindern. Neben dem physischen Unbehagen war es für Rosa sehr hart, mit der Scham umzugehen, beim Tanz ihre eigenen Defizite zu zeigen. In den Kursen der CETBA musste sie vortanzen und Sequenzen vorführen, und sie war in diesen Situationen blockiert, weil sie ihre körperlichen Grenzen vor Augen hatte. Doch letztlich war dies gerade ein Grund dafür, sich zu verbessern, sei es, was die Haltung als auch die Spannung des Armes betraf, und so dank der unschätzbaren Hilfe ihres Lehrers Rodolfo Dinzel Vertrauen zu gewinnen. Der Tango hat Rosa nicht nur bei der physischen Rehabilitation geholfen, sondern auch ihre Persönlichkeit und die psychische Entwicklung im Umgang mit der Krankheit gefördert - er hat ihren Blick auf ihre Krankheit verändert. Gleichzeitig hat ihr der Tango Selbstbewusstsein gebracht, Selbstwertgefühl und Gleichgewicht. Rosa tanzt, lernt und lehrt weiter. Und: Indem sie die Teilnehmer im Unterricht beobachtet, kann sie ihren eigenen Tanz betrachten und verbessern, sagt sie.

Alfredo

Alfredo stammt aus Italien und lebt seit über zehn Jahren in Argentinien. Als ich ihn im Dezember 2010 kennenlerne, ist er siebzig Jahre alt. 2004 hatte er eine plötzliche Krise erlebt: Er verliert Gehör und Gleichgewichtssinn. Die schlimmsten Befürchtungen bewahrheiten sich zwar nicht, doch letztlich wird ein Morbus Menière diagnostiziert, eine seltene Krankheit, die das Innenohr befällt und einhergeht mit den hauptsächlichen Symptomen Schwindel, Tinnitus, Übelkeit und Nachlassen des Gehörs. Bei Alfredo bestehen die Hauptsymptome in einem Tage andauernden Schwindel. Das plötzliche Einsetzen der Schwindelattacken ruft bei ihm große Ängste hervor, wodurch die Symptome sich weiter steigern.

Das Innenohr ist für den Gleichgewichtssinn verantwortlich. Die Ursache für einen Morbus Menière liegt in einem Endolymphstau, einem Überdruck in der Gehörschnecke, der die Funktion des Innenohrs beeinträchtigt oder blockiert. Man kann die Ursachen nicht genau bestimmen, sie können im Bereich vom Missbrauch bestimmter Medikamente oder auch in posttraumatischen Situationen zu suchen sein. Es ist eine wenig bekannte Krankheit, weshalb häufig falsche Diagnosen die Anwendung heilender Maßnahmen verzögern.

In Alfredos Fall wurde die Krankheit glücklicherweise sofort richtig diagnostiziert und unmittelbar therapiert. Bei der Therapie geht es zunächst darum, den Druck im Innenohr zu reduzieren. Mit dem Nachlassen von Übelkeit und Schwindel wird Alfredo klar, das er auf dem rechten Ohr nichts mehr hört. Er hat auf der rechten Seite das Gehör verloren. Beim Auftreten der Krankheit tanzte Alfredo bereits Tango - er war es gewesen, der als Tanzpartner von Rosa diese überzeugt hatte, am CETBA zu studieren. Er selbst arbeitete zu dieser Zeit als Lehrer, er ist ein sensibler und begnadeter Tänzer.

Trotz des Gehörverlustes hört Alfredo nicht auf, zu tanzen. Er kennt die Mechanik dieses Tanzes perfekt und weiß, dass Tango die ideale Therapie ist, um Fehlfunktionen des Gleichgewichtssinns zu heilen. Tanzt man mit Alfredo, so bemerkt man keinerlei Einschränkung, weder im Hinblick auf das Gleichgewicht noch auf die Musik. Teilweise behilft er sich mit einem Hörgerät - was ihm aber am meisten dabei hilft, während des Tanzens die Musik zu „hören“, ist nicht so sehr deren Lauthaftigkeit, als viel mehr die

Anwesenheit der anderen Paare auf der Tanzfläche: Indem er den Rhythmus beobachtet, in dem sich die anderen in der *Milonga* bewegen, nimmt Alfredo den Rhythmus des Stückes wahr und spürt die Musik, obwohl er sie nicht hören kann.
Auch hier zeigt der Tango also die wertvollen Möglichkeiten, die er auf Grund seiner sozialen Struktur bietet: Die Struktur einer *Milonga* ermöglicht es jedem, sich zu integrieren, im Kontakt mit den anderen zu sein - und mit der eigenen Realität.

❖ ❖ ❖

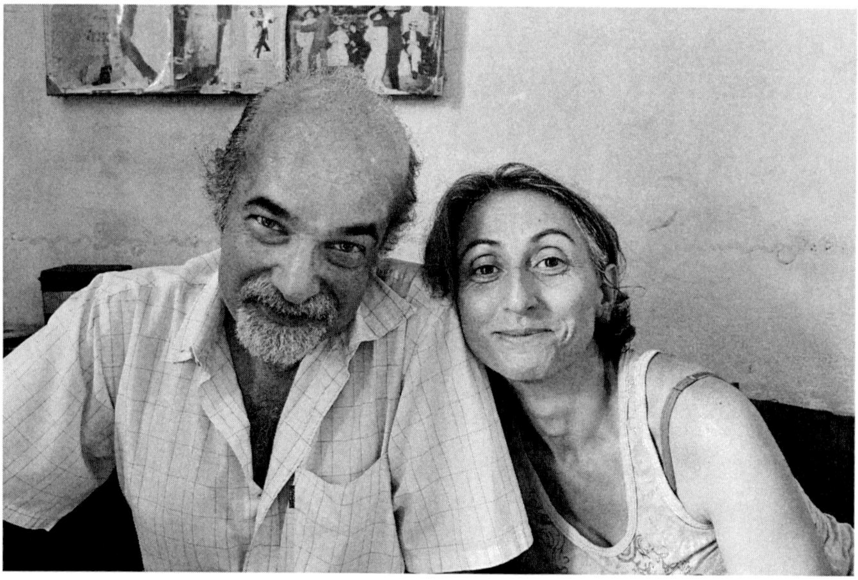

Rodolfo und Angela

Schlussbetrachtung

Dieses Buch ist aus dem Wunsch und der Begeisterung entstanden, die wertvollsten Informationen zu notieren und zu bewahren, die aus Rodolfos unschätzbarer didaktischen Erfahrung erwachsen, und es zeugt von der rückwirkenden Leidenschaft für das gegenseitige Teilhaben an der jeweiligen Arbeit und den Kompetenzen. Ich hoffe, der Versuch, das nicht Erklärbare zu erklären und das Vermitteln unserer Art, den Tango zu spüren, wird anderen nützlich sein. Professionelle Tänzer werden unterstützt im Verständnis dessen, was sie auf emotionaler Ebene bewegen, sowie darin, ihren eigenen Tanz und ihre Technik in Form von Bewegungsanalysen mit wissenschaftlichen Mitteln zu betrachten. Tango Lehrenden kann dieses Buch die Möglichkeit bieten, ihre Schüler im Prozess des Lernens zu schützen, indem sie sich im höchsten Maße des Einflusses der Emotionen bewusst werden und einen klareren Blick auf die Beziehung von Körper und Emotionen, Erinnerungen und Erfahrungen haben.

Ich hoffe, dass dieses Buch aber auch denen nützlich sein wird, die Tango tanzen oder damit begonnen haben: Denen, die eingeschüchtert sind von den unmittelbaren Emotionen, denen sie sich im Tanz ausgesetzt sehen, oder die wegen der Schwierigkeiten in den Anfangsphasen des Lernens frustriert sind. Beiden wünsche ich, dass sie alles bewusst und mit Befriedigung erleben können und die Freude empfinden, die dieser Tanz hervorbringen kann - und dass sie lernen, sich selbst in einem anderen Licht zu betrachten und andere Räume zu sehen: solche, die von zwei Menschen gemeinsam gebildet werden. Ich hoffe, dass auch die Tänzer mit längerer Erfahrung nicht vergessen, dass Tango fortlaufendes Lernen ist, und dass sich immer neue Bewegungs- und Verhaltensmuster finden lassen, stets im Respekt vor den Wurzeln dieses Tanzes, was gleichbedeutend ist mit dem Respekt vor dem Anderen.
Tango bedeutet Weiterentwicklung - wenn wir zulassen, dass er unsere Muster verändert, und wenn wir offen für Neues sind. Der Tanz sorgt dafür, dass wir uns weiterentwickeln, und wir

entwickeln ihn weiter. So, wie der Tango die Menschen verändert, so beeinflussen auch die Menschen die Entwicklung dieser künstlerischen Ausdrucksform. Alle Welt beginnt heute, Tango zu tanzen, und jeder findet seinen eigenen Stil, ausgehend von der eigenen Kultur und den jeweiligen Lebensumständen. Jeder tanzt seinen eigenen Tango mit seinem eigenen Zugang, den eigenen Gefühlen und dem eigenen genetischen Erbe.
Die offene Umarmung des *Tango Nuevo* oder besser, wie Rodolfo sagen würde, des *„el nuevo"*, ist ein Beispiel dafür, wie eine vorwiegend individualistische Kultur, wie es die europäische ist, die Form eines Tanzes verändern kann: In der offenen Umarmung teilt man nicht mehr eine Achse, dennoch macht man weiter damit, spielerisch zu kommunizieren.
Im Tango drückt sich aus und manifestiert sich, was wir sind. Alles verändert sich, und der Tanz profitiert davon, weil er seine expressive Funktion behält, weil er verschiedene Menschen vereint und weil er zulässt, dass wir auf unterschiedliche, tiefe Art und Weise Gefühle ausleben und teilen - jeder, so weit er kann. Im Tango gibt es keine Fehler, sondern Möglichkeiten - besonders die Möglichkeit, jeden Schritt gemäß der gegebenen Realität und im jeweiligen Augenblick zu wählen, immer im Hier und Jetzt.

Es war eine große Freude, während der Arbeit an diesem Buch im *Estudio* zu leben, mich mit Rodolfo auszutauschen und dabei präziser beschreiben und benennen zu lernen, was ich tanzend fühlte. Wir haben manchmal parallele, manchmal auch komplementäre Wege beschritten, haben neue Begriffe und allgemeingültige Definitionen gefunden und über die Paar-Einheit und das Individuum diskutiert. Diese beiden zu definieren, war unser vorderster Diskussionsgegenstand: In der Bewegungsanalyse im Rahmen der DMT betrachtet man das einzelne Individuum, während für Rodolfo immer die Paar-Einheit Gegenstand der Analyse gewesen ist. Dieser Punkt, der am Anfang die Quelle größter Missverständnisse war, erscheint mir letztlich als Quelle größter Befriedigung (oder größten „Glücks", wie Dinzel sagt), die wir aus unserer Begegnung ziehen.
Die am meisten glückbringende Erfahrung, die man beim Tango-Tanzen macht, ist die, sich als vollständiger Mensch zu fühlen - obwohl man zu zweit ist, sich im Paar bewegt. Man kann die eigene Achse teilen, ohne zu fürchten, sie zu verlieren. Dies ist die am meisten befriedigende, aber auch am schwersten zu erreichende Erfahrung: In den Seminaren der vergangenen Jahre, in denen ich Tango und die *Bartenieff Fundamentals* zusammenführe, um ein höheres Bewusstsein für die inneren Verbindungen zu entwickeln, haben die Teilnehmer genau diese Schwierigkeit erkannt. Zu lernen, sich seiner selbst bewusst zu sein, und dabei den Kontakt zum Anderen zu halten, bleibt eine tiefe Erfahrung und ein auch im alltäglichen Leben sehr hilfreiches Instrument.

Dieses Schlusswort zu schreiben heißt nicht, dass die Arbeit beendet ist. In Argentinien und in Europa gibt es hunderte von Tänzern, Lehrern und Tanztherapeuten, die im Tango wesentlich mehr sehen als nur eine physische oder expressive Aktivität. Es gibt bereits Studien zur therapeutischen Wirkung des Tangos im Rahmen der physischen Rehabilitation, bei Patienten mit neurologischen Krankheitsbildern (Alzheimer und Parkinson) und Krebskranken. Es gibt fortlaufende Untersuchungen zur Wirkung von Tango in Fällen von Depression, Abhängigkeit und psychischen und sozialen Störungen. Ich hoffe, dass alle gesammelten Erfahrungen dokumentiert und verbreitet werden können. Es ist wichtig, dass wir die Ergebnisse und Erfahrungen unserer Arbeit teilen, zur Diskussion stellen und weiterentwickeln.

Wenn wir uns dazu entscheiden, mit jemandem zu tanzen, integrieren wir unterschiedliche persönliche Realitäten - die des Anderen und die der Umgebung. Diese Realitäten sind immer unterschiedlich, scheinen manchmal auch im Widerspruch zueinander zu stehen, doch solche Missverständnisse und Ungleichgewichte lösen sich mit jedem Schritt. Wir können die Realität in jedem Augenblick verändern, sie neu gestalten oder aber sie von Neuem wieder aufleben lassen, weil wir selbst in der Lage sind, uns Neuem anzupassen. Im Tanz integrieren wir unsere Wirklichkeit in die Gegenwart und in die Anwesenheit des Partners. Wegen dieser integrativen Qualität des Tangos können wir mit seiner Hilfe Krankheiten, Störungen und Behinderungen behandeln. Auf Grund seiner kreativen Art und Weise, den Kontakt zum Anderen und zur Realität zu pflegen, wird der Tango zu einer der wirkungsvollsten Kommunikationsformen zwischen Menschen. Sich zu zweit zu bewegen, zu zweit etwas zu erschaffen, lässt uns unsere Existenz mit einem tieferen, bewussteren und glücklicheren Gefühl erleben.

Am 1. Januar 2015 hat der Maestro Rodolfo „Cacho“ Dinzel aufgehört zu leben. In seiner Lehre aber wird er uns weiter begleiten, berühren und bewegen. Wie alle Menschen, die das Glück hatten, ihm zu begegnen, verspüre ich eine tiefe Dankbarkeit für seine Präsenz.

Danksagung

Ich danke in verstreuter Reihenfolge meinen Eltern für ihre bedingungslose Liebe, meinem Lehrer Rodolfo Dinzel dafür, dass er sein Wissen und seine Erfahrung mit mir geteilt hat, allen aufmerksamen Lesern der verschiedenen Versionen dieses Buches: Luis Rokeach, Paola Torrisi, Inda Dinerstein, Fernando Auciello, Mariel Altobello, Reinhild Winkler, Fabrizio Nozza, Laura Rodriguez, Solvejg Henning, Matthias Strobel deren Ratschläge mir geholfen haben, zu klären, zu präzisieren und zu feilen. Ich danke meinen Freunden aus Buenos Aires, Diego Guza, Analia Vassallo, Pablo Zweig, Adriana Figoli, Andrea Burla für Halt, Zuneigung und Zeit und den Leuten vom *Estudio Dinzel*, Maximo Perez Villalba, Celeste, Alan, Karina, Silvia, Alfredo, meinen Lehrern Rosa Maria Zapata Farfan, Juan Guerri, Anita Postorino.
Dafür, dass er mich angespornt hat, eine passende Form für die deutsche Ausgabe zu finden, an dieses Projekt geglaubt hat und die Illustrationen geschaffen hat, die es besonders machen danke ich Matteo Peterlini.
Ein besonderer Dank gilt Luis Rokeach für seine Unterstützung und für die Fotos, die er von der ersten Ausgabe dieses Projektes an zur Verfügung gestellt hat.

Credits
Fotos auf den Seiten 27 unten, 41, 145, 173 unten, 198, 209 oben, 214 : Dr. Luis Alberto Rokeach www.luisrokeachphotography.com.
Illustration und Buchgestaltung: Matteo Peterlini www.matteopeterlini.it

Aus dem Italienischen von Doris Schilz.

Glossar

Adorno, Verzierung; Eine Bewegung, die die Figur begleiten kann, sie aber nicht in ihrer Struktur verändert;

Alarde, ostentatives zur Schau Stellen und Präsentieren des eigenen stilistischen und expressiven Könnens;

Apertura, ein Schritt seitwärts;

Cabeceo, eine leichte seitliche Kopfbewegung in Richtung der Person, mit der man tanzen möchte;

Caída, wörtlich „Sturz"; In dieser Figur führt der Mann einen Schritt rückwärts aus, senkt sich dabei durch ein Beugen des Knies im Standbein ab und kreuzt vorne mit dem freien Bein, um so die Frau zu einem Schritt nach vorne und außen einzuladen;

Campesino, Bauer;

Carrito ist der Einkaufswagen; Dinzel nennt eine Übung so, bei der die *mujer* den *hombre* führt;

Circuito superior, im *Sistema Dinzel* Sitz des „dramatischen Aparats", der von beiden Tänzern geteilte Kommunikationsraum, gebildet vom oberen Bereich des Rumpfes und den Armen;

Circuito inferior, der Freiraum, Sitz des „expressiven Apparats"; gebildet von Becken und Beinen der beiden Tänzer;

Colgada, Figur bei der der *hombre* die Achse der *mujer* nach außen hin kippt, wobei er ihr Gewicht hält und sie einlädt, sich hängen zu lassen (*colgar*), indem sie das Becken nach unten hin entspannt;

Cortina, musikalisches Intermezzo nicht festgelegter Länge, das eine *tanda* von der folgenden trennt und den Tänzern den Partnerwechsel ermöglicht;

Corte y quebrada, Elemente, die ihren Ursprung in dem improvisierten Tanz haben, der in der Mitte des 19. Jahrhunderts entstanden ist und sukzessive den Tango hervorgebracht hat. Eine präzise Beschreibung seines Ablaufs liegt bis heute nicht vor, wahrscheinlich aber war es ein Nacheinander von abrupten Unterbrechungen (*corte* heißt auch: Schnitt) und Posen mit extremer Schrägstellung der Achse (*quebrar* bedeutet (zer)brechen). *Corte y quebrada* galten wegen ihrer Sinnlichkeit als „unanständige“ Elemente des Tangos;

Cunita, die Wiege; Das Tänzer-Paar schaukelt vor und zurück; manchmal dreht man sich auch in der gemeinsamen Achse hin- und her; wird häufig genutzt, um bei wenig Platz die Richtung zu wechseln oder um zu sehen, was um einen herum passiert, wenn die Tanzfläche voll ist;

Disociación, typische Verwendung der Drehung im Tango, indem man dabei den oberen Teil des Torsos vom Becken „trennt“; während dabei einer still steht, dreht sich der andere, oder umgekehrt;

Enrosque, anhaltende Drehung des Körpers um die Achse, wobei ein Fuß den Drehpunkt bildet, während der andere Fuß davor oder dahinter kreuzt;

Estudio, kurz für *Estudio Dinzel*, der Ort, den die Dinzels für das Praktizieren des Tangos in Buenos Aires gegründet haben; Bezugs - und Studienzentrum für die Entwicklung und Verbreitung des *Sistema Dinzel;*

Gancho, der Haken: einer der Tänzer umhakt mit seinem Spielbein das des Partners; kann innen, außen oder in beide Richtungen erfolgen;

Gaucho, so werden die Viehhirten der argentinischen Ebenen, der *pampas*, genannt; sie sind geschickte Reiter, deren Gewohnheiten der Vermischung von europäischer und indigener Kultur entsprungen sind;

Giro, Figur, bei der die *mujer* sich um den *hombre* dreht, wobei dieser sich um sich selbst dreht;

Horma, ist im *Sistema Dinzel* der Teil der Umarmung, der im Inneren der beiden Körper zwischen dem Brustbein der *mujer* und der rechten Körperseite des *hombre* einen Abdruck gleich einem Schuhleisten (spanisch: *horma*) formt;

Lápiz, die Fußspitze zeichnet wie ein Stift einen Kreis auf den Boden;

Lunfardo, typischer Jargon von Buenos Aires, der im zwanzigsten Jahrhundert entstanden ist, gebildet aus Worten der unterschiedlichen von Immigranten gesprochenen Sprachen. Typisch für den *Lunfardo* ist das Vertauschen der Silben, so wird aus Tango beispielsweise „Gotan". Der *Lunfardo* findet sich in vielen Tango-Begriffen sowie in den Liedtexten.

Medialuna, im *Sistema Dinzel* eine Variante der *ocho adelante*, bei der der *hombre* mit seinem Schritt einen Halbkreis vollzieht und dann wartet, dass die *mujer* die *ocho* beendet.

Milonga, ein Wort mit zwei Bedeutungen: einerseits bezeichnet es den Ort, an dem man Tango tanzt; außerdem meint es die *Milonga* als musikalische Unterform des Tangos mit schnellerem Rhythmus, vergleichbar mit dem *Tango Vals*;

Milonguero ist die Person, die Tango tanzt;

Mirada, Blickwechsel zwischen den Tänzern, der das Interesse am gemeinsamen Tanz signalisiert; Wird die *mirada* erwidert, so bestätigt man die Einladung mit einem *cabeceo*;

Molinete, oder Mühlrad; eine Figur, die im *Sistema Dinzel* eine 360°-Drehung meint;

Ocho, wörtlich: acht; bei der *ocho* lädt der *hombre* die *mujer* mit einer Drehung seines Oberkörpers ein, mit zwei Schritten eine Acht auf den Boden zu malen. Mit einem Richtungswechsel des Körpers erfolgt der *pivot*, eine Bewegung, bei der der Fuß sich wie ein Zapfen auf dem Boden bewegt. Eine *ocho* kann vorwärts (*ocho adelante*) oder rückwärts (*ocho atras*) sein;

Osvaldo Fresedo, geboren 1897 in Buenos Aires, ebenda gestorben 1984, war einer der Komponisten und Orchesterleiter die den Tango in den 40er Jahren geprägt haben. Er begann seine Karriere bereits in den 20ern; Sein Orchester wurde für seinen raffinierten und vornehmen

Stil berühmt. Eines seiner berühmtesten Stücke ist das melodiöse *„Vida mia"*;

Parada, vom spanischen *„parar"*: anhalten; Eine Unterbrechung des Bewegungsflusses des *hombre* in stabiler Position, breitbeinig, mit dem Gewicht auf beiden Beinen und dem Becken senkrecht zu dem der *mujer*;

Paso básico, aus acht Schritten bestehende Grundstruktur, die als Ausgangspunkt bei den Übungen zum Erlernen des Tangos dient. Im *Sistema Dinzel* wird sie grundsätzlich zerlegt, reduziert oder abgewandelt hinsichtlich der Richtungen, aber auch hinsichtlich Körper - Haltung/ Stellung und Rhythmus.
Die Aktionen des *hombre* sind dabei: 0 - Füße zusammen, 1 - Rechtsschritt rückwärts, 2 - Seitwärtsschritt, *apertura*, 3 + 4 - vor, 5 - an Ort und Stelle, während die *mujer* mit dem linken Fuß vorne kreuzt, 6 - Linksschritt vorwärts zwischen die Füße der Partnerin, 7 - Seitwärtsschritt, 8 - zurück auf die 0, schließen; Der *paso básico* bleibt oft rein pädagogische Struktur im Sinne einer Übung, der in der *Milonga* nicht umzusetzen ist. Dennoch ist er für den Tanz unverzichtbar: aus seinen verschiedenen Segmenten entwickeln sich schließlich sämtliche möglichen Figuren.

Pivot, Fußtechnik, bei der der Fuß wie ein Drehzapfen mit dem Gewicht auf dem Fußballen dreht

Proyección, Projektion, ist das Verlängern eines Beines von der Körpermitte aus nach vorne, seitlich oder zurück, ohne dabei das Gewicht zu verlagern;

Río de la Plata, Mündungstrichter der Flüsse Paraná und Uruguay, der zwischen Argentinien und Uruguay verläuft;

Sacada, *sacar* heißt wegnehmen; einer der Tänzer betritt den Raum des Partners: sein Bein schiebt das des Partners im direkten Kontakt weg;

Salida, spanisch für: Ausgang; einige verstehen unter *„salida basica"* die acht Schritte des *paso básico*; im *Sistema* ist es der erste Schritt am Beginn eines Tangos oder, nach dem Abschluss einer Sequenz das „Weggehen", um eine neue Bewegung zu kreieren; es kann rückwärts, seitwärts oder *americana* (beide gehen in die gleiche Richtung) sein;

Sistema Dinzel, beinhaltet neben einem System der choreographischen Notation, das mehr als 3600 Tangofiguren schematisch erfasst, Studien zur Improvisation, zu pädagogischen Methoden und ist ein Netzwerk der Techniken und Theorien zum Erlernen und zur Verbreitung des *Tango Argentino*;

Taconeo, hörbare Betonung des Schrittes auf dem Untergrund;

Tanda, eine Strecke von drei oder vier Musikstücken vergleichbaren Stils, Tango, *Vals* oder *Milonga*;

Tango Nuevo, im Anschluss an die 80er Jahre entwickelter Tangostil; Typisch sind voneinander gelöste Bewegungen außerhalb der Achse;

Tango de Salón, aktuell definiert man als solchen in Abgrenzung zum Show-Tango einen eher klassischen Tango-Stil; In der Geschichte des Tangos wurde der *Tango de Salón* zunächst von den gehobeneren Gesellschaftsschichten getanzt, um sich vom wenig angemessenen typischen Erscheinungsbild des Ursprungs-Tangos abzugrenzen; Im Vergleich zu diesem ist die Musik des *Tango de Salón* melodiöser, weniger stakkato, in der Umarmung ist der Kontakt der beiden Oberkörper weniger frontal und zu einer Seite hin leicht geöffnet;

Vaivén, Wiederholung von Vorwärts- oder Rückwärtschritten, wobei man die eigene Achse leicht kippt;

Vínculo, wie Dinzel das spanische Wort gebraucht, bedeutet es gleichermaßen Bindung, Beziehung, Verbindung, aber auch Vereinigung;

Volcada, bezeichnet die Beinbewegung der *mujer*, die durch das Kippen der Achse ausgelöst wird, gehalten und leicht angehoben vom *hombre*;

Voleos, verschiedene Arten des Schwingens der Beine, die von plötzlichen Richtungswechseln und linearen oder kreisförmigen Impulsen ausgelöst werden;

DMT, *Dance Movement Therapy*; weltweit benutzte Abkürzung für die Tanz- und Bewegungstherapie;

KMP, *Kestenberg Movement Profile*; Bewegungsanalyse nach dem von Judith Kestenberg entwickelten System;

Authentic Movement, Anfang der 60er Jahre von Mary Starks Whitehouse in den USA entwickelte Disziplin, mit deren Hilfe man im Beisein zweier oder mehrerer Zeugen die Verbindung mit dem Unbewussten über spontane Bewegungen sucht;

Somatic Movement, erstmals von Thomas Hanna benutzte Bezeichnung für die unterschiedlichen Bewegungsschulen und körperlichen Disziplinen, die im vergangenen Jahrhundert erarbeitet wurden zur Untersuchung und Entwicklung eines bewussten, mehr von inneren Impulsen als von äußeren Formen bestimmten Körpers; *Somatic Movement Education and Therapy* ist eine eingetragene Marke, aber dieser Art des Zugangs gehören unter anderem das *Body-Mind Centering*, die *Bartenieff Fundamentals* und die Arbeit nach Feldenkrais.

Bibliografie

Barba, Eugenio (con Nicola Savarese): Anatomia dell'Attore, Firenze 1983;

Bauer, Joachim: Warum ich fühle, was du fühlst. Intuitive Kommunikation und das Geheimnis der Spiegelneurone, München 2006;

Bender, Susanne: Die psychophysische Bedeutung der Bewegung, Berlin 2007;

Biewer, Benno: Umarmungen im Argentinischen Tango. Merkmale, Funktionen, Erlebnisweisen und Diskurse, Berlin 2010;

Brinkmann, Stephan: Bewegung erinnern. Gedächtnisformen im Tanz, Bielefeld 2012;

Craig, A.D.: Interoception: the sense of the physiological condition of the body, in: Current Opinion in Neurobiology, New York 2003, 13: 500-505, (http://www.journals.elsevier.com/current-opinion-in-neurobiology/)

Di Marco, Massimo: Eros, in: Treccanionline, 2005, (http://www.treccani.it/enciclopedia/ricerca/Eros/)

Dinzel, Rodolfo: El Tango: Una Danza. Esa Ansiosa Búsqueda de la Libertad, Buenos Aires 2008

Dinzel, Rodolfo und Dinzel, Gloria: Tango. Eine heftige Sehnsucht nach Freiheit, Stuttgart 1999

Dinzel, Rodolfo und Dinzel, Gloria: El Tango: Una Danza. *Sistema Dinzel* de Notación Coreografica, Buenos Aires, 2011

Eibl-Eibesfeldt, Irenäus: Amore e Odio. Per una storia naturale dei comportamenti elementari, Milano 1971 (deutsch: Liebe und Hass: Zur Naturgeschichte elementarer Verhaltensweisen, München 1970

Govoni, Rosa Maria: Introduzione all'analisi del movimento, in: Danza Movimento Terapia, S. 21-43, Roma 2004

Hackney, Peggy: Making Connections. Total Body Integration Through Bartenieff Fundamentals, London 2004

Hackney, Madeleine E.; Kantorovich, Svetlana.; Levin, Rebecca; Earhart, Gammon M.: Effects of Tango on Functional Mobility in Parkinson's Disease: A Preliminary Study, in: Journal of Neurological Physical Therapy, Vol. 31, S. 173-179, St. Louis 2007, (http://journals.lww.com/jnpt/)

Hackney, Madeleine E.; Earhart, Gammon M.: Effects of Dance on Movement Control in Parkinson's Disease: A Comparison of Argentine Tango and American Ballroom, in: Journal of Rehabilitation Medicine, Vol. 41, S. 475-481, St. Louis 2009, (http://medicaljournals.se/jrm/)

Hackney, Madeleine E.; Earhart, Gammon M.: Effects of Dance on Gait and Balance in Parkinson's Disease: A Comparison of Partnered and Non-Partnered Dance Movement, in: Neurorehabilitation and Neural Repair, Vol. 24, S. 384-392, St. Louis 2010, (http://nnr.sagepub.com/)

Haller, Melanie: Abstimmung in Bewegung. Intersubjektivität im *Tango Argentino*, Bielefeld 2013

Hess, Remi: Le Tango, Paris 1996

Hess, Remi: Le moment tango, Paris 1997

Hess, Remi: Les tangomaniaques, Anthropos, Paris 1999

Kattenstroth Jan-Christoph; Kalisch, Tobias; Holt, Stephan; Tegenthoff, Martin; Dinse, Hubert R.: Six months of dance intervention enhances postural, sensorimotor, and cognitive performance in elderly without affecting cardio-respiratory functions, in: Frontiers in Aging Neuroscience, 26.02.2013, (http://journal.frontiersin.org/Journal/10.3389/fnagi.2013.00005/abstract)

Kennedy, Antja: Bewegtes Wissen: Laban/Bartenieff-Bewegungsstudien verstehen und erleben, Berlin 2010

Klein, Petra: Tanztherapie: Ein Weg zum Ganzheitlichen Sein, München 1993

Kestenberg Amighi, Janet: The meaning of Movement, Amsterdam 1999

Koch, Liz: The psoas Book, Felton 2012)

Lavalle Cobo, Ignacio: Tango. Una danza interior, Buenos Aires 2007

Lavalle Cobo, Ignacio und Peri, Monica: PsicoTango. Danza como Terapia, Buenos Aires 2010

Meck, W. H.: Application of a mode-control model of temporal integration to counting and timing behavior, in: Bradshaw, C.M. und Szabadi, E. (Hg.): Time and Behaviour: Psychological and Neurobehavioural Analyses, Amsterdam 1997, S. 133-184;

Meck, Warren H.: Modality-specific circadian rhythmicities influence mechanisms of attention and memory for interval timing, in: Learning and Motivation, Vol. 22, 1991, S. 153-179, (http://www.sciencedirect.com/science/article/pii/002396909190021Y);

Meck, Warren H.: Neuropharmacology of timing and time perception, in: Cognitive Brain Research, Vol. 3, 1996, S. 227-242, (http://www.sciencedirect.com/science/article/pii/0926641096000092)

Miller, Alice: Das Drama des begabten Kindes, Frankfurt a. Main 1979;

Miller, Beth: Tango improves balance, mobility in patients with Parkinson's disease, in: Washington University in St. Louis, Newsroom, 2008, (http://news.wustl.edu/news/Pages/10927.aspx);

Nicotra, Angela: Tango: Tanz der Verbindung, in: Zeitschrift für Tanztherapie, Körperpsychotherapie und Kreativtherapie, 18. Jg., Köln 2011, S. 24-30;

Olsen, Andrea und McHose, Caryn: Körpergeschichten. Das Abenteuer der Körpererfahrung, Kirchzarten 1991;

Rizzolatti Giacomo und Vozza, Lisa: Nella mente degli altri. Neuroni specchio e comportamento sociale, Bologna 2007;

Romer, George: Choreographie der haltenden Umwelt, in: Hörmann, Karl: Tanztherapie, Göttingen 1993.

Sachs, Oliver: Musicofilia. Racconti sulla musica e il cervello, Milano 2008;

De Saussure, Ferdinand: Corso di linguistica generale, Hg. Tullio De Mauro, Bari, 2009;

Pinniger, Rosa; Brown, Rhonda F.; Thorsteinsson Einar B.; McKinley, Patricia: Argentine tango dance compared to mindfulness meditation and a waiting-list control: A randomised trial for treating depression, in: Complementary Therapies in Medicine, Vol.20, 2012, S. 377-384, (http://www.complementarytherapiesinmedicine.com/article/S0965-2299(12)00089-1/abstract)

Sartori, Ralf und Steidl, Petra: Tango - Die einende Kraft des tanzenden Eros, München 1999

Stern, Daniel N.: Tagebuch eines Babys, München 1991;

Tecchiati, Federica I.: Il Tango è una possibilità infinita, in dies.,: La danza della relazione, Trento 2010

Willke, Elke; Hölter, Gerd; Petzold, Hilarion G. (Hg): Tanztherapie. Theorie und Praxis. Ein Handbuch, Paderborn 1999;

Woodley, Karen und Sotelano, Martin: Tango Therapy 2, Research and Practice, Wales/UK 2010

Angela Nicotra ist Heilpraktikerin für Psychotherapie und psychologische Beraterin, ausserdem gibt sie Kurse zur Körperarbeit und Bewegung und leitet **nicadanza**, Raum für Tanz und Bewegungstherapie in Berlin
Für weitere Informationen:
www.nicadanza.com
raum@nicadanza.com

Weitere Informationen über Los Dinzel:
www.dinzelinternacional.com
estudio@dinzelinternacional.com

Altenpflegehilfe

Fachwissen für Helfer- und Assistenzberufe in der Altenpflege

Kerstin Gimbel-Morr
Sibylle Höntsch
Dorit Hübner
Susanne Kolb
Sabine Stank
Katja Watzl
Sylke Werner

unter Mitarbeit der Verlagsredaktion

westermann

1. Auflage, 2013
Druck 1, Herstellungsjahr 2013

Redaktion: Karen Skodda
Layout-Konzept: boje5 Grafik & Werbung, Braunschweig
Satz: AndersARTig, Braunschweig
Druck und Bindung: westermann druck GmbH, Braunschweig

ISBN 978-3-14-**231211**-8